LES

DIVERTICULES DE LA VESSIE

LEUR ANATOMIE — LEUR PATHOLOGIE

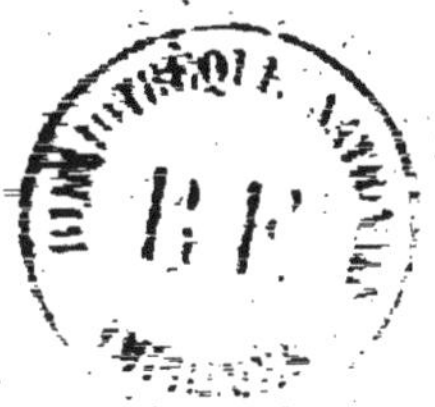

PAR

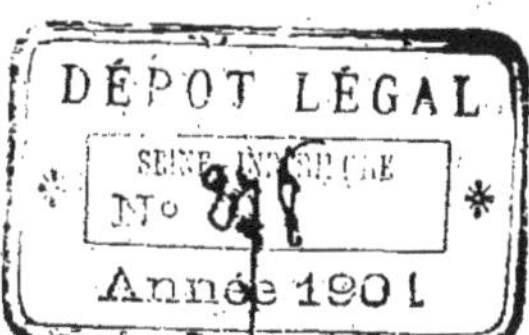

Le Dr Alcée DURRIEUX
Ancien interne des hôpitaux
Membre correspondant de la Société anatomique

PARIS
G. STEINHEIL, ÉDITEUR
2, RUE CASIMIR-DELAVIGNE, 2
1901

LES

DIVERTICULES DE LA VESSIE

LEUR ANATOMIE — LEUR PATHOLOGIE

PUBLICATIONS ANTÉRIEURES

Fractures multiples du rocher et détachement de la portion écailleuse du temporal. *Bull. de la Soc. anat.*, février 1897.

Fractures multiples de la colonne vertébrale et des côtes, de cause indirecte (chute sur les ischions). *Bull. de la Soc. anat.*, février 1897.

Tumeur mixte du voile du palais (en collaboration avec le Dr MAUCLAIRE). *Bull. de la Soc. anat.*, juillet 1897.

Tumeurs mixtes du voile du palais. *Journ. des praticiens*, 4 sept. 1897, p. 509.

Des pleurésies traumatiques. *Journ. des praticiens*, 11 déc. 1897, p. 793.

Sur un cas de rectite proliférante (en collaboration avec le Dr CUNÉO). *Journ. des praticiens*, 19 mars 1898, p. 179.

Cancer du duodénum ayant provoqué des accidents d'occlusion intestinale (en collaboration avec le Dr MAUCLAIRE). *Bull. de la Soc. anat.* avril 1898.

Des kystes épithéliaux paradentaires. *Journ. des praticiens*, 13 mai 1899, p. 289.

Epithélioma du prépuce chez un diabétique (en collaboration avec le Dr CLAISSE). *Bull. de la Soc. anat.*, nov. 1899, p. 978.

Luxation de la phalangette du pouce, en arrière ou dorsale sur la phalange. Radiographie (en collaboration avec le Dr DARTIGUES). *Bull. de la Soc. anat.*, décembre 1899.

Paralysie infantile localisée au membre supérieur gauche et datant de vingt-deux ans. Amputation intradeltoïdienne (en collaboration avec le Dr DARTIGUES). *Revue d'orthopédie*, mars 1900.

L'éthérisation. *Journ. des praticiens*, 1er juin 1901, p. 337.

Samarkand la Bien Gardée (en collaboration avec le Dr FAUVELLE). Un vol. in-18 avec gravures. Paris, Plon-Nourrit, 1901.

IMPRIMERIE A.-G. LEMALE, HAVRE

LES

DIVERTICULES DE LA VESSIE

LEUR ANATOMIE — LEUR PATHOLOGIE

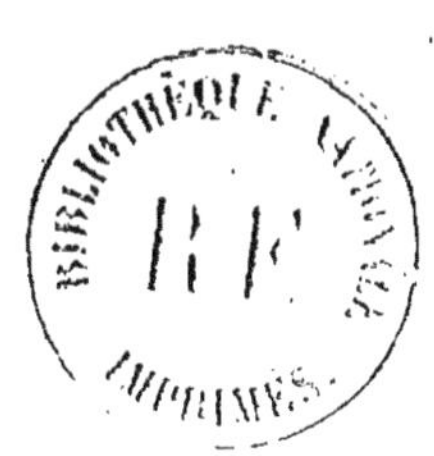

PAR

Le Dr Alcée DURRIEUX

Ancien interne des hôpitaux

Membre correspondant de la Société anatomique

PARIS

G. STEINHEIL, ÉDITEUR

2, RUE CASIMIR-DELAVIGNE, 2

1901

A MONSIEUR LE PROFESSEUR GUYON

Hommage respectueux et reconnaissant.

LES

DIVERTICULES DE LA VESSIE

LEUR ANATOMIE — LEUR PATHOLOGIE

AVANT-PROPOS

Nous avons eu la bonne fortune de trouver, en 1898, à Necker, dans le service de notre maître, le Dr Routier, un malade dont la vessie était accompagnée de deux énormes diverticules symétriques. Ayant fait, dès cette époque, quelques recherches bibliographiques à ce sujet, nous nous sommes aperçu qu'aucune étude d'ensemble n'avait paru sur cette importante question, depuis l'excellent travail de Robelin, en 1886.

Dès lors, l'idée nous vint de consacrer notre thèse inaugurale à l'étude de ces diverticules. Nombreux étaient les documents disséminés dans les ouvrages et les journaux techniques, nombreuses les conquêtes que la pratique journalière de la cystoscopie avait permises dans le diagnostic des diverticules sur le vivant, nombreux, enfin, les essais de thérapeutique chirurgicale de ces poches.

Nous nous sommes proposé, dans ce travail, de grouper, dans une étude d'ensemble, tous les documents que nous avons pu réunir, pendant trois ans, sur ce sujet, dans une statistique de 195 cas, en y ajoutant le résultat de nos observations personnelles.

Nous espérons contribuer ainsi à éclairer cette question des diverticules vésicaux, si intéressante au point de vue de sa pathogénie, de son diagnostic, de ses graves complications, de sa thérapeutique.

Dans notre premier chapitre, nous nous sommes efforcé de donner une *définition* claire et complète des diverticules, basée sur des faits constants et certains.

Le chapitre II fait un exposé *historique* des différentes théories invoquées depuis deux siècles pour la formation des diverticules.

Dans le chapitre III, nous avons fait une *description morphologique* aussi complète que possible des diverticules vésicaux.

La *pathogénie*, appuyée sur les données les plus récentes de la science et l'évolution des diverticules, font l'objet du chapitre IV.

Le chapitre V traite les différents *symptômes* qui, seuls, permettaient aux anciens chirurgiens d'arriver quelquefois au diagnostic de cette affection. Nous décrivons ensuite les résultats de l'examen *cystoscopique* qui permet aujourd'hui, dans la majorité des cas, le diagnostic certain des diverticules, même petits. Nous saisissons avec empressement cette occasion d'exprimer à notre excellent collègue et ami Pasteau, toute notre gratitude, pour l'empressement qu'il a bien voulu mettre à nous faire profiter de sa haute compétence dans la pratique cystoscopique.

A la fin de ce chapitre, nous avons groupé, sous le nom de *faux diverticules*, un grand nombre de particularités anatomiques et pathologiques des parois vésicales, capables d'en imposer pour des diverticules.

Les *complications*, qui font l'objet du chapitre VII, sont des plus importantes à connaître : l'inflammation, l'infection de la cavité diverticulaire, dues à la stagnation d'une urine altérée, peuvent amener des résultats graves (ulcérations, perforations) avec leurs conséquences terribles (fistules, infiltration d'urine, péritonite purulente).

L'enchatonnement des calculs est une autre conséquence importante et assez fréquente des diverticules : nous l'avons étudié aussi complètement que possible.

Enfin, les diverticules peuvent faire partie d'une cystocèle, et nous nous sommes efforcé de faire le départ entre les cystocèles pures et les diverticules herniés.

Après un court examen *pronostic* (chapitre VIII), nous avons abordé, dans notre dernier chapitre, le *traitement* des diverticules : après une revue des divers moyens palliatifs, seuls employés autrefois, nous avons décrit les méthodes nouvelles et hardies, qui permettent d'espérer, qu'un jour, la cure radicale des diverticules pourra être faite, dans un assez grand nombre de cas.

Là encore, nous avons insisté sur les immenses services qu'est appelée à rendre la cystoscopie.

CHAPITRE PREMIER

Définition.

Peu d'organes se prêtent moins à une description morphologique uniforme que la vessie, et l'on comprend l'allégation de Haller : « Je ne saurais attribuer à la vessie aucune forme typique. »

Aussi les anomalies d'aspect de cet organe sont-elles nombreuses et variées. Suivant les âges elle se modifie ; de plus, son degré de plénitude, de distension, la compression des organes voisins lui impriment des déformations nombreuses, et les altérations de ses parois ne font qu'augmenter ces dispositions naturelles.

Autrefois, on considérait comme des anomalies congénitales, ces déformations multiples que les anatomistes constataient aux autopsies, et l'on trouve, à cette époque, de nombreuses observations de vessies doubles, triples et même quintuples, qui sans doute étaient seulement des vessies à cellules.

Au siècle dernier, Tenon (1), Morgagni (2), puis Houstet (3) et Chopart (4) montrèrent la véritable signification de ces tumeurs annexées à la vessie. Ils les firent entrer dans le domaine de la pathologie, et prouvèrent que ce n'étaient là que des expansions d'une partie de la paroi vésicale altérée. Dès lors, les diverticules vésicaux entrèrent dans la nosologie urinaire et l'on étudia leur mode de formation, leurs caractères, leurs symptômes.

La théorie de la hernie muqueuse à travers la musculeuse, proposée par les chirurgiens du XVIIIe siècle, fut imposée par Cruveilhier (5), sous le nom de hernie tuniquaire et, depuis, cette

(1) TENON. *Acad. sciences*, 1768.
(2) MORGAGNI. *Lettre XLII.*
(3) HOUSTET. *Mém. Acad. roy. chir.*, 1743, fig. 1, p. 401.
(4) CHOPART. *Mal. voies ur.*, 1791, t. II, p. 50.
(5) CRUVEILHIER. *Anat. path.*, I, p. 589.

pathogénie fut adoptée sans conteste. Le caractère fondamental de la cellule était de ne pas renfermer dans sa paroi, de fibres musculaires.

Mais des faits vinrent à l'encontre de cette théorie uniciste :

Mercier (1), Civiale (2), Cruveilhier (3) lui-même avaient dû constater parfois la présence de fibres musculaires rares, dans les parois de certains diverticules.

Robelin (4) publia deux cas de cellules avec musculeuse.

Depuis, les faits se sont multipliés : Virchow (5), Hirschfeld (6), English (7), Frank (8) en ont cité plusieurs cas et croient devoir leur donner une suffisante importance, pour en faire la base d'une division des diverticules, en diverticules congénitaux et diverticules acquis, suivant qu'ils contiennent ou non une musculeuse.

Une étude minutieuse des différents cas nous a permis de proposer une théorie pathogénique différente, et qui répond mieux, croyons-nous, à la réalité des faits.

La trace de ces diverses hypothèses sur les caractères pathogéniques des diverticules, se retrouve dans la multiplicité des appellations données à cette affection et dans les divergences des définitions.

La synonymie de cette maladie est en effet d'une richesse exceptionnelle. Dans les anciens auteurs, on trouve indifféremment le nom de diverticulum, de vessie accessoire, de vessie à compartiment, de dépression, d'appendice, de cavité surnuméraire, de loge, de kyste, de chaton et même de perforation de la vessie ; avec Morgagni (9) ce sont des sacs ; pour Chopart (10), des cystocèles internes. Cruveilhier (11) les dénomme hernies tuniquaires ; Voillemier et Le Dentu (12), Follin (13), poches, si elles ont une certaine grandeur,

(1) MERCIER. Mémoire sur certaines perforations spontanées de vessie. *Gaz. méd.*, 1836, p. 256.

(2) CIVIALE. *Traité des mal. des org. g.-ur.*, 1860, T. 3, p. 3.

(3) CRUVEILHIER. *Atlas d'anat. path.*, vol. II, pl. XXX, fig. 1.

(4) ROBELIN. *Étude sur les vessies à cellules.* Th. Paris, 1886, p. 23.

(5) VIRCHOW. *Virchow's Archiv*, Bd 47.

(6) BICBH-HIRSCHFELD. *Path. anat. et Arch. der Heilkünde.*, VI, p. 382.

(7) ENGLISH. *Centralb. f. Ch.*, 1894, n° 28, p, 658.

(8) FRANK. *Interpret. clinic.*, p. 283.

(9) MORGAGNI. *Lettre XLII*, p. 571.

(10) CHOPART. *Loc. cit.*

(11) CRUVEILHIER. *Anat. path.*, t. I, p. 590.

(12) VOILLEMIER et LE DENTU. *Traité des mal. des v. ur.*, 1881, t. II, p. 315.

(13) FOLLIN et DUPLAY. *Path. ext.*, t. VI, p. 741.

cellules, si elles sont petites. Le terme de cellules fut généralement adopté depuis Mercier et Civiale et s'appliquait indifféremment aux cavités de toutes grandeurs.

Depuis quelques années, la dénomination de diverticule paraît plus acceptable : elle a l'avantage d'indiquer plus justement la nature de la poche, et de ne pas prêter à confusion avec les éléments histologiques de la muqueuse vésicale.

Quant aux définitions, elles s'efforçaient de caractériser nettement les diverticules ; aussi, tantôt elles renfermaient une indication pathogénique, tantôt elles signalaient la présence ou l'absence d'un élément histologique, pathognomonique des cellules.

Pour nous, la distinction établie sur la présence des fibres musculaires n'existant pas, nous ne pouvons en conserver l'indication dans notre définition.

Il nous a paru que les points caractéristiques des diverticules résidaient dans la présence d'un orifice saillant, nettement indiqué, qui forme le point de communication entre le diverticule et la vessie, mais qui en est aussi la limite, la séparation bien marquée. Il différencie le diverticule des déformations vésicales telles que : bas-fond accentué, vessie bilobée, etc., où toute une portion de la paroi est déplacée en masse, sans qu'il existe, au niveau de l'union avec la vessie, un orifice resserré et nettement délimité, comme entre la pro duction pathologique et la cavité vésicale.

L'absence d'orifice urétéral dans la cavité du diverticule est encore un symptôme capital : en effet, la présence de l'orifice de l'uretère est, pour nous, l'indice certain qu'on se trouve en présence d'une vessie double, que c'est là une anomalie congénitale de la vessie, non un simple diverticule ; ceux-ci existent congénitalement, mais ne contiennent jamais d'uretère.

Dans notre observation 130, nous voyons un orifice urétéral à la partie interne de l'orifice. Il s'agit pourtant là très vraisemblablement d'un diverticule : dans ce cas d'ailleurs l'uretère n'est pas réellement et franchement dans l'intérieur de la poche, comme cela se voit dans tous les cas de vessie double que nous avons pu observer.

Enfin, il est un troisième symptôme très important, c'est la présence de la muqueuse tapissant la face interne de la cavité et se continuant au niveau de l'orifice avec la muqueuse vésicale. Elle permet de faire le diagnostic entre les diverticules et les poches purulentes, les abcès, les appendicites, les kystes dermoïdes, etc., ouverts dans la vessie. Certes les diverticules, ayant longtemps suppuré, ne conservent que des débris peu importants de muqueuse, mais on retrouve toujours, au niveau de l'orifice, cette membrane continue avec celle de la vessie.

En unissant dans notre définition ces trois symptômes capitaux, nous croyons pouvoir caractériser suffisamment les diverticules.

On appelle diverticules de la vessie des cavités annexées à cet organe et dues à l'expansion d'une partie de sa paroi. Ils sont caractérisés : 1° par la présence d'un orifice de communication nettement délimité, et séparant la cavité du diverticule de celle de la vessie; 2° par l'absence d'orifice urétéral dans leur cavité; 3° par un revêtement muqueux continu avec celui de la vessie et qui tapisse toute leur face interne.

CHAPITRE II

Historique.

Les anciens ne s'occupaient guère des troubles urinaires des vieillards : ils les considéraient comme physiologiques, et relevant d'une atrophie sénile des muscles et d'une diminution normale de la contractilité de la vessie. L'âge portait atteinte à l'intégrité fonctionnelle du muscle *detrusor urinæ :* c'était là une conséquence de l'âge, contre laquelle on était désarmé. Il n'est donc pas étonnant que, si longtemps, la science médicale ait ignoré les causes de ces troubles urinaires et leurs conséquences, notamment les diverticules vésicaux.

En effet, la littérature médicale ancienne est muette sur ceux-ci : à peine trouve-t-on çà et là dans les œuvres de Raulin, de Riolan, de Blasius, de Collot, quelques mots sur des cas de vessies doubles, simples trouvailles d'autopsie, qui pourraient bien n'être que de volumineux diverticules.

Au XVIIIe siècle, apparaissent les premières descriptions de « sacs vésicaux », c'est-à-dire de diverticules.

Littre (obs. 1) publie un cas célèbre et émet une théorie de la formation des cellules vésicales, qui devait faire fortune : c'étaient des calculs du rein, cheminant à travers les parois de la vessie, qui constituaient ces petites poches.

La science de cette époque accepta sans réserve cette hypothèse, en y ajoutant même la possibilité de la production interstitielle, d'un gravier qui, par son accroissement progressif, se creusait une loge : l'usure de la muqueuse amenait la communication entre la cavité vésicale et le diverticule.

Morgagni (1) tout d'abord avait adopté cette idée, mais à la suite de longues recherches sur les causes de production des *sacs* vési-

(1) *Lettre XLII,* p. 571.

caux, il fut amené à l'écarter complètement. Dans sa lettre XLII, il donne une explication pathogénique plus conforme à la réalité : tout d'abord, il réfute l'opinion en cours, par la simple constatation que les diverticules existent souvent, sans que l'on trouve dedans aucun calcul. Puis, allant au fond du sujet, il note, le premier, l'hypertrophie musculaire concomitante de la tunique vésicale, et attribue la formation du sac à la rétention d'urine, dont la vraie cause est, pour lui, l'hypertrophie prostatique.

C'était là une conception juste, qui plaça l'étude pathogénique des diverticules vésicaux sur son véritable terrain.

Tenon (1) un peu plus tard, montra « une vessie dont la tunique membraneuse s'était échappée en partie par les mailles du réseau charnu » et en prit texte pour établir que les prétendues vessies doubles n'étaient, bien souvent, que des vessies analogues à celle qu'il présentait.

Houstet (2), déjà, avait conclu un important mémoire à l'*Académie royale de Chirurgie*, où sont relatées des observations de vessies à cellules et de calculs enchatonnés, par ces mots : « Je crois que ces cellules sont presque toujours la suite des rétentions d'urine, et qu'elles peuvent être regardées comme des hernies de la membrane interne de la vessie qui, dans sa dilatation, a permis le déplacement des fibres charnues. » Il avait en outre établi une théorie de l'enchatonnement des calculs, encore admise aujourd'hui.

Bonet (3) bientôt, publia le cas célèbre de l'autopsie du savant Cazaubon, où une vessie contre nature était six fois plus volumineuse que la vraie. Ce cas a été cité souvent, « trop souvent peut-être, car on semble s'être complu à tirailler ce fait dans plus d'un sens, pour l'accommoder aux théories de chaque jour » (4).

Avec Chopart (5), le chapitre des diverticules vésicaux prend définitivement place dans le cadre nosographique des maladies urinaires. Son étude magistrale de la *cystocèle interne*, comme il nomme les diverticules, en établit les conditions de formation : « tout ce qui s'oppose à la sortie de l'urine par l'urèthre, et tout ce qui

(1) *Acad. sciences*, 1768, in DESCHAMPS, *T. de la taille*, t. I, p. 62, Paris, 1796.
(2) *Mém. à l'Acad. roy. chir.*, 1743, t. I, p. 401.
(3) *Sepulchretum anat.*, lib. 3, sect. 25, obs. 3, p. 644.
(4) CIVIALE, *Loc. cit.*, p. 8.
(5) *Mal. voies ur.*, 1791, t. II, p. 50.

peut affaiblir une portion de la tunique musculeuse vésicale ». Puis elle pose définitivement les principaux éléments de diagnostic de ces diverticules.

Pendant une longue période, la question resta oubliée. A peine Marjolin (1), dans le *Dictionnaire de Médecine* de 1828, lui consacre-t-il quelques lignes : il confirme, d'ailleurs, l'opinion de Houstet, et donne, comme cause prédisposante habituelle, les rétrécissements uréthraux.

Cruveilhier (2) reprit l'étude complète de la pathogénie des diverticules vésicaux. Il montra avec précision, que leur caractère fondamental était le déplacement de la tunique muqueuse, dans les intervalles des faisceaux musculaires hypertrophiés. C'étaient donc des *hernies tuniquaires* de la vessie, mot qui fit fortune et que déjà, un siècle auparavant, Houstet avait employé. Cruveilhier insista encore sur le mécanisme de la formation, et établit « que la hernie tuniquaire se fait non par distension, mais par contraction ».

Ces conclusions remarquablement déduites, et absolument justes, furent adoptées sans conteste et firent loi. Malheureusement, elles laissaient de côté toute une série de cas : les diverticules congénitaux où la paroi est refoulée en masse, et que ne mentionnent pas les auteurs postérieurs.

Ceux-ci, en effet, adoptant complètement les idées de Cruveilhier, s'attachent surtout à établir les symptômes de ces diverticules et leur diagnostic sur le vivant.

Civiale (3) dans un Mémoire à l'*Académie des Sciences*, puis dans son *Traité des maladies des organes génito-urinaires* (4) fait une très importante étude descriptive des cellules vésicales, et s'attache à donner des moyens pratiques d'en établir le diagnostic au moyen du cathétérisme. Il contribue aussi à dissiper la confusion entre la suppuration des parois et surtout des cellules avec les suppurations péri-vésicales.

Mercier (5), dès 1836, et plus tard Houël (6), dans sa thèse d'agré-

(1) *Dict. méd.*, art. Vessie, 1828, t. 21, p. 304.
(2) *Anat. path.*, t. I, p. 590.
(3) *Mémoire à l'Acad. sc.*, 21 mars 1836.
(4) 1860, p. 5 et suiv.
(5) Mém. sur certaines perfor. spont. V. *Gaz. méd. de Paris*, 1836, p. 257 et suiv.
(6) *Des plaies et des ruptures de la vessie*. Th. agrég. Paris, 1857, p. 57.

gation, s'attachent à démontrer que le siège constant des perforations et des ruptures spontanées de la vessie, réside dans le fond de cellules vésicales ulcérées.

Voillemier et Le Dentu (1), Follin et Duplay (2) donnent de bonnes descriptions didactiques des poches et des cellules vésicales, qu'ils différencient seulement d'après leur grandeur. Pour eux, le symptôme fondamental est l'absence de muscle à la surface de ces poches.

Launois (3), dans un mémoire pour le prix Civiale, fait l'étude histologique détaillée des faisceaux musculaires hypertrophiés, et des parois des grandes cellules vésicales : il trouve quelques faisceaux de muscles à la surface de celles-ci, mais n'en tire pas de conclusion.

Dans son excellente thèse inaugurale, Robelin (4) met au point la question, d'après les données alors admises. Lui aussi, dans certaines cellules, trouve un revêtement musculaire ; mais il se borne à le constater, sans chercher à établir une distinction anatomique, d'après l'absence ou la présence du muscle à la surface des cellules.

Pousson (5), dans un très bon article sur l'avantage de la taille sus-pubienne dans le traitement des calculs enchatonnés, donne sur la constitution des cellules et, notamment, du collet, de précieuses indications opératoires.

Guyon (6), dans ses *Cliniques*, s'attache à mettre les esprits en garde contre le diagnostic trop rapide d'enchatonnement des calculs ; l décrit les contractions irrégulières de la vessie, qui en imposent bien souvent pour des calculs logés dans des cellules.

Thompson (7), dans son *Traité pratique des maladies des voies urinaires*, cite un certain nombre de cas de calculs enkystés et enchatonnés.

Dans ces dernières années, l'étude histologique plus habituelle des

(1) *Mal. voies ur.*, 1881, t. II, p. 315 et suiv.

(2) *Path. ext.*, t. VI, p. 741 et suiv.

(3) *Appareil urinaire des vieillards.* Mémoire pour le prix Civiale, 1886.

(4) *Vessies à cellules.* Th. de Paris, 1886.

(5) De la conduite à tenir dans le traitement des calculs enchatonnés. *Ann. gén.-ur.*, Paris, 1er déc. 1885.

(6) *Leçons cliniques sur les voies urin.*, 2e éd., Paris, 1885.

(7) *Traité mal. voies ur.*, 2e éd., Paris, 1881.

parois cellulaires, a établi la présence fréquente de faisceaux musculaires dans leurs parois, et cela, quel que fût le volume du diverticule ; aussi, ces constatations ont-elles amené certains auteurs, Seydel (1), Virchow (2), Frank (3), English (4), Hauser (5), à établir une classification dans les diverticules, suivant que leur paroi contient ou non des faisceaux musculaires.

Dienst (d'Erlangen) (6) a résumé, dans sa thèse, cette classification pathogénique qui donne une origine congénitale aux divercules avec musculature, les diverticules fibro-muqueux, seuls, étant acquis, par suite d'obstacles urinaires. Dans son excellente étude, Dienst s'efforce de ramener tous les cas qu'il cite, dans le cadre des deux grandes catégories qu'il a établies. Tout en adoptant quelques-unes de ses conclusions, nous verrons que la question pathogénique doit être, selon nous, reprise de plus haut et que cette classification, pour légitime qu'elle soit, ne saurait établir des catégories absolues, les divercules passant, tous ou presque tous, à notre avis, par les mêmes stades.

La question du diagnostic des diverticules avait, dès longtemps, préoccupé les savants : la cystoscopie devait la résoudre, à peu près dans tous les cas. En effet, on peut maintenant, le plus souvent, faire, sur le vivant, le diagnostic de cellule, soit que, comme Knorr (7), on aperçoive des ombres dues évidemment à la présence de dépressions dans la paroi postérieure ou qu'avec Verhoogen (8), de Bruxelles, on constate un jet de pus, révélateur d'un orifice diverticulaire. Fricht (9) put diagnostiquer ainsi l'enchatonnement d'un calcul et faire d'emblée la taille ; Pasteau (10) constata la présence d'un calcul intermittent dans une corne vésicale, et Albarran put, de visu, le saisir et l'enlever.

(1) *Archiv der Heilkunde*, VI, p. 385-398.
(2) *Virchow's Archiv*, Bd 47.
(3) *Interp. clin.*, p. 267 u. Tab. II.
(4) *Méd. mod.*, 3 mars 1894.
(5) DIENST. Th. d'Erlangen, 1896.
(6) *Ibid.*
(7) *Monatsch. f. Gebürtsh. u. Gynäk.*, juin 1900.
(8) *Annal. Soc. belg. chir.*, 24 juin 1899.
(9) *Ann. gén.-ur.*, 1897, 700 et suivantes.
(10) *Ann. gén.-ur.*, août 1898.

M. Albarran nous a dit avoir, plusieurs fois, pu constater la présence d'orifices diverticulaires, par la cystoscopie.

Les observations cystoscopiques de diverticules cellulaires ne sont pas encore très nombreuses. Grâce à la complaisance de notre excellent ami Pasteau, nous pouvons en publier quelques-unes dans ce travail.

Le traitement des diverticules fut laissé fort longtemps de côté. On paraissait désarmé pour atteindre directement le diverticule et pour le soigner : la propreté, les évacuations d'urine régulières, les lavages constituaient les seules ressources thérapeutiques, contre cette affection.

Mais depuis quelques années, la hardiesse des chirurgiens s'est attaquée aux diverticules mêmes : Czerny (1) a pu en enlever un, Pousson (2) a pratiqué l'exclusion d'un autre. Ce sont là des méthodes toutes nouvelles et sur lesquelles on ne saurait se prononcer, mais ces tentatives permettent d'espérer, dans un temps prochain, un traitement radical des diverticules vésicaux.

Simultanément, la chirurgie des calculs enchatonnés a fait des progrès : après la taille périnéale, on a préconisé la taille rectale (Sanson), la taille sacrée (Ferria); mais ce sont là des méthodes qui paraissent réservées à des cas bien spéciaux : tous les chirurgiens se sont ralliés, sauf indications contraires, à la taille sus-pubienne.

Tout dernièrement, Alessandri (3), dans un important article sur les cystocèles, a appelé l'attention sur les diverticules vésicaux comme cause prédisposante de celles-ci.

Enfin, il y a quelques jours (juin 1901), a paru un article de Ciechanowski (de Cracovie) (4) sur le prostatisme, où cet auteur donne une interprétation toute nouvelle du mécanisme intime de la *sclérose vésicale*.

En résumé, l'historique des diverticules vésicaux comprend quatre périodes : l'une où s'établit la notion pathogénique des diverticules :

(1) *Beitr. z. klin. Chir.*, XIX, p. 247.
(2) *Comptes rend. Soc. chir.*, 12 décembre 1900, p. 1103.
(3) Hernie de la vessie. *Ann. gén.-ur.*, janvier, février, mars 1901.
(4) *Ann. g. ur.*, juin 1901, p. 536 et suiv.

les noms de Morgagni, de Houstet et de Cruveilhier la dominent. La deuxième, avec Chopart, puis Civiale, Voillemier, Follin, s'occupe de la description clinique des diverticules. La troisième étudie l'histologie du diverticule et établit les catégories basées sur la présence et l'absence du muscle. Enfin, dans la dernière période, la cystoscopie rend le diagnostic relativement facile, et les tentatives chirurgicales s'attaquent au diverticule même et tentent de le supprimer.

CHAPITRE III

Description anatomique des diverticules.

Robelin (1) a recherché si les diverticules vésicaux existaient dans la série animale. Il a trouvé, au musée Dupuytren, deux pièces de vessie, l'une de veau, l'autre de porc, qui présentent en effet une division en deux poches séparées par un étranglement ; mais les renseignements ne permettent nullement de conclure à des diverticules vésicaux.

Pigné (2) a présenté un cas de vessie double avec un seul ouraque chez un fœtus de tigre, et il en prend texte pour édifier une théorie sur la duplicature des germes. Mais ce n'est pas encore là un diverticule vésical.

Nous avons fait quelques recherches au Muséum sur ce point particulier, mais nous n'avons pu trouver aucun cas réellement net, permettant d'affirmer que les diverticules de la vessie puissent exister chez les animaux. Néanmoins, théoriquement, rien ne s'oppose à cette hypothèse et l'on conçoit qu'un obstacle à la miction, un traumatisme amenant un rétrécissement de l'urèthre, par exemple, ne puisse être suivi de la formation d'un diverticule de la vessie.

Notre définition a réuni les trois caractères fondamentaux, communs à tous les genres de diverticules, ce sont les seuls. En effet, Robelin avait établi, comme signe distinctif de ces poches, la moindre épaisseur de leurs parois : mais nous verrons que c'est là un signe qui n'a rien d'absolu et que, parfois, l'épaisseur de la paroi diverticulaire est égale ou supérieure à celle de la vessie.

Toutes les autres conditions anatomiques sont essentiellement

(1) *Etude sur les vessies à cellules*. Thèse de Paris, 1886, p. 14.

(2) *Bull. Soc. anat.*, 1846.

variables avec les cas, et les statistiques nous montreront que l'on peut tout voir, en fait de diverticule. C'est dire qu'une description d'ensemble est impossible, et que le mieux est d'étudier successivement les diverticules sous leurs points de vue divers.

Situation.

Les auteurs ne sont aucunement d'accord sur le siège habituel des diverticules vésicaux. Pour Civiale (1) et Voillemier (2), ils seraient situés de préférence, au niveau du bas-fond de la face postérieure ; pour Chopart (3), Robelin (4), Tuffier (5), sur les parties latérales et vers le sommet. Houël les place le plus souvent en dehors de l'orifice vésical des uretères. Le Dentu, Follin (6), Merkel (7) en ont rencontré partout, sauf au trigone ; Cruveilhier (8) avait même nié la possibilité d'un pareil siège à cause de la couche épaisse et continue de fibres musculaires de cette portion de la vessie.

Robelin s'élève contre cette idée : il donne une observation de cellule prostatique, et cite un cas de Houstet, qui put voir « une vessie dans laquelle il y avait, entre la prostate et l'insertion des uretères, une cellule dont l'entrée était moins large que le fond et qui aurait pu contenir un œuf de pigeon ».

Pour nous, nous avons pu réunir 15 observations de diverticules du trigone ; ordinairement, c'est la partie postérieure du trigone qui est affectée. Sauf deux fois, ces cellules étaient uniques, le reste de la vessie n'en comportait pas. Nous pouvons donc affirmer que le trigone peut, assez souvent, être le siège de diverticules.

D'ailleurs, nous avons rencontré, dans notre statistique, les sièges les plus divers, et nous pouvons certifier qu'il n'est pas un point de la vessie, où ne se puissent rencontrer des diverticules. Mais on constate que certains sièges sont beaucoup plus fréquents que d'autres, surtout si l'on se rend compte, avec soin, du siège indiqué dans les

(1) CIVIALE. *Traité des mal. des org. gén.-ur.*, 1860, p. 9.
(2) VOILLEMIER et DENTU. *Traité des mal. des voies ur.*, 1881, t. II, p. 317.
(3) CHOPART. *Mal. des voies ur.*, 1791, p. II, p. 50.
(4) ROBELIN. *Loc. cit.*, p. 18.
(5) TUFFIER. Art. « Cell. vés. » du *Traité de Ch.* DUPLAY et RECLUS, VII, p. 653.
(6) *T. Path. ext.*, t. VI, p. 141.
(7) DIENST. Th. d'Erlangen, 1886, p. 6.
(8) CRUVEILHIER. *Tr. d'anat. path.*, t. I, p. 590.

diverses observations : en effet, les auteurs ne font pas entrer la désignation du siège d'un diverticule dans un cadre fixé, et tel diverticule, situé près de l'orifice urétéral, est désigné par l'un comme postérieur, par l'autre comme latéral : la diversité des opinions tient en partie à cette erreur d'interprétation.

C'est aux environs des orifices urétéraux, soit en arrière, dans la paroi postérieure, soit en avant, sur les côtés de la vessie par conséquent, que se rencontrent le plus fréquemment les diverticules, surtout les grands diverticules.

Les côtés de la vessie (72 cas) et la face postérieure (63 cas) sont, pour les diverticules, des sièges de prédilection. L'interprétation des observations nous a permis de voir que ce sont surtout des cellules petites, nettement acquises, que l'on rencontre à la face postérieure ou au bas-fond, tandis que, d'habitude, les grandes cellules, les diverticules congénitaux, sont placés sur les parois latérales de la vessie, aux environs des orifices urétéraux. Le côté gauche (49 cas) l'emporte nettement sur le côté droit (34 cas).

Dans 25 cas, le sommet contenait un diverticule, dû très manifestement, dans plusieurs observations, à la perméabilité persistante de l'ouraque.

Enfin, le col était, douze fois, le siège de cellules, mais dans presque tous ces cas, c'étaient des calculs vésico-prostatiques qui s'étaient creusés une loge à ce niveau.

La paroi antérieure est très rarement occupée par des cellules : six fois seulement nous l'avons notée.

Nous avons vu que les grandes cellules sont, plus souvent, latérales. Neuf fois nous les avons trouvées symétriques : elles étaient alors manifestement congénitales. Les petites cellules acquises occupent plutôt la paroi postérieure et le bas-fond : elles sont souvent multiples.

Lorsque des cellules de grandeur moyenne se rencontrent simultanément dans plusieurs points de la vessie, c'est le plus souvent sur les côtés et sur la paroi postérieure, et nous verrons que l'on fait très bien, alors, la distinction entre les cellules latérales congénitales, et les cellules petites, récemment acquises, et sculptées, au centre du réseau musculaire hypertrophié. Dans plusieurs cas, nous avons noté aussi le sommet et la face postérieure, le sommet et la face latérale ; une fois enfin, le côté de la vessie et le col.

A quoi faut-il attribuer la localisation des diverticules à telle ou telle région de la vessie? c'est là un problème pathogénique sur lequel nous reviendrons plus loin.

Bornons-nous à dire que les cellules du sommet semblent souvent dues à une perméabilité persistante de l'ouraque; que les petites cellules acquises trouvent dans la paroi postérieure un terrain préparé, puisque l'hypertrophie musculaire y acquiert son maximum de développement et que, par conséquent, les lacunes intermusculaires s'y retrouvent virtuellement, dès que cette hypertrophie est suffisamment prononcée. Nous verrons que la théorie d'Anicet (1) peut, par extension, expliquer ce phénomène.

Quand la vessie, dit Anicet, reçoit un choc limité, il se produit un flot qui peut déterminer la rupture, au point diamétralement opposé au point frappé. Toute rupture serait précédée d'une hernie tuniquaire extemporanée.

On peut admettre, croyons-nous, que si le choc est trop faible et se répète fréquemment, il peut, au lieu de provoquer la rupture, produire le premier terme de celle-ci, la hernie tuniquaire : la musculature, devant donner un plus grand effort, s'hypertrophiera en même temps.

Or, le choc minime, mais fréquemment répété, lorsqu'il y a obstacle à la miction, part de la sangle abdominale : c'est donc bien à la face postérieure, que le muscle devra supporter le plus grand effort, s'hypertrophier et recéler entre ses lacunes de petites hernies tuniquaires acquises.

Les grandes cellules congénitales, au contraire, se retrouveront plutôt sur les côtés, aux environs des orifices urétéraux, et c'est là, vraisemblablement, une conséquence due à une faiblesse congénitale du muscle vésical à ce niveau.

Normalement, on voit (pl. VI, fig. 1) que la couche musculaire postérieure externe forme, autour de la région ou s'abouchent les uretères, des anses musculaires au centre desquelles ces faisceaux externes manquent : à ce niveau, la couche transversale moyenne se retrouve seule, à la face externe.

Or, les fibres transversales se continuent sur les uretères dont elles forment la couche longitudinale, sans constituer aucun anneau sphinc-

(1) M. Hache. Art. « Vessie », du *Dict.* Dechambre, t. III, sér. 5, p. 267.

térien autour de leur orifice. On ne trouve à ce niveau qu'une mince et étroite bandelette musculaire dépendant de la couche externe.

On peut donc supposer que, dans ce passage des fibres transversales de la vessie sur l'uretère, il y ait certains points où, à ce niveau, la couche musculaire est normalement moins épaisse et moins forte.

Si cette faiblesse est exagérée par une disposition congénitale spéciale, ce point est tout désigné pour servir d'amorce à un diverticule congénital.

L'embryologie montre d'ailleurs que l'allantoïde, simple diverticule de l'intestin, présente en certains points, et notamment au niveau de la portion où s'abouchera l'uretère gauche, des fibres musculaires moins épaisses et moins fournies. Ces fibres musculaires, primitivement communes à l'intestin et à l'allantoïde, et dont la disposition persiste très visible sur certains grands animaux, notamment le cheval, sont, en certains points, un peu dissociées, d'où faiblesse congénitale normale de ces points. Voilà qui corrobore nettement notre hypothèse.

D'autre part, Barkow (1) cite de nombreux cas où il rencontra, chez des femmes, des vessies transversales, ayant sur leurs faces latérales deux renflements arrondis : c'est là une disposition fréquente, non pathologique, et qui vient à l'appui de la tendance de la vessie à se dilater sur les côtés.

De même Mayet (2) cite les méplats que le rectum, l'utérus, le pubis impriment sur certaines vessies d'enfants et dont la conséquence est une double expansion latérale de la vessie : c'est encore là un fait favorable à l'hypothèse que nous avons émise.

Nous croyons donc que l'on peut admettre le siège postérieur, comme plus spécialement réservé aux diverticules acquis dans la vieillesse, et les côtés de la vessie, comme réservés d'habitude aux diverticules congénitaux. Cette règle ne va naturellement pas sans des exceptions, et nous avons notamment rencontré quelques cas de diverticules congénitaux indéniables, dans la paroi postérieure (obs. 183 et pl. VII, fig. 2).

(1) Art. « Vessie », *Dict.* DECHAMBRE, t. III, sér. 5, p. 207 et suiv.
(2) MAYET. *Anat. et ch. de la vessie chez les enf.* Th. Paris, 1897.

Forme.

Le plus souvent les observateurs négligent de noter la forme du diverticule : celui-ci étant, le plus souvent, quand on l'examine, vide et affaissé, la forme n'attire pas l'attention.

C'est la forme sphéroïde, arrondie ou ovalaire qui paraît de beaucoup la plus fréquente ; c'est celle que l'on trouve dans toutes les poches qui n'ont pas contracté d'adhérences intimes avec les organes voisins et qui ont pu se développer librement.

Mais lorsque, par suite d'une cause quelconque ou d'un siège particulier, le diverticule a dû se développer d'une manière anormale, il peut affecter des formes très différentes : on a noté ainsi des diverticules en forme de cônes, le sommet du cône étant parfois l'orifice vésical du diverticule, ou au contraire le fond de celui-ci; d'autres sont en forme de doigt de gant, de bouteille, d'amphore, de cornemuse, oblongs, en sablier.

Beaucoup se moulent sur les calculs qu'ils contiennent et en reproduisent exactement les formes. D'autres enfin sont absolument irréguliers et défient toute description; ce sont souvent des cavités dues à la fusion purulente de plusieurs petits diverticules voisins : il en résulte des excavations anfractueuses, sans forme définie, et dont la surface externe même, reproduit les irrégularités.

Un grand nombre de diverticules sont absolument lisses à l'intérieur, et leur cavité insufflée est tout à fait régulière. A l'extérieur il est plus difficile de se rendre compte de la régularité d'un diverticule : en effet, les adhérences, le tractus fibreux qui rattachent plus ou moins intimement le diverticule à la face externe de la vessie, empêchent, le plus souvent, surtout si la pièce est depuis un certain temps dans l'alcool, de se rendre compte de la régularité de cette face externe.

Nombre.

Le nombre des diverticules est très variable suivant les cas ; mais on peut établir d'une manière générale, après Civiale, que le nombre des cellules est en raison inverse de leur volume. Il y a d'ailleurs une distinction à faire entre les diverticules importants, ordinairement congénitaux, et les petits diverticules acquis.

Ceux-ci sont, en général, multiples, mais demandent à être recherchés, car leur orifice est souvent caché par un repli de la muqueuse. Si l'on prend soin de déplisser soigneusement celle-ci, on trouve, en général, un nombre assez considérable de ces petits diverticules, disséminés entre les colonnes charnues de la face postérieure de la vessie.

Tout au contraire, quand il s'agit de grands diverticules, le nombre est presque toujours très restreint; dans notre statistique, 86 fois il n'y avait qu'un seul diverticule; 17 fois nous en avons trouvé 2; 7 fois leur nombre était de 3; au delà de ces chiffres, les cas étaient extrêmement rares.

On signale pourtant des cas où des diverticules, assez importants pour faire saillie à la face externe de la vessie, se trouvaient en très grand nombre; le cas de Civiale (1) est classique: il cite « une vessie qui en était presque entièrement recouverte au point de ressembler à une grappe de raisin: il n'y avait qu'un petit espace de la face antérieure près du col qui n'en présentât pas ». Plattner (2) vit une vessie avec 39 cellules, contenant chacune un calcul. Guérin (3) parle d'une autre qui avait 27 cellules, et Dienst cite une pièce du musée de Wurzbourg, où la vessie porte 30 diverticules. Mais ce sont là d'extrêmes raretés.

On trouve dans un certain nombre de cas un ou deux grands diverticules, conjointement avec de multiples cellules acquises. Frank (4) cite un cas où un énorme diverticule était accompagné de 19 petites cellules; nous avons noté des faits analogues dans 16 cas. Mais la proportion de Civiale n'en reste pas moins vraie; le nombre des diverticules est en raison inverse de leur volume.

C'est le volume qui servait de base à la classification des diverticules, d'après Voillemier et Le Dentu : ils appelaient poches, ceux dont le volume était suffisant pour faire un relief notable sur la paroi externe de la vessie, et réservaient le nom de cellules à ceux

(1) *Loc. cit.*, p. 7.
(2) Th. de DIENST, *loc. cit.*, p. 8.
(3) *Ibid.*
(4) *Ibid.*

qui étaient entièrement contenus dans l'épaisseur de la paroi vésicale, qui étaient, somme toute, interstitiels.

On peut réunir les diverticules, au point de vue de leur volume, en trois groupes, presque égaux en nombre :

Les diverticules grands, qui ont le volume d'une tête d'enfant, d'un œuf d'autruche, qui atteignent ou dépassent le volume de la vessie.

Les diverticules moyens, dont le volume va de l'œuf de poule à la grosseur du poing.

Enfin les petits diverticules, qui oscillent entre le volume d'une noix à celui d'un pois.

Pour les pièces conservées dans l'alcool, la notion exacte du volume primitif réel est difficile à établir, les liquides conservateurs ayant tendance à réduire les proportions de ces poches.

Parmi les diverticules qui acquièrent un volume égal à celui de la vessie, tous ne sont pas de très grandes dimensions, car souvent la vessie est réduite à la grosseur d'une noix ou d'un petit œuf.

A ce point de vue, le cas si souvent cité de Cazaubon (1), dont la vessie « contre nature » était six fois plus considérable que la vessie ordinaire, n'implique pas que ce diverticule fût de dimensions vraiment extraordinaires : la vessie, dont l'observation note « le corps resserré », était vraisemblablement petite et le diverticule, énorme par rapport à cet organe, ne dépassait pas les dimensions des grands diverticules notés maintes fois.

Notre statistique donne une supériorité numérique assez faible (43 contre 36) à la classe des petits diverticules. Ce n'est sans doute là qu'une apparence et les cellules petites doivent être beaucoup plus nombreuses.

Elles sont peu apparentes et demandent à être dépistées. Aussi, beaucoup d'observateurs, au milieu de lésions plus saillantes et plus graves, négligent-ils de rechercher ou de signaler de petites cellules minimes, dont le volume ne dépasse pas un grain de chènevis ou un petit pois. Ces cellules n'apportent souvent aucun élément nouveau au diagnostic anatomo-pathologique, les descriptions d'autopsie notent seulement une vessie à colonnes, sans signaler ces petits

(1) BONET. *Sepulchretum anatomicum*, lib. III, sect. 25, obs. 3, p. 644.

diverticules au début, et ainsi, certainement, beaucoup de cas de petites cellules passent inaperçus.

Pour notre part, dans presque toutes les vessies à colonnes conservées au musée Guyon, nous avons rencontré de petits diverticules formés ou à l'état d'ébauche, même alors que les colonnes étaient fort peu saillantes. D'ailleurs, plus loin, Civiale, dans un passage cité, les signale comme des cas rencontrés journellement.

Lorsqu'il existe deux ou plusieurs diverticules, leur volume est ordinairement inégal : le plus gros ne dépasse pas, en général, le volume d'un œuf ou d'une petite orange, le plus petit a le volume d'une noix ou d'une petite noisette. Trois fois, nous avons noté deux diverticules égaux et de dimensions moyennes (obs. 195 notamment) : ils étaient alors symétriques. De même quelquefois, parmi plusieurs autres, deux cellules égales se rencontraient sur la même vessie.

Enfin il est un grand nombre de cas où, à côté d'un diverticule important, ordinairement congénital, de nombreuses cellules muqueuses, acquises, toutes petites, se voient à la face postérieure : l'interprétation de ces cas sera donnée à la pathogénie.

En résumé, un fait domine la question du volume des diverticules, c'est celui signalé par Civiale : le volume des diverticules est en raison inverse de leur nombre, proposition que nous avons déjà mentionnée plus haut.

Rapports.

D'une manière générale, on peut dire que la vessie est refoulée dans une direction opposée à celle où le diverticule s'est développé, mais on conçoit combien ces déviations de la vessie sont variables suivant le siège ou le volume du diverticule.

Dans un cas de Cruveilhier (1), le diverticule occupe la place physiologique de la vessie, ce qui donne lieu à une erreur d'interprétation. Dans un autre cas de Bassereau (2), le diverticule étrangle la vessie contre le pubis, et il en résulte des phénomènes de rétention d'urine.

Les rapports des diverticules avec les organes voisins varient

(1) *Traité anat. pathol., loc. cit.*, I, p. 590.
(2) CIVIALE. *Loc. cit.*, p. 26.

bien entendu, avec le siège. Parmi les plus fréquemment signalés, on trouve l'uretère qui souvent chemine à sa portion pelvienne, dans le paroi même du diverticule, avant de s'ouvrir dans la vessie ; dans ces cas, bien entendu, il s'agit de rapports de contiguïté et nullement de diverticule de l'uretère.

Certaines fois même, la pression exercée par le diverticule, surtout s'il contient un calcul, peut effacer l'orifice urétéral et provoquer des accidents de rétention d'urine et de dilatation mécanique de l'appareil urinaire supérieur (obs. 52 et 72).

Dans plusieurs cas, on note un rapport de contiguïté avec le canal déférent ou la vésicule séminale : dans une observation de Robelin (1), le diverticule reposait presque entièrement sur la vésicule séminale gauche.

Quelques diverticules sacculés s'étendent le long de la paroi inférieure de la vessie et contractent des rapports étendus avec la prostate; les diverticules postérieurs sont en rapport direct avec le rectum ou l'utérus : certains accidents de compression peuvent en résulter.

Lorsqu'un diverticule de la vessie se hernie, la cystocèle acquiert des rapports intimes avec le canal inguinal.

Enfin, on a signalé les rapports avec le col de la vessie, la paroi abdominale, l'ouraque, dans les diverticules à siège correspondant à ces organes. Citons aussi ces deux diverticules considérables, occupant presque tout le ventre, et pris, l'un pour de l'ascite, l'autre pour un kyste de l'ovaire; ils avaient des points de contact avec la masse intestinale et la plupart des organes abdominaux et remontaient jusqu'au duodénum, au foie et à l'estomac (cas de Murchison et Warren). Ces rapports, bien entendu, n'étaient que médiats, le péritoine s'interposant entre le diverticule et les organes abdominaux.

Les rapports des diverticules avec les divers organes que nous avons énumérés sont intéressants à noter, car ils peuvent provoquer des troubles de compression, analogues à ceux de toute tumeur du petit bassin.

Un autre point est des plus importants, c'est l'intimité du contact entre le diverticule et l'organe : de là, en effet, découle quelquefois

(1) Th. de Paris, 1886, p. 97.

le pronostic du diverticule. Si celui-ci est entouré d'une zone celluleuse péridiverticulaire lâche et abondante, son développement ne rencontrera pas d'obstacle et il pourra acquérir un volume considérable, sans provoquer, en général, de troubles de compression.

Si, au contraire, le tissu cellulaire qui entoure le diverticule est dense, l'adhérence aux organes voisins, au péritoine, au rectum ou à la prostate, sera intime, les compressions seront plus rapides et, si le diverticule s'ulcère, c'est une fistule qui se formera.

C'est aux mêmes différences de texture de la zone cellulaire, qu'est due la plus ou moins grande adhérence du diverticule à la paroi vésicale.

Dans les cas les moins fréquents, le diverticule, nettement pédiculé, n'est rattaché que par une atmosphère celluleuse très lâche, à la vessie; il s'en détache facilement et, mobile et flottant, il semble, par la palpation, ne se rattacher aucunement au viscère.

Dans les cas les plus fréquents, au contraire, l'adhérence à la paroi vésicale externe est intime, et lorsque le diverticule est vide, il est à peine reconnaissable extérieurement : un tissu dense, fibreux, le fixe solidement à la vessie, et il est très difficile de l'en séparer.

D'autre part, son adhérence au péritoine est, d'habitude, intime dans ces cas; si bien que, à l'autopsie, si l'on ne prend pas le soin d'injecter la vessie pour faire saillir nettement le diverticule, celui-ci pourrait fort bien passer inaperçu au milieu des débris péritonéaux et des fragments cellulo-fibreux qui le masquent.

Nous avons décrit les caractères généraux variables des diverticules; étudions leur constitution même; les diverticules présentent à considérer leur orifice et leur poche.

Orifice.

L'orifice des diverticules n'a pas été assez étudié et la plupart des observateurs le mentionnent à peine. C'est pourtant l'un des points importants de la description des diverticules : la forme, la consistance, l'épaisseur de l'orifice déterminent la nature de l'intervention, dans le cas de calcul enchatonné, et des accidents ont eu lieu, par suite d'intervention téméraire, au niveau du collet, conséquence du peu de renseignements que l'on a sur cette portion du diverticule.

Ordinairement, dit Civiale (1), à mesure que la cellule grandit l'orifice s'agrandit aussi ; les rebords s'effacent et la cavité tend à se mettre de niveau : la démarcation est seulement indiquée par un léger bourrelet. C'est ce qui explique la fréquence des vessies multiples citées par les anciens auteurs ; ce ne devaient être bien souvent que des cellules de grandes dimensions.

La largeur de l'orifice est en rapport, ordinairement, avec le volume du diverticule. Mais ce n'est pas là une loi générale, et certains orifices très petits correspondent à des diverticules énormes, qui semblent alors former de véritables kystes, au lieu que des cellules, relativement petites, ont parfois des orifices aussi larges, ou même plus larges (v. obs. 50, Cruveilhier) que le fond.

En général, la largeur de cet orifice varie entre le diamètre d'un crayon ou d'une sonde n° 20 et la largeur d'une pièce de 0 fr. 50 ; quelquefois elle atteint le diamètre d'une pièce de 1 franc, mais le dépasse bien rarement. Souvent l'orifice est très petit, quelquefois même microscopique : tel ce diverticule considérable (obs. 155) dont on ne put jamais trouver l'orifice et qui, pourtant, se vidait et se remplissait, ce qui impliquait une communication avec la vessie. Nous avons trouvé 3 cas semblables.

Plusieurs mécanismes peuvent expliquer la diminution ou l'effacement de l'orifice diverticulaire : tantôt un calcul, s'accroissant, dilate mécaniquement le fond du diverticule, au lieu que l'orifice garde sa dimension primitive ; d'autres fois, l'orifice se rétrécit par un processus inflammatoire, et ses bords mêmes peuvent s'accoler, réalisant alors l'enkystement du calcul.

D'ailleurs l'extensibilité de l'orifice est, ordinairement, bien moindre que celle du fond du diverticule, surtout quand un processus inflammatoire chronique amène peu à peu une condensation et un épaississement interstitiel des éléments histologiques de cet orifice.

Ainsi s'expliquent ces calculs en sablier, dont le collet, correspondant à l'orifice inextensible, n'a pu s'accroître et dont la portion intra-vésicale est devenue de plus en plus considérable.

Pourtant, s'il y a des orifices rigides et impossibles à dilater, beaucoup peuvent, lorsqu'on pratique une dilatation progressive,

(1) *Loc. cit.*, p. 13.

acquérir une largeur suffisante, pour qu'on puisse extraire des calculs souvent volumineux.

C'est là un point intéressant à connaître, car cette manœuvre absolument inoffensive éviterait parfois les menaces de l'intervention sanglante (incision du collet).

Deux fois enfin, nous avons noté des orifices contractiles, qui, au moindre attouchement, se resserraient instantanément, comme un sphincter; ne serait-ce pas à des orifices de cette nature, que l'on pourrait attribuer les migrations de ces calculs, dits *intermittents*, et qui parfois tombent dans la vessie, où ils se révèlent par les symptômes ordinaires de la pierre, pour rentrer bientôt dans leur loge et redevenir latents?

L'orifice est habituellement, lorsque le diverticule est récent et de petite taille, situé sur le milieu de sa paroi interne; mais, lorsque le diverticule est de grandes proportions et qu'il est attiré par le poids d'un calcul par exemple, vers une position déclive, l'orifice est loin de correspondre au centre de la paroi interne.

Quelquefois, dans certains diverticules sacculés, il se trouve aux environs du sommet du diverticule. On comprend alors combien l'évacuation complète de celui-ci est difficile, surtout si l'on songe au peu de contractilité de ses parois ; c'est dans ces cas que les lésions inflammatoires purulentes et ulcératives sont fréquentes et intenses.

La forme de l'orifice, lorsqu'on tend la muqueuse, est à peu près constamment circulaire ou ovalaire; une seule fois nous avons rencontré un orifice en forme de fente. Tantôt le bord de l'orifice est absolument lisse; tantôt la muqueuse en est plissée et froncée.

Civiale (1) signale des cas où le bord de l'orifice serait découpé et pourrait être pris pour un foyer purulent ouvert dans la vessie, n'était la présence, à ce niveau, de la muqueuse vésicale, pathognomonique, à son avis.

Les orifices de largeur moyenne restent ordinairement béants et sont très apparents à la surface interne de la vessie. Au contraire, souvent, dans les petits diverticules, un repli muqueux forme, au-devant de l'orifice, une sorte de rideau qui le masque, et qu'on doit écarter pour examiner l'orifice; ou bien celui-ci est dissimulé derrière

(1) *Loc. cit.*, p. 11.

la saillie de deux grosses colonnes musculaires contiguës ; beaucoup passent ainsi inaperçus, et « on donne les cellules comme rares, dit Civiale, alors qu'on les rencontre presque tous les jours ».

Lapeyronie (1) a cité un cas où une cellule du trigone, occupée par un calcul, aurait été masquée par une sorte de rideau membraneux mobile, étendu au-devant de l'orifice. Civiale pense que ce fait pourrait se retrouver dans les cellules situées derrière le trigone, et où le repli transversal postérieur du trigone, plus saillant qu'à l'ordinaire, plus mince et plus relâché, pourrait recouvrir plus ou moins l'entrée de la vessie : ce sont là des cas exceptionnels.

L'épaisseur de l'orifice est une notion capitale à avoir lorsque l'on est appelé à inciser cet orifice pour désenclaver un calcul ; c'est en effet cette notion qui seule permet de savoir jusqu'où on peut inciser sans risquer une perforation de la vessie : nous reviendrons d'ailleurs sur ce point, à propos du traitement des calculs enchatonnés.

Le plus souvent, l'orifice est épais, charnu, il forme un bourrelet, quelquefois même un éperon ; sa coupe figurerait une sorte de triangle à sommet correspondant à la lumière de l'orifice. C'est dire que, dans ces cas, l'incision risque peu d'amener une perforation. L'épaisseur de l'orifice atteint alors habituellement 5 à 10 millim. Donc, en faisant des incisions maxima de 3 à 5 millim., on risque peu de perforer la paroi vésicale entière.

C'est la forme, le relief et la consistance au toucher qui donnent la notion de l'épaisseur de l'orifice. D'ailleurs ces orifices épais se rencontrent ordinairement dans les vessies à parois épaisses, dans les vessies à colonnes ; et alors, lorsque l'on constate l'aspect spécial de ces organes, on est en droit de penser que l'orifice peut être incisé sans inconvénient, la paroi vésicale doublant presque l'épaisseur de l'orifice lui-même.

Quelquefois l'orifice peut faire une saillie délimitée à la surface de la vessie, indépendamment des colonnes charnues, et s'ouvrir au sommet d'un petit cône : dans ces cas, il pourrait en imposer, comme cela est arrivée à Garengeot, pour une production fongueuse ou une tumeur.

Mais, dans d'autres cas bien plus fréquents, l'orifice est mince,

(1) Civiale. *Loc. cit.*; p. 13.

tranchant, il paraît quelquefois faire une sorte de membrane, de valvule, de repli ou au contraire se continue sans saillie avec le reste de la paroi : c'est une solution de continuité à pic.

Dans ces cas, on ne saurait être trop prudent : la vessie a une paroi normale ou amincie et la plus petite incision risque d'amener un accident : c'est alors qu'il faut tenter, avant de se résoudre à l'incision, tous les moyens de dilatation.

L'orifice peut s'ouvrir directement dans la cavité du diverticule, ou au contraire former une sorte de pédicule, d'anneau intermédiaire, ayant parfois 1 centim. et plus de longueur : dans ces cas, la rigidité de l'orifice est souvent très grande et cette disposition complique singulièrement l'intervention.

Paroi.

La paroi des diverticules, lorsqu'ils sont de petit volume, est contenue tout entière dans l'épaisseur de la vessie ; lorsqu'ils sont de taille plus considérable, cette paroi fait un relief appréciable à la surface externe de ce viscère ; nous avons vu que c'était là la base de classification des diverticules en poches et cellules, d'après Voillemier (1).

Consistance.

L'épaisseur de cette paroi est très variable suivant le volume du diverticule et ses éléments constitutifs. Nous l'avons trouvée amincie par rapport à la vessie dans 16 cas et épaissie dans 5 seulement.

De cette épaisseur dépend, naturellement, la consistance de la paroi diverticulaire. Il ne s'agit pas ici, bien entendu, de la consistance du diverticule plein, consistance due uniquement à la nature des matières contenues dans le diverticule. Si la cavité est pleine d'urine, la tumeur sera molle, fluctuante, dépressible ; si elle contient du pus ou de la matière sébacée, la sensation sera plus pâteuse, plus résistante ; si c'est un calcul, on aura une grande dureté.

Le diverticule vide aura une consistance d'autant plus grande que

(1) *Trait. mal. v. ur., loc. cit.*, p. 315.

la paroi sera plus épaisse, aura subi des lésions d'inflammation chronique, des adhérences à des tissus voisins. Certains diverticules ne s'affaisseront pas entièrement à l'état de vacuité, certains même garderont alors, entièrement, leur forme; ils sont durs et rigides au toucher, comme du parchemin.

Le plus grand nombre s'affaissent complètement quand ils sont vides et ne peuvent être décelés que par l'insufflation ou la réplétion ; la consistance de la paroi est assez faible et facilement dépressible au doigt.

Enfin Civiale a signalé un cas (obs. 60) où la cavité diverticulaire était incapable de retenir le liquide qui s'y accumulait, sitôt que se remplissait la vessie, et s'affaissait entièrement dès que le liquide était évacué. La consistance de la paroi était à peu près nulle dans ce cas, et Civiale en concluait à la possibilité du retournement en doigt de gant de cette paroi : le cas d'entérocèle intravésicale de Cloquet (obs. 8) ne serait alors en somme qu'un diverticule retourné.

Constitution de la paroi.

La constitution de la paroi est extrêmement importante à connaître, car c'est elle, le plus souvent, qui permet le diagnostiquer la variété du diverticule que l'on examine : c'est l'étude minutieuse des parois diverticulaires qui avait servi de base à Virchow (1), Dienst, English (2), pour diviser les diverticules en congénitaux et acquis; c'est elle qui nous a amené à la conception pathogénique que nous proposons.

La paroi comprend trois couches : une muqueuse interne, une couche celluleuse externe, une couche moyenne tantôt cellulo-fibreuse, tantôt fibreuse pure ou fibreuse et musculaire. C'est la présence de muscle dans la paroi qui sert de base à la classification que nous venons de rappeler : les diverticules congénitaux auraient une musculeuse, les diverticules acquis n'en auraient pas.

Nos observations nous montrent des exceptions à cette règle, qui

(1) In thèse de DIENST, p. 7.
(2) ENGLISH. Etude sur les div. de la vessie. *Méd. mod.*, 3 mars 1894.

cependant reste générale. On verra comment nous essayons d'expliquer ces exceptions et comment elles nous servent à englober les diverticules en général, dans une même pathogénie, tout en conservant la division étiologique, très exacte à notre avis, en diverticules congénitaux et acquis.

Tous les diverticules, quelle que soit leur taille, ont une surface interne revêtue d'une muqueuse continue, au niveau de leur orifice d'entrée, avec la muqueuse vésicale. C'est là, la caractéristique qui permet de les diagnostiquer des abcès périvésicaux ouverts dans la cavité vésicale. Mais on conçoit que l'aspect de cette muqueuse est tout différent suivant les diverses altérations inflammatoires qu'elle a pu subir.

Si le diverticule se vide facilement, que sa disposition anatomique ne permette pas à l'urine de stagner dans sa cavité, la surface interne de la muqueuse est ordinairement normale comme couleur, comme consistance, comme aspect.

Mais si la poche est dans une situation déclive, si les parois ont subi des transformations inflammatoires chroniques, si l'urine, le pus ont séjourné longtemps dans la cavité, on trouve des muqueuses altérées, exulcérées, détruites par places. Des taches gangreneuses, des lambeaux sphacélés peuvent les parsemer, et souvent les lésions sont si intenses, que l'on retrouve difficilement les vestiges du revêtement muqueux, au milieu des brides, des anfractuosités, des irrégularités multiples qu'a créées l'infection purulente.

D'autres fois, la muqueuse a bourgeonné, elle est tomenteuse, mamelonnée, parsemée d'excroissances polypiformes qui obstruent en partie la cavité. Elles peuvent même, dans certains cas, s'insinuer dans les anfractuosités d'un calcul enchatonné (obs. 59) ; enfin, la muqueuse diverticulaire peut subir une transformation néoplasique, comme dans le cas de Nicolich (1) (obs. 154).

Nous reviendrons d'ailleurs, au chapitre « Complications », sur ces différentes lésions de la muqueuse cavitaire.

Pour l'étude histologique du diverticule, il est bon d'examiner successivement les diverses couches qui le constituent, au niveau de l'orifice et au niveau du fond du diverticule.

(1) *Comptes rendus de l'Assoc. franç. d'urol.*, 1897, p. 395.

A l'*orifice*, la *muqueuse* se continue, sans ligne de démarcation nette, avec la muqueuse vésicale, surtout si la saillie des piliers qui limitent cet orifice est peu accusée. Si au contraire les colonnes musculaires forment un véritable bourrelet, la muqueuse présente, au niveau de l'orifice, une série de sinuosités, de plis plus moins profonds et qui acquièrent leur maximum d'amplitude à la partie interne des colonnes : là ils existent toujours, tandis qu'on ne les rencontre à la partie intra-vésicale de l'orifice que lorsque la saillie musculaire est notable.

L'épaisseur de la muqueuse est signalée dans plusieurs observations comme étant augmentée : ce n'est souvent là qu'une apparence due à la présence des plis, et lorsque l'on tient compte de ce fait, on remarque le plus souvent que l'épaisseur de la muqueuse est normale ou à peu près. La différence ne dépasse pas habituellement un quart ou un tiers de millimètre ; quelquefois même, la muqueuse est amincie.

L'*épithélium* est le même que celui de la muqueuse vésicale, c'est un épithélium pavimenteux stratifié.

Mais le plus souvent il est détruit par le séjour dans certains liquides conservateurs, la liqueur de Müller, par exemple, ou par un processus pathologique et, sur les coupes, on n'en retrouve aucune trace.

Le chorion présente un tissu conjonctif ordinairement serré et qui contient des cellules arrondies assez nombreuses.

La *sous-muqueuse* est dense, au niveau des piliers de l'entrée ; ses faisceaux serrés ne présentent pas une trame distincte et se confondent complètement avec la face profonde adhérente de la muqueuse et avec la gangue conjonctive des faisceaux musculaires placés immédiatement au-dessous.

C'est surtout au niveau de la partie interne des colonnes musculaires, au point où la muqueuse forme des sinuosités plus profondes et plus nombreuses, que ce feutrage et cette adhérence des couches sous-muqueuses sont intimes : c'est une fusion absolue, et certains auteurs en nient même l'existence à ce niveau.

Sur la partie externe des colonnes orificielles, l'adhérence est bien moins accentuée, et la couche sous-muqueuse reprend ses caractères normaux : elle est d'autant plus lâche, qu'elle se rapproche de la paroi vésicale proprement dite.

En résumé, la muqueuse, au niveau de l'orifice, présente des plis et une adhérence notable aux tissus sous-jacents.

Au niveau du *fond de la cellule*, les caractères sont différents : la *muqueuse* peut, à ce niveau aussi, présenter quelques saillies séparées par des dépressions, donnant à cette membrane un aspect sinueux ; mais, d'habitude, ces plis sont ici moins importants qu'aux environs de l'orifice et notamment à la partie interne des piliers.

La muqueuse est considérée le plus souvent par les auteurs comme amincie, et pourtant, dans deux cas, nous l'avons trouvée épaissie. Elle est beaucoup plus lâchement unie aux tissus sous-jacents.

Son *chorion* est formé de tissu conjonctif à fibres lâchement unies les unes aux autres. Les faisceaux présentent un certain écartement et sont irrégulièrement distribués : l'aspect en est donc moins feutré, moins lamelleux, moins dense, qu'au niveau des faisceaux charnus de l'orifice.

Ce tissu conjonctif est très riche en cellules plutôt arrondies qu'ovalaires et plus granuleuses que les cellules du tissu conjonctif normal.

Les capillaires sont, en général, abondants, de calibre régulier et un peu plus grands que normalement.

La couche *sous-muqueuse* est formée de fibres de tissu conjonctif, plus ou moins lâchement unies les unes aux autres, et distribuées irrégulièrement dans toutes les directions. Des cellules conjonctives sont accolées aux faisceaux fibreux, mais elles sont moins nombreuses que dans le chorion de la muqueuse.

Les vaisseaux y sont nombreux et de grandes dimensions. Cette couche est d'ailleurs mal délimitée et se confond insensiblement avec la face adhérente de la muqueuse et avec les enveloppes conjonctives intermusculaires ou les faisceaux lamineux de la couche moyenne. Aussi cette couche pourrait-elle être à la rigueur considérée comme la partie profonde de la muqueuse, surtout dans les cas où le tissu fibreux de la couche moyenne a provoqué une adhérence considérable de la muqueuse à cette couche.

Mais dans les cas habituels, surtout lorsque la paroi diverticulaire comporte une musculeuse, la laxité même de la muqueuse la sépare nettement de la couche moyenne, et le décollement de ces deux plans est si habituel, qu'il est peu de préparations où la muqueuse ne présente des points, séparés de la trame conjonctivo-musculaire. Par conséquent, il faut opposer à la grande adhérence, à la fusion de la muqueuse avec les tissus sous-jacents, au niveau de l'orifice diverticulaire, la laxité plus ou moins grande du fond de la poche.

La *couche moyenne* comporte toujours un élément musculaire au niveau de l'orifice. Dans la hernie tuniquaire, c'est à ce niveau qu'est l'anneau musculaire de cette hernie ; dans la dépression totale de la paroi, on retrouve encore, à ce niveau, des piliers musculaires plus ou moins saillants. Le fond de la poche est formé tantôt d'un élément conjonctif unique, tantôt d'une couche musculaire d'importance variable, entourée d'une gaine conjonctive, différemment développée suivant les cas.

Les piliers de l'orifice forment parfois une saillie si considérable qu'ils masquent presque entièrement celui-ci. D'autres fois, leur relief est à peine appréciable et la dépression diverticulaire est taillée à pic dans la paroi vésicale : entre ces deux extrêmes se place la majorité des cas, où le bourrelet musculaire délimite plus ou moins nettement l'entrée du diverticule.

Les colonnes n'affectent pas toutes une direction invariable. Beaucoup sont transversales, à concavité dirigée en avant, saillantes et séparées par des sillons. D'autres colonnes moins saillantes, plus ou moins obliques, interrompent ces sillons, ce qui provoque la formation de petites dépressions, véritables rudiments de cellules.

A la partie supérieure et latérale de la paroi postérieure, les colonnes divergent et leurs entre-croisements sont multiples. Au contraire, dans la partie inférieure de cette paroi, ce sont les colonnes transversales qui dominent. Les trois couches musculaires ne sont pas également hypertrophiées.

D'après Jean (1), tandis que, dans le cas d'obstacle uréthral, l'hypertrophie porterait particulièrement sur le plan le plus extérieur, dans l'obstacle prostatique, la lésion atteindrait plutôt la couche la plus interne, et alors surtout, apparaîtrait l'aspect réticulé caractéristique, cet aspect que Le Dentu a si justement comparé à celui du ventricule gauche du cœur hypertrophié.

(1) *Rétention incompl. d'urine.* Th. Paris, 1878.

C'est, en effet, nous l'avons vu, dans le cas d'obstacle prostatique que se rencontrent surtout les diverticules acquis.

C'est donc à l'intérieur d'une vessie à colonnes, dans l'intervalle de deux ou trois saillies musculaires entre-croisées, que se trouve d'habitude l'orifice d'une cellule.

Nous avons vu qu'en avant et en arrière de la saillie musculaire, la muqueuse présentait une série de sinuosités ; au niveau du relief musculaire, au contraire, elle est lisse et intimement fusionnée avec le tissu sous-jacent. Une coupe de ce muscle montre plusieurs îlots à contours réguliers, séparés les uns des autres par une gangue de tissu conjonctif, sous forme de bandelettes inégales.

Ces îlots représentent la coupe de faisceaux musculaires cylindriques ou à peu près, notablement hypertrophiés et entourés de manchons formés de fibres conjonctives assez denses, en connexion intime avec le réseau conjonctif de la sous-muqueuse.

Ces faisceaux longitudinaux sont formés eux-mêmes par l'agglomération de faisceaux plus petits, décomposables à leur tour en éléments musculaires très reconnaissables.

Dans le fond du diverticule, la couche musculaire, lorsqu'elle existe, est formée, d'après Mercier, Jean, de la couche moyenne de la paroi musculaire vésicale normale.

La couche musculaire sous-muqueuse, seule hypertrophiée, s'écarte en un réseau de trabécules columnaires pour livrer passage à l'enfoncement diverticulaire de la muqueuse.

Cette couche est constituée de faisceaux de fibres musculaires, en général horizontaux, unis par des faisceaux beaucoup plus grêles et longitudinaux. Ces faisceaux passent en dehors des colonnes de l'orifice, si bien que la paroi vésicale est toujours plus épaisse au niveau des colonnes d'entrée que vers le fond du diverticule. Du tissu conjonctif dense réunit ces faisceaux, et des vaisseaux volumineux circulent dans les espaces interfasciculaires.

L'épaisseur et l'aspect de cette paroi musculaire sont très variables suivant les cas : la couche musculaire est parfois absolument complète, et continue nettement la paroi vésicale ; c'est réellement un enfoncement de la paroi vésicale entière (obs. 88).

D'autres fois, les faisceaux musculaires, assez larges individuellement, sont séparés les uns des autres, dissociés au milieu d'un tissu fibro-scléreux plus épais, plus dense et plus considérable (obs. 69 et 74).

On ne retrouve parfois que quelques minces bandelettes musculaires, noyées au milieu d'un tissu fibreux feutré et compact (obs. 68).

Enfin, dans quelques cas, les faisceaux musculaires bien unis au niveau de l'orifice s'étalent, se dissocient en une sorte de membrane mince où les fibrilles musculaires sont à peine reconnaissables, dans l'épaisseur du tissu conjonctif (obs. 26).

On admettait autrefois que c'était la prolifératiou du tissu conjonctif, sous la dépendance d'une artério-sclérose généralisée, qui provoquait la disparition du tissu musculaire par une sorte d'étouffement ou de transformation fibreuse.

Des travaux récents, et notamment le mémoire de Ciechanowski (1), démontrent que la prédominance du tissu conjonctif sur le tissu musculaire, dans la sclérose vésicale, est due à l'atrophie du muscle et non à la prolifération conjonctive. Il n'y a donc pas sclérose à proprement parler, sauf dans le cas d'inflammation chronique de la vessie, où la prolifération scléreuse est manifeste.

Or cette inflammation existe souvent dans les diverticules : c'est pourquoi on peut y noter une prolifération conjonctive réelle. Jointe à la résorption, à la dissociation atrophique du muscle, elle donne parfois au tissu fibreux cette importance que nous avons signalée. La disparition du muscle peut même être complète, mais, répétons-le, c'est une disparition par atrophie, non une transformation scléreuse. Nous reviendrons d'ailleurs sur ce point.

Dans ces cas, la couche moyenne de la paroi diverticulaire est tout entière formée par un tissu conjonctif dense et très épais, dont les fibres sont serrées les unes contre les autres et irrégulièrement accolées.

Des vaisseaux, souvent très volumineux et dont la tunique musculaire est hypertrophiée et la tunique élastique absente, sont comme creusés dans ce tissu qui occupe toute l'épaisseur de la paroi du diverticule. Dans ce cas, la sous-muqueuse est absolument fusionnée avec la couche moyenne et la muqueuse très adhérente au tissu sous-jacent.

On voit, par les exemples que nous donnons, la variété que peut

(1) CIECHANOWSKI. Prostatisme. *Ann. gén.-ur.*, juin 1901, p. 536 et suiv.

présenter la paroi, dans sa constitution : l'élément musculaire peut s'y montrer à des degrés bien divers. Dans tous les cas, ceux qui, comme Voillemier, Cruveilhier, faisaient de l'absence de muscle la propriété fondamentale du diverticule, étaient manifestement dans l'erreur.

Nous avons trouvé des faisceaux musculaires, dans de petites cellules au début, dans des diverticules énormes, dans des poches manifestement acquises, dans d'autres nettement congénitales. C'est là une des raisons qui nous ont fait contester la classification absolue de Virchow et de Dienst, basée sur la présence ou l'absence de l'élément musculaire : c'est ainsi que nous sommes venu à proposer notre donnée pathogénique mixte, plus conforme, croyons-nous, à la réalité.

La *couche externe* est formée d'une zone celluleuse. Celle-ci est parfois constituée par un tissu conjonctif lâche, peu dense, présentant des vésicules adipeuses et de nombreux vaisseaux sanguins. Cette atmosphère celluleuse permet au diverticule de se développer sans contracter d'adhérences avec les organes voisins.

Parfois, au contraire, ce tissu conjonctif est serré et le feutrage se continue, sans démarcation nette, avec la zone moyenne. C'est surtout lorsque cette zône elle-même est formée de faisceaux lamineux épais, que se trouve cette disposition de la couche externe. Ce tissu adhère rapidement, d'habitude, aux organes voisins (rectum, intestin, péritoine) et fixe le diverticule : il gêne son développement et bientôt des troubles de compression se manifestent.

Telle est, dans la très grande majorité des cas, la constitution d'une paroi diverticulaire; pourtant, lorsqu'un diverticule est situé aux environs du col (calcul vésico-prostatique), c'est, en général, dans le tissu prostatique qu'est creusée sa loge ; mais c'est là un cas très particulier.

Etat de la vessie.

Nous avons vu que l'orifice des diverticules était ordinairement marqué par la saillie de colonnes musculaires : c'est dire que ces poches ne se trouvent habituellement, que dans des vessies hypertrophiées, dans des vessies dites à colonnes. En effet, 45 fois sur 48, où l'état de la vessie était noté, nous avons trouvé la paroi musculaire anormalement développée ; tantôt les parois sont signalées comme épaissies, tantôt le nom de vessies à colonnes est prononcé. Deux fois seulement la vessie est reconnue normale et une fois elle est amincie.

La vessie était dilatée 9 fois et rétrécie 10 fois, c'est dire que la capacité vésicale n'a pas grande influence sur la production ou l'accroissement des diverticules ; 5 fois elle avait acquis, du fait peut-être du diverticule, une forme très anormale.

Des traces d'inflammation chronique, de gangrène, de cystite ulcéreuse étaient notées dans nombre de cas, preuve que le diverticule est bien souvent associé à des troubles inflammatoires de la vessie.

Les uretères, ordinairement normaux, étaient plusieurs fois dilatés, par suite de la compression due à la présence du diverticule.

Contenu.

Tous les diverticules contiennent de l'urine lorsque la vessie est pleine ; après la miction, les diverticules qui peuvent facilement évacuer leur contenu sont vides.

Si, au contraire, l'urine stagne dans le diverticule, elle s'altère, devient putride, infecte : c'est ce que l'on note le plus habituellement. La paroi diverticulaire enflammée suppure, et une quantité variable de pus, souvent gangreneux, se mélange au reliquat de l'urine.

Nous avons noté, dans maintes observations, ce mélange d'urine putride et de pus, au lieu que trois fois seulement, nous avons noté une urine non altérée.

Très souvent (92 fois) nous avons remarqué la présence d'un ou de plusieurs calculs dans l'intérieur du diverticule, et c'est là une complication si fréquente de ceux-ci que nous en ferons l'objet d'un chapitre spécial.

Nous n'avons trouvé qu'une observation de corps étranger inclus dans un diverticule, c'est un calcul formé autour de la tête d'une épingle à cheveu (obs. 9) ; ici, ce paraît bien être le corps étranger fixé qui a provoqué la formation de la cellule. L'observation 89 où les débris lithotritiés d'un calcul vésical allaient s'accumuler dans un diverticule, montre en outre la possibilité de l'enclavement de corps étrangers dans un diverticule.

D'autre part, la tumeur épithéliale de l'obs. 154 indique la possibilité d'une transformation néoplasique de la muqueuse diverticulaire.

Enfin, dans deux cas, la présence d'un diverticule méconnu a été décelée par des instillations de nitrate d'argent : plusieurs jours après la cessation de ce traitement, le malade avait par intervalles des mictions noires où l'on pouvait retrouver la présence du sel argentique ; on en conclut à la présence d'un diverticule, où avait stagné le nitrate de l'instillation (obs. 156).

CHAPITRE IV

Étiologie. Pathogénie.

L'appréciation de la fréquence des diverticules vésicaux varie beaucoup suivant les auteurs. Chopart (1), Morgagni (2) n'en citent que quelques exemples. On trouve les cellules à peine mentionnées dans des ouvrages estimés, dit Civiale (3), et d'autres les ont rangées parmi les cas rares, alors qu'on les rencontre presque tous les jours. Mais il faut, ajoute-t-il, se donner la peine de les chercher, en déplissant la muqueuse des colonnes qui le plus souvent recouvre l'orifice des petits diverticules.

Les deux opinions contraires sont justes, car les auteurs ne parlent pas de la même lésion : les petits diverticules muqueux, acquis, ceux qu'on appelle plus volontiers cellules, sont très fréquents : c'est de ceux là que s'occupe Civiale.

Les grands diverticules congénitaux sont, au contraire, rares, comme le disent fort bien Chopart, Morgagni et d'autres auteurs.

Robelin (4) cite d'ailleurs une statistique de 14 cas de malades morts d'affection urinaire quelconque, parmi lesquels il relève 4 cas de cellules, soit 22 p. 100. On peut opposer à cette statistique la constatation d'Alessandri (5) qui, ayant à faire des expériences sur de nombreuses vessies de vieillards, morts d'affection quelconque, n'a trouvé aucun diverticule, aucune cellule, mais a noté plusieurs fois des faisceaux hypertrophiés, des colonnes avec un aspect réticulé et des enfoncements, première phase de la formation cellulaire.

Si, dans une statistique d'urinaires, les cas de cellules sont assez

(1) CHOPART. *Mal. des v. ur.*, 1791, t. II, p. 50.
(2) MORGAGNI. *Lettre XLII*, p. 571, 575.
(3) *Loc. cit.*, p. 11.
(4) *Loc. cit.*, p. 36.
(5) ALESSANDRI. Hernie de la vessie. *Ann. gén.-ur.*, mars 1901, p. 354.

fréquents, ils sont donc rares, somme toute, dans une statistique générale. Presque toutes sont de petites cellules et Robelin en conclut, à juste titre, suivant nous, que les petites cellules sont fréquentes et les très grandes cellules l'extrême rareté.

Les diverticules vésicaux sont presque exclusivement l'apanage du sexe masculin : 118 fois nous les avons rencontrés dans le sexe masculin, 9 fois seulement chez des femmes.

L'âge aussi a une grande influence sur leur apparition : 66 fois c'est après 50 ans, que l'on note cette affection, 24 fois seulement de 10 à 50, et 13 fois au-dessous de 10 ans : et ce n'est pas là une apparence due au plus grand nombre des autopsies chez les vieillards, car une notable partie des diverticules a été constatée au cours de tailles pour calculs, opération qui se pratique à tous les âges de la vie.

Chez les enfants, presque tous les diverticules siégeaient au sommet de la vessie, et c'était un calcul engagé dans leur cavité qui en permettait le diagnostic. On peut se demander s'il ne faut pas rapporter la plupart de ces cas à une persistance de la perméabilité de l'ouraque à sa partie inférieure. Lemaire, dans sa thèse (1) sur les calculs enkystés, dit : « La dernière partie du canal allantoïdien, appelée ouraque, s'oblitérerait vers le milieu de la grossesse, souvent plus tôt, quelquefois un peu plus tard. Il n'est pas extrêmement rare de le trouver encore perméable à la naissance. Si ce travail d'oblitération, marchant de l'ombilic vers la vessie, s'arrête, par une cause quelconque, à quelques centimètres du sommet de l'organe où s'implante l'ouraque, il y aura, en ce point, une véritable poche où des calculs pourront se développer. »

Il n'est pas étonnant d'ailleurs que les femmes et les enfants soient presque indemnes de cette affection, puisque l'on trouve très rarement chez eux les causes étiologiques habituelles de la formation ou de l'accroissement des diverticules : le rétrécissement de l'urèthre et l'hypertrophie prostatique. Seuls, les calculs vésicaux, d'ailleurs rares dans ces deux catégories de malades, peuvent être invoqués comme cause dans la majorité des cas de diverticules de la femme ou de l'enfant. Ce n'est pas à dire que les mêmes causes ne puissent produire des effets identiques à tous les âges de la vie. Virchow (obs. 146)

(1) *Calculs enkystés de la vessie.* Th. Paris, 1877.

rapporte un cas très intéressant de diverticules multiples de la vessie chez un fœtus de 7 mois, dont l'urèthre portait une constriction congénitale.

Voilà, certes, un cas de diverticule congénital où la cause étiologique est la même que dans les diverticules acquis. Ce cas confirme la théorie d'English (1), qui voit, dans les poches congénitales, la preuve de l'existence, dans la vie fœtale, d'un grand nombre d'obstacles à la miction. Mais English a eu le tort de généraliser un cas très particulier, et l'on n'a pas le droit d'invoquer un obstacle fœtal lorsque l'on ne retrouve, dans la plupart des cas, aucune trace de cet obstacle sur le malade atteint de diverticule congénital. Robelin cite un autre cas (obs. 56) où des difficultés habituelles de la miction, consécutives à un ancien traumatisme, avaient provoqué chez un enfant, entre autres lésions, la formation de cellules nombreuses, entre les colonnes d'une vessie semblable à celle d'un vieillard.

Ce sont donc bien les obstacles permanents qui provoquent la constitution des diverticules ; nous avons cité les plus fréquents : l'hypertrophie de la prostate, surtout du lobe moyen, le rétrécissement uréthral blennorrhagique ou traumatique ; notons encore le sarcome de l'urèthre (obs. 2), la valvule de Mercier, les calculs vésico-prostatiques.

Pour lutter contre l'obstacle et amener l'évacuation de l'urine, la paroi musculaire vésicale, lorsqu'elle est encore suffisamment contractile, s'hypertrophie.

Dienst (2) a fort bien montré les raisons de cette hypertrophie :

« De même que le cœur, la vessie qui éprouve un obstacle à son évacuation, cherche à triompher de cet obstacle. Il demeure indifférent que ce soit un rétrécissement de l'urèthre, une hypertrophie de la prostate, un calcul ou toute autre affection mettant obstacle à l'évacuation de l'urine : les suites sont les mêmes. Dès que la vessie ne se vide plus complètement, et qu'il reste un résidu urinaire, aussitôt, secondairement, les muscles de la vessie vont se contracter pour produire un plus grand effort.

« S'il reste, malgré tout, une partie de l'urine, la vessie sera pleine

(1) *Loc. cit.*, 843.
(2) *Loc. cit.*, p. 13.

trop tôt, l'urine nouvelle s'ajoutant au résidu, et l'envie d'uriner reviendra plus fréquemment : par conséquent, les pauses entre les évacuations de vessie seront de plus en plus courtes, les muscles expulseurs de l'urine devront se contracter plus souvent et fournir un plus grand travail.

« Mais bientôt, les mictions répétées ne suffiront plus à assurer l'évacuation complète de la vessie, et le résidu de l'urine joint à la nouvelle urine sécrétée ne pourra plus être contenu dans l'organe qu'au prix de sa dilatation. L'effort d'expulsion du muscle, surtout au début de sa contraction, n'est pas en rapport avec le résultat obtenu. Par suite de la dilatation constante, le chemin à parcourir s'est accru ; d'autre part, l'obstacle s'est accentué sans cesse, aussi l'évacuation s'est-elle ralentie et est-elle devenue constamment plus difficile. Il résulte de là pour le muscle expulseur de l'urine, un énorme surcroît de travail.

« L'effort toujours plus considérable, les prétentions sans cesse plus pénibles de la fonction, amènent forcément l'augmentation des éléments histologiques de la vessie : il survient une hypertrophie de sa musculature. Telle est la raison de la production absolument favorable de cette hypertrophie musculaire. Les observations prouvent que pour amener cette hypertrophie, il n'y a pas besoin d'un obstacle brusque avec rétention complète et rapide d'urine, mais d'un obstacle qui avec le temps se forme et grandit peu à peu ; si un tel obstacle survenait brusquement, il ne déterminerait pas l'hypertrophie, mais seulement un tiraillement de la paroi vésicale amenant un amincissement de celle-ci et, parfois même, sa rupture. »

Le muscle s'hypertrophie donc (1), mais l'accroissement ne se fait pas d'une manière générale et uniforme ; certains faisceaux musculaires prennent une importance prédominante, ils forment des colonnes saillantes dans la cavité vésicale, sous la muqueuse.

Les trois tuniques prennent, évidemment, part à cet accroissement, mais dans une proportion inégale : la tunique interne sous-muqueuse prend les plus grandes proportions, surtout, comme l'a montré Jean, dans les obstacles d'origine prostatique : de là, la formation du réseau de colonnes saillantes. Dans l'intervalle du réseau, se trouvent constitués normalement de petits recessus, qui sont souvent l'amorce de

(1) L'hypertrophie peut, d'après Cruveilhier, s'établir très rapidement : il l'a vue évoluer parfois en un mois.

futurs diverticules. Si un obstacle plus intense survient, si les colonnes s'hypertrophient plus encore, si le fond du recessus se laisse déprimer, par suite d'une moins grande élasticité des éléments de sa paroi, une cellule est constituée, qui ne fera que s'agrandir ensuite par un processus semblable.

La hernie tuniquaire, dit Cruveilhier, se fait non par distension, mais par contraction. Par suite de l'obstacle uréthral ou prostatique, la pression de l'urine, dans l'intérieur de la vessie, se trouve augmentée : les efforts d'expulsion sont, nécessairement, plus violents ; or, l'urine ne rencontre pas dans la paroi, hypertrophiée par places, une égale résistance. Dans les points où la couche musculaire est moins puissante à résister à la poussée du liquide, la paroi se laisse déprimer, et ainsi se forment les diverticules, par une véritable *hernie tuniquaire,* suivant le mot heureux de Cruveilhier (1).

D'ailleurs, récemment, Alessandri, dans une série d'expériences cadavériques a trouvé, lorsqu'il injectait moyennement des vessies, une asymétrie nette avec une ou deux bosses saillantes, et les points où la paroi cédait à la pression étaient ceux où la musculature était très amincie : c'est là le premier temps de la formation diverticulaire. La distension, le second temps, est constitué par la pression du muscle sur l'urine à expulser : il est évident que la saillie, à ce moment, ne peut que s'accentuer et la hernie progresser.

Le calcul se retrouve, dans nombre d'observations, comme seule cause de la création d'un diverticule, en dehors de tout obstacle habituel à l'évacuation de l'urine. On rencontre un calcul enchatonné dans une cellule, la vessie a une apparence normale, on ne constate ni hypertrophie prostatique, ni rétrécissement uréthral : c'est donc dans le calcul même, qu'il faut chercher la cause de la formation du diverticule.

Littre (obs. 1) a proposé, pour ces cas, une théorie qui, dans une de ses observations, paraît indéniable, mais qui ne se rapporte en réalité qu'à des cas très exceptionnels : il trouva deux calculs dans deux cavités, creusées au milieu des tuniques de la paroi vésicale et qui, par une sorte de canal, communiquaient séparément avec la partie inférieure de l'uretère. Il supposait que des calculs du rein,

(1) *Traité anat. pathol.*, t. I, p. 590 et suivantes.

descendus vers la vessie et n'ayant pu franchir l'orifice vésical de l'uretère, s'étaient ainsi frayé un chemin dans l'épaisseur de la paroi vésicale et s'y étaient creusé une loge ; il admettait que ces calculs auraient pu à la longue ulcérer la muqueuse vésicale et donner naissance à un diverticule communiquant avec la vessie. Certes, ce cas particulier de Littre paraît justifié, mais sa généralisation ne nous semble pas acceptable: il s'agit d'un calcul de l'uretère, enkysté dans la paroi vésicale, et non d'un calcul vésical enchatonné dans une cellule préexistante.

D'ailleurs, à l'époque de Littre, on admettait, théoriquement, qu'un gravier pouvait prendre naissance dans l'épaisseur des parois vésicales, s'y accroître et constituer ainsi une cellule.

Certains auteurs admettent qu'un calcul, immobilisé d'une manière permanente en un point de la vessie, peut refouler peu à peu la paroi correspondante, et se créer ainsi une loge, dans laquelle il s'enchatonne : quelques cas rares peuvent s'adapter à cette théorie, mais elle ne répond pas à la grande majorité des faits.

Habituellement il se présente un des deux cas suivants: ou un petit calcul préformé pénètre dans une cellule en voie de formation, s'y accroît par des dépôts successifs des sels de l'urine stagnant dans la cavité, et accroît peu à peu la loge où il a élu domicile; ou bien, c'est l'urine, contenue dans un diverticule, qui dépose ses sels, surtout ses phosphates et provoque la formation secondaire et l'accroissement d'un calcul, qui peu à peu agrandit la loge primitive. Dans un cas, cette pathogénie est indéniable: un calcul s'était formé autour d'un bourgeon charnu de la muqueuse diverticulaire.

Ainsi s'explique, croyons-nous, la formation de nombre de calculs enchatonnés; mais il faut, d'habitude, qu'ils trouvent une cellule en voie de formation et souvent rien ne vient indiquer quelle cause a pu provoquer cette anomalie. D'ailleurs, dans bien des cas, on ne trouve aucun trouble urinaire mentionné dans les antécédents d'un malade, porteur souvent d'un énorme diverticule. Bien forcément doit-on alors invoquer quelque autre cause à la formation de ces diverticules. Dienst admet que l'absence de troubles urinaires est, avec la présence de muscle dans la paroi, un critérium de l'origine congénitale d'un diverticule, et il discute longuement deux observations (obs. 141 et 142), où le diverticule ne présente pas de muscle, et où l'on note de l'hypertrophie de la prostate et de l'hypertrophie consécutive du muscle vésical, sans qu'aucun accident dysurique ait été signalé jamais dans l'histoire du malade. Il est probable que dans ces cas, où, d'ailleurs, de graves affections néoplasiques concomitantes, d'autres organes, absorbaient sans doute toute l'attention du malade, il existait des troubles de miction légers, qui n'ont pas été notés. Or, et c'est là que nous voulons en venir, il n'est aucunement besoin que la dysurie soit considérable pour amener des lésions consécutives d'hypertrophie musculaire et de formation diverticulaire, il faut que ces troubles, si légers soient-ils, soient constants; souvent dans ces cas, la dysurie légère, habituelle, datant de fort longtemps, n'attire aucunement l'attention du malade.

Voilà probablement pourquoi l'on ne trouve aucun trouble urinaire dans l'histoire du malade, alors même que l'on constate un obstacle, prostatique par exemple, suffisant à expliquer les lésions des parois, l'existence des diverticules et permettant de supposer des troubles dysuriques habituels. Le diverticule acquis est donc, à notre avis, toujours dû à un obstacle à la miction; quant au diverticule congénital, si parfois on peut en expliquer la formation par un obstacle au cours de l'urine, pendant la vie intra-utérine, comme dans notre observation 146, il faut reconnaître que, le plus souvent, on n'en saurait donner une cause étiologique précise, aucun obstacle ne pouvant être décelé. D'ailleurs dans les cas d'obstacle fœtal, la dysurie est intense dès la naissance et le diverticule prend rapidement de grandes proportions; si au contraire, il n'existe pas d'obstacle appréciable, le diverticule reste petit et latent, jusqu'au jour où un obstacle mictionnel lui donnera un accroissement notable: ce diverticule sera d'origine congénitale et n'apparaîtra que tard. Si la dysurie qui a attiré l'attention est très intense, si le volume du diverticule est suffisant pour être diagnostiqué, on rapportera sa venue à sa véritable cause, le trouble urinaire; si, au contraire, la dysurie est très faible et dure depuis l'enfance, toujours à peu près pareille, si la découverte du diverticule de petite dimension est une trouvaille d'autopsie ou au cours d'une taille, on notera seulement la présence de la cellule, sans trouver, noté dans les antécédents, aucun trouble de miction, aucune cause capable d'expliquer la formation.

Quelques cas rares admettent une pathogénie spéciale, telle l'observation 134 où le diverticule a été produit extemporanément par une hernie de la muqueuse à travers une rupture traumatique de la musculeuse : ce n'était là que le premier temps d'une rupture spontanée de la vessie, qui est toujours, on le sait, précédée d'une hernie tuniquaire immédiate (Anicet).

Dans un cas, on a trouvé, sur la vessie d'un malade mort d'atrophie musculaire progressive, plusieurs diverticules où la muqueuse semblait herniée à travers des solutions de continuité de la musculeuse, d'ailleurs très atrophiée : d'autres organes, l'intestin, le cœur, paraissaient atteints des mêmes lésions d'atrophie généralisée.

Il s'agissait là, évidemment, d'un cas exceptionnel, la disparition des fibres musculaires atrophiées amenant par places la propulsion excentrique de la muqueuse; mais, de ce fait exceptionnel en lui-même, on pourrait peut-être tirer un enseignement plus général. On sait que, par compression, il peut survenir de l'atrophie musculaire, surtout lorsqu'on a affaire à un organe profondément altéré et que la couche musculaire est trop faible pour pouvoir réagir par hypertrophie, comme au niveau des colonnes.

Tout récemment, Ciechanowski (1) a donné une preuve de ce fait : il a établi que, dans ce qu'on appelle sclérose vésicale, la modification histologique des parois vésicales était due, non à une prolifération fibro-conjonctive, à une sclérose vraie dépendant d'une artério-sclérose généralisée, mais à une atrophie des muscles qui, par leur disparition, modifient le rapport normal entre la quantité du tissu conjonctif et du tissu musculaire, et affaiblissent la contractilité de la vessie : ce n'est que dans les cas de cystite chronique que se produirait l'augmentation absolue du tissu conjonctif.

C'est là ce qui se passe dans la paroi de la plupart des diverticules.

En effet, les colonnes se forment surtout, quelquefois presque exclusivement, aux dépens de la couche plexiforme musculaire interne.

Elles sont dues, nous l'avons vu, à une hypertrophie compensatrice du muscle vésical; donc, le muscle doit d'autant plus exagérer son relief interne (colonnes), que l'obstacle est plus grand et dure depuis plus longtemps (prostatiques, rétrécis).

Voici l'évolution histologique d'un diverticule, telle que nous la comprenons :

(1) *Ann. gén.-urin.*, juin 1901, p. 536 et suiv.

A. — **Diverticule acquis.** — Lorsque, entre deux colonnes, se forme un recessus (cellule au début) (obs. 87), il doit comprendre toutes les parois vésicales, ou plutôt : 1° la muqueuse ; 2° la couche moyenne, transversale de la musculeuse. En effet, la hernie se fait à travers les mailles de la musculature interne hypertrophiée d'une part, et les muscles longitudinaux externes (detrusor urinæ) formant des bandes, entre lesquelles restent des intervalles, surtout sur la paroi postéro-latérale et sur la paroi latérale, aux environs des orifices urétéraux. C'est dans les points où ces bandes musculaires externes laissent normalement des vides entre leurs faisceaux ou leurs anses, que se forment de préférence les diverticules (pl. VI, fig. 1) ; 3° la séreuse avec le tissu fibro-conjonctif sous-séreux.

La cellule grandit sous l'influence de la pression hydrostatique interne, au moment de l'effort, la portion déprimée et moins contractile se laissant déprimer de plus en plus. Suivant le phénomène du flot d'Anicet (1), le choc partant des soubresauts d'effort de la sangle musculaire abdominale, doit se répercuter à la partie diamétralement opposée, c'est-à-dire à la paroi postérieure. C'est ainsi que celui-ci explique les ruptures vésicales par contre-coup, ruptures qui, nous l'avons dit déjà, sont toujours précédées d'une formation diverticulaire extemporanée (Anicet), et se font au point exactement opposé au traumatisme. Dans notre cas, le choc est peu considérable et l'on conçoit que le résultat reste peu important : c'est seulement une formation ou un agrandissement du diverticule sur la paroi postérieure ou postéro-latérale.

Lorsque la cellule grandit, la musculeuse, de son enveloppe, atrophiée, peu contractile, se laisse dilacérer et on n'en retrouve que des bandes étroites, sillonnant la surface de la cellule, avec de larges intervalles entre elles.

La loi de Stokes constate que tout muscle s'atrophie au niveau des points recouverts par une muqueuse enflammée ; aussi les fibrilles musculaires paraissent-elles étouffées dans une gangue scléro-fibreuse. Le rapport quantitatif normal entre le tissu musculaire et le tissu fibreux se modifie et le tissu scléreux paraît s'accroître aux dépens du tissu musculaire ; en réalité, c'est seulement le tissu musculaire qui

(1) *Dict.* Dech., *loc. cit.*, p. 267.

s'atrophie (Ciechanowski) (1). On trouve alors, entre la couche externe et la muqueuse, une paroi plus ou moins épaisse, ne contenant plus d'éléments musculaires, mais un tissu fibro-conjonctif épais. Telle est, à notre avis, la pathogénie de l'évolution d'un diverticule acquis.

On peut objecter que certaines cellules acquises minuscules sont dépourvues de musculeuse, mais il est permis de répondre que souvent l'examen histologique manque dans ces cas et qu'on se fie seulement à la minceur de la paroi, à l'apparence ; que, d'autre part, une cellule très petite, interstitielle, n'est pas forcément de date récente, mais peut être restée à ce stade depuis fort longtemps et avoir subi les lésions dégénératives habituelles des parois cellulaires en général.

B. — **Diverticule congénital.** — Un diverticule prend naissance dans la vie intra-utérine, par suite d'un obstacle mécanique à l'excrétion urinaire du fœtus ou d'une faiblesse congénitale d'un point de la paroi ; le recessus, petit à ce moment, refoule la paroi entière, muscle interne compris, puisqu'il n'y a pas, à ce moment, de colonnes ; la contractilité est conservée dans cette musculature : pas d'atrophie musculaire, donc, pas de symptômes ; la poche est contractile et se vide, elle a peu de tendance à augmenter et ne peut se révéler par aucuns signes : dans ce cas, on découvrira par hasard le diverticule au cours d'une opération ou d'une autopsie.

Si le malade devient urinaire, avec obstacle mécanique à l'expulsion de l'urine, les conditions sont changées, des colonnes se forment, les lésions atrophiques musculaires s'établissent, mais la paroi musculaire du diverticule, comprenant toutes les couches de muscle vésical, y compris la couche interne, se laisse dilater en conservant cette paroi musculeuse plus longtemps intacte : le diverticule augmente, revêtu de sa musculeuse. C'est alors, pour Dienst, un diverticule congénital type.

Néanmoins, si les lésions histologiques, si la rétention augmentent, cette tunique ayant perdu toute contractilité se laisse à son tour dilacérer et envahir par l'étouffement scléreux ; la musculeuse se divise et disparaît. On trouve alors des symptômes de sclérose vési-

(1) *Loc. cit.*

cale, des colonnes, des diverticules néoformés de petite taille et une énorme cellule sans musculeuse. On dit qu'elle est acquise : erreur, c'est un diverticule datant de la vie fœtale et qui, par suite des lésions urinaires, a considérablement augmenté, a perdu sa musculeuse, a pris l'aspect d'un diverticule acquis.

Datant de la naissance, ayant commencé sa dilatation depuis de longues années, il a acquis un développement considérable en comparaison des petites cellules acquises, plus ou moins récentes.

Enfin, la vessie a pu subir des lésions dégénératives incomplètes ; l'obstacle n'était pas suffisant pour créer des colonnes, des cellules nouvelles ; seul, le diverticule préformé a pu subir une plus ou moins grande dilatation, mais en conservant sa musculeuse contractile et intacte; on trouve une paroi interne vésicale lisse et un grand diverticule revêtu d'une musculeuse complète.

Donc, en résumé, cellules acquises, diverticules congénitaux subissent sans doute la même évolution et peuvent être ramenés histologiquement à la même formule : seules, les conditions dans lesquelles ils sont constitués et l'état de la musculature, constituent les différences sensibles que décrivent les auteurs et qui leur ont fait diviser les poches vésicales en deux catégories absolument distinctes : les cellules acquises, sans musculeuse, avec lésions urinaires concomitantes; les diverticules congénitaux avec musculeuse et sans lésions urinaires.

Ce ne sont là, croyons-nous, que des degrés d'une même lésion, et il faut être beaucoup moins absolu et fondre ces deux classes en une seule ayant même évolution et même type anatomique, au début.

CHAPITRE V

Symptômes et diagnostic. — Les faux diverticules.

Jusqu'à ces dernières années, le diagnostic des diverticules vésicaux était des plus difficiles, car leurs symptômes n'avaient rien de pathognomonique : suivant leur taille, leur situation, leur contenu, leur mode d'évacuation, les diverticules restaient absolument latents ou se révélaient par des symptômes qui leur étaient communs avec d'autres lésions vésicales ; aussi les chirurgiens s'étaient-ils ingéniés à créer des procédés d'exploration délicats, capables d'amener une plus grande certitude du diagnostic. Depuis que la pratique de la cystoscopie est devenue courante, la solution du problème est venue dans le plus grand nombre des cas. On peut maintenant voir les cellules en voie de formation, découvrir les orifices des grands diverticules et y pénétrer ; les diverticules sont entrés dans le domaine des affections possibles à diagnostiquer sur le vivant, et que l'on doit rechercher systématiquement, lorsque certains troubles vésicaux les peuvent laisser soupçonner.

Étudions, tout d'abord, les multiples symptômes notés soigneusement par les anciens auteurs, et les moyens de diagnostic qu'ils avaient préconisés ; puis nous aborderons l'étude cystoscopique des diverticules.

Les petits diverticules étaient considérés comme impossibles à déceler. Leur capacité n'était pas suffisante pour influer sur le mode de miction ou de cathétérisme et leur cavité, purement interstitielle, n'était accessible par aucun mode d'investigation. Aussi les auteurs se risquaient-ils seulement à en soupçonner l'existence, lorsque leur explorateur rencontrait une surface vésicale irrégulière, et qu'ils sentaient les ressauts de colonnes musculaires nombreuses et très saillantes. A cela se réduisait la notion diagnostique des petites cellules : nous verrons qu'il en est tout autrement aujourd'hui avec le cystoscope.

D'ailleurs, même sur une vessie ouverte, ces petites cellules se dérobaient souvent sous un repli muqueux et passaient inaperçues, si elles n'étaient pas l'objet d'une recherche soigneuse.

Pourtant, lorsque ces cellules contenaient un calcul, leur existence pouvait quelquefois être affirmée avec un peu plus de certitude ; mais, dans ce cas aussi, elles passaient le plus souvent inaperçues.

Pour les grands diverticules, dans certains cas, le diagnostic pouvait être porté avec quelque sûreté, mais il était nécessaire, pour cela, que fussent réunis plusieurs symptômes qui, isolés, n'eussent pas suffi à affirmer l'existence du diverticule.

Tous les auteurs ont été frappés par le *mode d'évacuation* d'une vessie contenant un diverticule de quelque importance. Que la miction soit naturelle, qu'elle se fasse par cathétérisme, elle se produit alors *en deux temps*. La vessie se vide et l'urine cesse de couler, puis, au bout de quelques instants, spontanément ou par pression abdominale, il survient une deuxième évacuation d'urine.

Il est évident que c'est là un précieux symptôme, qu'explique bien la présence d'une poche pleine d'urine, annexée à la vessie et moins contractile. Mais ce fait peut se produire dans les vessies atones, qui n'évacuent spontanément qu'une portion de leur contenu, ou dans ces vessies où un bas-fond notable conserve un résidu d'urine, souvent considérable, et que l'on n'évacue seulement que par des manœuvres spéciales.

Ce signe, associé à d'autres, n'en garde pas moins une grande valeur.

Le plus souvent, dans le cas de diverticule, l'*urine* contenue dans la cavité est *purulente*, infecte, par suite de la longue stagnation dans l'intérieur de la poche. Aussi, lorsque la deuxième urine évacuée, dans une miction en deux temps, est mélangée de pus, épaisse, putride ; lorsque les dernières gouttes sont formées de pus presque pur, on peut avoir une certitude plus grande que cette urine a séjourné dans une cavité autre que la vessie même : l'urine contenue dans celle-ci était beaucoup plus claire et propre.

Mais cette cavité n'est pas forcément un diverticule : un résidu urinaire stagnant dans un bas-fond considérable est également trouble et purulent.

D'autre part, un abcès périvésical ouvert dans la vessie peut donner lieu à l'issue, en dehors de toute miction, d'une notable quantité de pus, que l'on pourrait prendre à tort pour l'évacuation d'un diverticule infecté. Le contraire a été noté (obs. 162), et on a pris pour une ouverture d'abcès péricystique la simple évacuation d'un diverticule purulent. On voit combien est difficile, dans ces cas, le diagnostic précis de diverticule.

Lorsqu'un diverticule de grande taille est situé sur les côtés ou à la paroi postérieure et supérieure de la vessie et qu'il a refoulé en partie l'organe du côté opposé au sien, il peut faire saillie à la paroi abdominale et être perçu par la *palpation.*

On trouve, au côté d'un des grands droits, une *saillie* arrondie, lisse, annexée à la vessie dont on sent le globe, séparé de la tumeur par un sillon incomplet, quand il y a rétention d'urine. La consistance de cette tumeur varie, bien entendu, suivant l'épaisseur de sa paroi et la nature de son contenu ; tantôt on sent une tumeur dure, pierreuse ; tantôt elle est rénitente ou nettement fluctuante.

Ce qui est particulièrement important, ce sont les *variations de volume* de la tumeur : énorme et tendue certains jours, elle a entièrement disparu à l'examen suivant, et le malade a noté une diurèse excessive quelques heures avant. Elle se reproduira d'ailleurs bientôt, avec les mêmes caractères que la première fois, et prendra une ampleur d'autant plus grande que le malade sera resté plus longtemps sans en avoir constaté l'affaissement. Ces tumeurs intermittentes sont, en général, faciles à rattacher à leur véritable cause, le diverticule vésical.

La certitude est plus grande encore lorsque la disparition de la tumeur se fait sous les yeux mêmes du médecin.

Lorsqu'après un cathétérisme évacuateur on obtient, par pression sur la tumeur, une nouvelle miction, purulente celle-là, et que la saillie s'affaisse à mesure que se fait l'évacuation, on est alors presque en droit d'affirmer l'existence d'un grand diverticule ; Civiale (1) n'hé-

(1) *Loc. cit.*, p. 19.

site pas à donner ce signe comme pathognomonique ; malheureusement, il est extrêmement rare et nous ne l'avons noté que six fois.

Quelques rares fois, les malades se sont rendu compte de la corrélation entre l'affaissement de la tumeur et l'évacuation d'une abondante quantité d'urine ; ils ont pris l'habitude de certaines positions, de certaines manœuvres, de pressions abdominales qui leur permettent d'évacuer eux-mêmes leurs diverticules.

Cette pression du diverticule est souvent indolore, mais quelquefois l'inflammation des parois diverticulaires a provoqué des accidents de cystite et de péricystite diverticulaires et la pression de ces tumeurs est fort douloureuse.

La présence d'une tumeur latérale peut donner lieu à bien des inexactitudes, et il est moins facile qu'on ne pourrait le croire d'affirmer que la tumeur est annexée à la vessie.

Nous avons noté plusieurs erreurs sur ce point, et de grands diverticules ont été pris tantôt pour une ascite (Warren) (1), pour un kyste de l'ovaire (Murchison) (2), pour un fibrome, pour une vessie dilatée, pour une péricystite suppurée (obs. 162).

D'autres fois, les symptômes ont fait affirmer à tort l'existence d'un diverticule, et l'on se trouve en présence (obs. 164) d'un calcul enchatonné surmontant une grosse prostate et dont la saillie sus-pubienne variait souvent avec la plus ou moins grande réplétion du rectum ; ou bien encore (obs. 22) d'une vessie étranglée sur le pubis par le rectum et formant, au-dessus, lorsqu'elle était pleine, une véritable tumeur. Nous étudierons d'ailleurs, sous le nom de faux diverticules, toutes ces dispositions anatomiques si variées, qui peuvent simuler des diverticules et créer un faux enchatonnement des calculs.

La tumeur fait saillie à l'abdomen lorsqu'elle est de grande taille et dans une situation favorable ; nous répétons que c'est extrêmement rare. Les tumeurs de la paroi inférieure ou postérieure de la vessie peuvent être perçues par le toucher vaginal ou rectal, qu'il ne faut jamais négliger dans le cas où on soupçonne la possibilité d'un diverticule.

Mais, là encore, un bas-fond exagéré, surtout s'il contient un caillou,

(1) Thompson, p. 623 et 626.
(2) *Ibid.*

une tumeur de la prostate ou de la vésicule séminale, une cystocèle chez la femme, peuvent induire en erreur et le diagnostic ne peut, le plus souvent, être posé qu'avec circonspection.

Avec la palpation, le *cathétérisme* est le plus précieux élément de diagnostic. Il permet de noter l'état de la vessie, de reconnaître si elle présente des colonnes saillantes, premier indice pour arriver à poser le diagnostic.

L'étude de la miction en deux temps, accentuée ou non par la pression sur une tumeur abdominale; le fait de la purulence d'une deuxième miction tandis que s'efface le relief sus-pubien, sont encore des constatations que permet le cathétérisme.

L'expérience inverse, lorsqu'elle est positive, donne un nouvel élément d'appréciation : nous voulons parler de la *réplétion de la tumeur*, qui vient de s'affaisser, par une injection intravésicale.

Lorsqu'elle se produit, il est certain que la tumeur est en large communication avec la vessie, mais il n'est pas sûr qu'il s'agisse d'un diverticule (1). D'autre part, la non réplétion immédiate du diverticule peut signifier seulement que son orifice de communication est très étroit.

Dans un cas même (obs. 155), nous avons noté une tumeur intermittente, mais qui ne se vidait pas par pression pendant le cathétérisme et ne se tendait pas par injection intra-vésicale : le lendemain elle avait spontanément disparu pour se reproduire de même. On trouva une énorme poche annexée à la vessie, mais dont il fut impossible de découvrir l'orifice de communication. Cet orifice existait cependant certainement, puisque la tumeur se vidait dans l'intérieur de la cavité vésicale.

Enfin il arrive, exceptionnellement d'ailleurs, qu'un cathéter *pénètre directement* dans un diverticule. On a alors la sensation d'être dans une cavité différente de la vessie.

Si la tumeur n'est pas grande, le cathéter touche les parois, il est gêné; si la cavité est considérable, on sent néanmoins l'instrument bridé au niveau du collet, et c'est là un fait qui, lorsqu'il se produit, donne un précieux élément de plus à l'appui du diagnostic.

Mercier (2) l'avait bien reconnu et il proposait de faire toujours

(1) Voyez : *Faux diverticules.*
(2) *Bull. Soc. anat.*, 1838, p. 288.

cette recherche : « Je crois, dit-il, qu'en dirigeant du côté de la tumeur, le bec de l'instrument dont je me sers pour explorer la prostate, il ne serait pas difficile de l'engager dans la poche. »

Néanmoins il ne faut pas, croyons-nous, chercher à provoquer cette pénétration, car le cathéter peut perforer la fragile paroi du diverticule. D'ailleurs ce signe peut tromper parfois, tel ce cas (obs. 185) où le diverticule, énorme, fut pris pour la vessie, et réciproquement.

Il est encore toute une série de faits où la sensation donnée par le cathéter est trompeuse : ce sont les contractions irrégulières de la vessie dont Guyon nous a donné, dans ses *Leçons cliniques* (1), une remarquable étude : « La contractilité, dit-il, est, en effet, un des ennemis principaux de l'exploration. Lorsqu'elle s'éveille, elle veut agir sur l'instrument comme elle a mission d'agir sur l'urine. Elle veut l'expulser. Dès lors, la vessie se rapproche le plus qu'elle peut de la sonde, s'y applique, la gêne dans ses mouvements, ne lui obéit qu'avec résistance. » Dans ces cas, on pourrait penser faussement que la sonde est engagée dans un diverticule.

Tous les symptômes que nous avons énumérés s'appliquent à des diverticules de très grande taille et sont très rarement constatés; pour les diverticules moyens, qui souvent ne peuvent être perçus par la palpation, quels moyens a-t-on d'arriver à leur diagnostic ?

Civiale (2), pour ces cas, avait imaginé une étude du *mode d'écoulement* du liquide d'injection intravésical qui, dans nombre de cas, lui permettait d'affirmer l'existence de diverticules multiples ou de moyenne taille : « J'introduis, dit-il, une sonde dans la vessie et je laisse couler tout ce que contient ce viscère. L'instrument est maintenu en place, je l'enfonce et le retire successivement d'une petite quantité. Le malade est engagé à faire de légers mouvements d'inclinaison à droite et à gauche. Si un peu de liquide s'échappe, je sollicite le sujet à pousser, j'exerce une pression sur l'hypogastre et je note avec soin s'il coule encore de l'urine. Je cesse la pression pour recommencer un instant après et remarquer encore si j'obtiens une nouvelle quantité de liquide. Cela fait, j'injecte dans la vessie

(1) *Leç. clin.*, 1885, p. 871.
(2) *Tr. mal. org. gén.-ur.*, 1860, p. 20.

assez d'eau pour la remplir, jusqu'à ce que le malade éprouve un fort besoin d'uriner; puis, au moment où le liquide s'écoule, je répète les manœuvres ci-dessus. Si le même résultat a lieu un certain nombre de fois, je suis porté à croire qu'il existe des cellules. »

On voit, par là, à quelles subtilités les chirurgiens en étaient réduits, pour pouvoir poser le diagnostic probable de diverticule.

Aujourd'hui la question est bien simplifiée. La *cystoscopie* a permis, dans la majeure partie des cas, d'affirmer positivement l'existence de diverticules même très petits, même au début. Elle a permis, en outre, d'acquérir des notions précises sur la situation, la capacité, le contenu, l'orifice, le nombre des diverticules d'une vessie ; elle a même facilité dans certains cas, comme nous le verrons, le traitement de ceux-ci, surtout lorsqu'ils renferment un calcul enchatonné.

Nous ne décrirons pas la technique opératoire de la cystoscopie, qui, pour l'examen des diverticules, ne donne lieu à aucune disposition spéciale; nous nous bornerons à indiquer sommairement les résultats que peut fournir cette précieuse méthode, et nous étudierons particulièrement l'évolution des petits diverticules situés, comme c'est la règle, aux environs des orifices urétéraux.

Normalement, dans le champ du cystoscope, les orifices urétéraux se présentent, plus ou moins volumineux, au sommet d'une saillie arrondie, sorte de mamelon qui limite le trigone en arrière et en dehors.

Ces deux mamelons latéraux sont réunis par une bande transversale, surélevée également au-dessus du plan du trigone.

En arrière de cette saillie transversale qui constitue le bord postérieur du trigone, se trouve une dépression, allongée transversalement : le bas-fond.

A cause même de la saillie, formée par la « zone urétérale », le bas-fond semble se continuer, en dehors des mamelons urétéraux, par deux petites excavations qui s'avancent jusqu'à l'extrémité des angles latéraux inférieurs de la vessie.

On peut donc dire que la « zone urétérale » forme une saillie, au sommet de laquelle s'ouvre l'uretère. D'autre part, en dehors et en arrière, cette saillie est limitée par une rigole plus ou moins excavée.

Quand l'angle latéral de la vessie, pour une cause anatomique ou pathologique quelconque, est très prononcé, on trouve, à l'intérieur de la cavité vésicale, une sorte de « corne vésicale latérale » très nettement visible au cystoscope, au niveau de laquelle peuvent se loger des calculs. Il ne s'agit pas là d'un diverticule, ce n'est que l'exagération de la disposition normale de la région.

Lorsqu'il existe un diverticule, celui-ci peut se rencontrer, soit en dehors de la zone urétérale, dans la corne vésicale latérale, soit en dedans et en arrière, à la naissance du bas-fond.

Ces diverticules ont un orifice arrondi, régulier. On peut d'ailleurs en suivre facilement le développement, soit en comparant divers exemples, soit en distendant plus ou moins une vessie qui présente cette disposition. Dans le dernier cas, en effet, les bords de l'orifice deviennent plus ou moins nets, suivant le degré de dilatation de l'organe.

Dans une première période, il y a une simple dépression arrondie, régulière de la paroi (pl. VIII, fig. 1 et 5).

Dans une seconde, cette dépression s'accentue et l'on voit se former un rebord caractéristique, une véritable lèvre, généralement peu épaisse (pl. VIII, fig. 2 et 3).

Dans une dernière étape qui ne se rencontre que rarement, on peut par suite de la distension de la cavité diverticulaire, voir se former une ou plusieurs brides dans le diverticule : ces brides tendent à cloisonner la poche, en formant des logettes secondaires (pl. VIII, fig. 6) ; c'est peut-être une évolution analogue qui a produit les cloisonnements rencontrés dans les observations 170 et 184.

On se rend facilement compte des dispositions des bords du diverticule, de leur épaisseur, de la profondeur de l'excavation, en cathétérisant la cavité avec une sonde urétérale graduée.

Dans les cas ordinaires, l'orifice de l'uretère siège sur le bord du diverticule ou juste en dedans de ce bord, si bien qu'il faut distendre un peu plus la vessie et chercher, en quelque sorte, à étaler le diverticule pour faire le cathétérisme de l'uretère correspondant (1).

Si l'orifice est très petit, c'est parfois, seulement, un écoulement de pus en un point du champ cystoscopique qui permettra de constater la présence d'un diverticule (Verhoogen) (obs. 168). Pour confirmer, en ce cas, le diagnostic, il est nécessaire de voir l'orifice urétéral corres-

(1) Exceptionnellement on a vu au cystoscope un orifice urétéral s'ouvrir au centre d'une dépression, ayant l'aspect d'un diverticule. M. Albarran nous en a cité un cas

pondant et de s'assurer par le cathétérisme que l'on n'a pas affaire à un uretère double, infecté.

On voit les immenses progrès réalisés par la cystoscopie dans le diagnostic des diverticules. Non seulement elle permet souvent de déceler un diverticule naissant, mais elle peut en faire suivre les progrès ; et la comparaison d'un certain nombre d'images cystoscopiques, ainsi que quelques expériences, basées sur le degré de distension de la vessie, donnent une idée précise des étapes successives, que franchit un diverticule naissant, avant d'être complètement formé.

Il semblerait que la pratique de la cystoscopie pourrait permettre de rechercher, dans tous les cas, la présence d'un diverticule soupçonné ou non : il n'en est rien, malheureusement, car nombre de raisons peuvent entraver ou empêcher les constatations cystoscopiques.

Nous ne nous arrêterons pas sur les obstacles uréthraux (rétrécissements, hypertrophie, calculs prostatiques) qui peuvent empêcher l'introduction de l'instrument.

Les causes vésicales peuvent tenir à la vessie même, ou à son contenu.

Certaines vessies très irritables ne peuvent supporter le contact d'un instrument; d'autres ont une capacité beaucoup trop faible pour permettre la réplétion préalable et suffisante du réservoir ; d'autres encore, qui ont toléré une certaine quantité de liquide de lavage, se contractent ensuite et ne permettent plus la dilatation nécessaire. Ce sont là autant de causes vésicales empêchant d'introduire le cystoscope.

Si l'on peut introduire l'instrument, l'examen peut encore être impossible, par suite de l'obscurcissement du champ visuel. Ce trouble du liquide peut être dû au sang ou au pus. Des ulcérations peuvent saigner, mais c'est un cas très rare. Une petite tumeur, surtout si elle est pédiculée, saignera au contraire très facilement. Enfin une hématurie rénale peut exister. Dans tous ces cas, le sang empêche complètement l'étude de la muqueuse vésicale.

Le pus peut être produit par une cystite ou par une péricystite suppurant abondamment. Rarement, une fistule vésico-intestinale peut en être la source, et encore, dans ce cas, la cystoscopie est-elle généralement possible.

Enfin une lésion rénale suppurative ou une pyurie urétéro-rénale peuvent produire le pus, qui troublera le liquide d'injection et empêchera l'examen.

Mais lorsque ces entraves à la cystoscopie n'existent pas, on peut le plus souvent diagnostiquer un diverticule même fort petit, suivre l'évolution d'une ou plusieurs cellules en voie de formation, étudier complètement un grand diverticule.

Le *diagnostic* est donc facile maintenant, dans le plus grand nombre des cas, par la cystoscopie ; sans elle, il est possible, mais le plus souvent très difficile.

Pourtant, lorsqu'un malade se présente dans les conditions de celui de Chopart (1) (obs. 5), on est autorisé, comme celui-ci, à poser le diagnostic de diverticule. « Tous les phénomènes que présentait cette tumeur, dit-il, autorisaient à porter ce jugement. Elle s'était formée à la suite de difficultés d'uriner ; elle avait paru à la région ombilicale à la suite d'une rétention complète d'urine. Sa durée et son accroissement, tant que l'urine n'a point eu d'issue ; son indolence, sa diminution, sa mollesse et sa disparition, en y exerçant une pression qui procurait en même temps une évacuation plus abondante de ce liquide ; la suppression des envies fréquentes d'uriner jusqu'à ce que la tumeur fût remplie d'urine et reparût à l'ombilic, tout annonçait l'existence d'une poche urinaire, différente de la véritable vessie, mais continue avec la cavité de ce viscère, et qui se remplissait de l'urine portée par les uretères dans cette cavité, d'où elle passait dans celle de la poche contre nature. »

Les signes précédents, quand ils existent, permettent d'avoir des données sur l'existence, le volume, la situation du diverticule; la consistance qu'il revêt donne souvent l'explication de son contenu. Mais il est nombre de lésions vésicales qui, s'accompagnant de quelques-uns de ces symptômes, peuvent donner lieu à une erreur de diagnostic. Nous les avons réunies sous le nom de *faux diverticules*.

Faux diverticules.

Un grand nombre de particularités anatomiques ou pathologiques peuvent créer des recessus, des dépressions de la paroi vésicale : ce

(1) *Mal. voies urin.*, 1791, t. II, p. 58.

ne sont cependant pas des diverticules, car ils n'en ont pas le mode de formation habituel, l'aspect, ni la constitution.

Certaines *formes anatomiques* de la vessie même, pourraient en imposer pour des diverticules : telle cette forme de vessie, si fréquente chez la femme, d'après Barkow (1), qui prétend l'avoir trouvée 21 fois sur 35 cas : le diamètre transversal est plus grand que le diamètre vertical et, sur les faces latérales, se trouvent deux saillies, dont une plus prononcée que l'autre, d'où une asymétrie, quelquefois sensible à la palpation.

Cette disposition avait été attribuée d'abord à la grossesse, mais on l'a rencontrée chez l'homme, quoique très rarement, et chez la femme vierge, tandis qu'elle fait souvent défaut chez la multipare.

Barkow suppose que c'est la contraction fréquente des fibres longitudinales postérieures de la vessie, en dehors de la gestation, contractions synchrones peut-être à celles du conduit utéro-vaginal, qui seraient la cause de cette disposition, ou peut-être un habitus congénital de la vessie chez la femme, lié chez elle à des dimensions plus grandes du bassin (Henle) (2).

Quoi qu'il en soit, ces saillies pourraient être prises à tort pour des diverticules. Elles ne sauraient rentrer dans cette classe, puisque ce sont de simples déformations de la vessie même, sans collet ni orifice distinct, et non une poche annexée à la vessie.

Nous en dirons autant des vessies *en calebasse*, vessies bilobées (obs. 189), où un sillon plus ou moins apparent divise le réservoir urinaire, sans que cependant l'étranglement constitue réellement un orifice d'entrée. Là encore, il s'agit bien de la vessie elle-même modifiée dans sa forme. Mayet (3) a signalé, chez les enfants, des méplats formés par la saillie du rectum, de l'utérus, du pubis et qui provoquent par contre-coup des dilatations latérales plus ou moins accentuées.

Le cas le plus typique à cet égard est celui de Civiale (obs. 22), où la vessie, repoussée par le rectum, était étranglée contre le pubis et formait, à l'état de réplétion, une tumeur rénitente que l'on avait prise pour un diverticule.

(1) *Anat. Untersuch. über die Harnblase des Menschen*, Breslau, 1858.
(2) *Dict.* DECHAMBRE, art. « Vessie », p. 197.
(3) *Loco citato.*

Levret (1) opéra une vessie où l'instrument avait senti une saillie qu'il prit pour un calcul enkysté : c'était une antéversion très accentuée de l'utérus qui provoquait ce relief. De même, des tumeurs du petit bassin peuvent comprimer la vessie en un point, la déformer et donner lieu à des erreurs d'interprétation.

Le *bas-fond*, lorsqu'il est considérable, et surtout s'il contient un calcul, donne souvent lieu à des erreurs de diagnostic et constitue un faux diverticule; c'est surtout lorsque le muscle inter-uretérin de Bell présente une saillie exagérée, que l'on trouve cette disposition.

Quelquefois alors, la saillie de ce muscle se continue par des replis antéro-postérieurs en arc de cercle, qui limitent supérieurement et rétrécissent l'entrée de ce bas-fond : le résidu urinaire et parfois les calculs y présentent alors des symptômes d'enchatonnement. Dans ce cas, la cavité de ce bas-fond est souvent considérable, très perceptible par le toucher rectal, et peut donner lieu à une fausse interprétation. Launois (2) a décrit des bas-fonds énormes, notamment les n°s 113 et 114 du musée Guyon : l'un avait 5 centim. dans le diamètre antéro-postérieur, 5 centim. et demi transversalement, 3 centim. de profondeur; l'autre présentait comme dimensions 6 centim. et demi et 4 centim. Launois montrait que les parois de ces bas-fonds présentaient des colonnes concentriques horizontales, dont l'action était de relever ce bas-fond et d'aider à l'expulsion de l'urine.

Bien souvent, la puissance fonctionnelle de ces muscles est diminuée et insuffisante pour évacuer le résidu de l'urine, et surtout un dépôt calculeux : la pierre se trouve donc faussement enchatonnée.

Ces bas-fonds ne sauraient être considérés comme des diverticules ; ils font partie intégrale de la paroi vésicale, leur paroi renferme une musculature souvent hypertrophiée, et ils ont une ouverture au niveau du plan du trigone, qui se continue d'ordinaire à la paroi postérieure, sans ligne de démarcation nette avec le reste de la paroi. En un mot, il n'y a pas, d'habitude, un orifice réel, comparable à celui des diverticules. La communication est, le plus souvent, plus large que le fond et leur forme, suivant la comparaison de Le Dentu, Voillemier, est comparable à celle d'un filet à papillons. Ce sont là des carac-

(1) CIVIALE. *T. Mal. gén.-ur.*, 1860, p. 22.
(2) *Appar. ur. des vieillards*, mémoire, 1885.

tères qui ne permettent pas une erreur sur une pièce anatomique.

Launois a donné un moyen d'exploration permettant de se rendre compte de l'existence et de la capacité d'un bas-fond : après une miction faite debout, on fait coucher le malade ; le résidu urinaire sort alors du bas-fond, et un sondage permet d'évacuer ce résidu dont la quantité indique la capacité du bas-fond. Ce moyen permet, en outre, d'exclure l'idée de diverticule, car le résidu urinaire contenu dans une de ces poches ne se vide jamais de cette façon.

Nous avons dit que le bas-fond était reconnaissable par la largeur de sa communication toujours plus grande que le fond, même lorsque les muscles sont, à ce niveau, très saillants suivant une ligne circulaire.

Ce bas-fond est en général uniloculaire, mais quelquefois il peut y avoir à ce niveau un orifice de diverticule (obs. 98 et 125), d'autres fois (obs. 112) une saillie antéro-postérieure, sorte de rudiment de cloison qui partage la paroi en deux culs-de-sac séparés : ce serait peut-être là une ébauche de ce cloisonnement vésical, dont le dernier terme constitue la vessie double.

Quelquefois l'*ouraque* est persistant en partie : nous avons vu (p. 44) que pour Lemaire (1), c'était là un fait assez fréquent, et dont il donnait une explication très juste. Il attribuait à cette origine la plupart des diverticules du sommet de la vessie.

Sans être aussi absolu, nous devons reconnaître que, dans certains cas, cette origine ne nous paraît pas contestable. C'est ainsi que ce cas (obs. 116), où un calcul, enchatonné au sommet de la vessie, sortit spontanément par l'ombilic, à la suite d'un écoulement purulent de quelques jours, n'est pas douteux (2). Dans ces cas, il s'agit de faux diverticules, liés à une disposition congénitale et provoquant un enchatonnement.

Enfin il est une autre affection fréquente des parois mêmes de la vessie, pouvant donner lieu à des symptômes diverticulaires, à l'apparence de l'enchatonnement : ce sont les *contractions irrégulières* de la vessie. Ces symptômes sont d'ailleurs temporaires, comme les contractions elles-mêmes.

(1) *Calculs enkystés de la vessie.* Th. Paris, 1877.
(2) Voir aussi *obs.* 12.

Guyon (1) dit à ce propos : « La vessie peut offrir d'autres déformations ; elle peut offrir, par exemple, cette déformation connue sous le nom de cellules, mais elle peut vous présenter des déformations beaucoup plus connues et très capables de vous en imposer en vous faisant croire que vous êtes en présence d'une cellule. Nous voulons parler de ces déformations dues aux contractions irrégulières, que l'on observe surtout dans les vessies anciennement malades. »

Sous l'influence d'une excitation intérieure, du contact d'une sonde, d'un calcul, une portion de la paroi vésicale se contracte, un plissement, une excavation se forment, qui englobent fortement le corps étranger. Dans ces cas, même au cystoscope, l'image donne l'aspect d'une cellule ; mais il suffit d'attendre la fin du spasme pour donner à l'apparence sa véritable signification.

Ces contractions transitoires, absolument comparables aux contractions utérines, sont le plus souvent localisées aux fibres musculaires transversales ou diagonales : elles donnent transitoirement à la vessie la forme d'un sablier : la poche qu'elles déterminent est, bien entendu, revêtue de toutes les couches de la paroi vésicale.

D'ailleurs, il est encore un cas exceptionnel (obs. 97) où l'*exiguïté* d'une vessie moulée sur un gros calcul, dont l'extraction fut par suite impossible, fit poser à tort le diagnostic de calcul enchatonné dans une cellule vésicale.

Parfois, c'est une simple disposition de la paroi vésicale ou les rapports anormaux qu'elle a pathologiquement contractés, qui donnent l'illusion d'un diverticule.

Telle, l'observation 123 où une rainure profonde ménagée entre la paroi antérieure vésicale et une volumineuse hypertrophie prostatique, s'emplissait de liquide en même temps que la vessie et s'évacuait avec elle. Il en résultait une tumeur de volume et de consistance variables, suivant l'état de plénitude de la vessie. Le diagnostic de gros diverticule avait été porté à tort.

Knorr (2), dans les cas de vessie irritable chez la femme, a rencontré 16 fois, à l'examen cystoscopique, des poches obscures sur la paroi postérieure de l'organe : ces poches seraient dues non à des

(1) *Leç. clin.*, 1885, p. 892.
(2) *Monats. f. Gebürtsh. u. Gynäk.*, juin 1900.

cellules, mais à des *tiraillements de la paroi* vésicale, provoqués par des adhérences de périmétrite ou de péricystite.

Ces cavités de la paroi ont, en général, une forme très irrégulière, une apparence froncée, plissée, en rapport avec le degré de tiraillement qui les a provoquées.

Notre observation 161 (pl. VIII, fig. 4), en est un fort beau cas. Cette corne vésicale où se réfugiait fréquemment un calcul migrateur, n'est évidemment pas un diverticule vrai, mais une déformation de la paroi due à l'adhérence de la vessie à une cicatrice d'hystérectomie.

Le cas de l'*invagination* de la vessie dans l'uretère droit dilaté (obs. 167) est encore un cas de faux diverticule. Ici, il s'agit vraisemblablement d'une anomalie congénitale. Toutes les apparences cliniques étaient en faveur d'une cellule, et pourtant la disposition de la muqueuse, à l'intérieur de la lumière dilatée de l'uretère, sépare anatomiquement ce cas de la classe des vrais diverticules.

D'autres fois, c'est dans le canal inguinal que s'invagine une portion de la vessie. Lorsque l'on pratique la kélotomie pour une *cystocèle*, on trouve la poche urinaire dans la portion attenante à la cavité vésicale, forcément rétrécie par le séjour au niveau de l'anneau inguinal.

On a pris à tort ces aspects de la vessie, dus uniquement à la cystocèle, pour des diverticules vésicaux préformés et herniés secondairement.

Certes, il y a des diverticules qui se hernient, telles les observations 180 et 182. Alessandri donne même la présence de diverticules dans la vessie, comme une cause prédisposante de cystocèle. Mais on ne saurait affirmer, chaque fois que l'on découvre une poche urinaire dans une hernie, qu'il s'agit là d'un diverticule : ce n'est le plus souvent qu'une apparence.

Nous verrons plus loin quel départ il faut faire dans les divers cas de cystocèles, entre les portions de vessie herniées et les diverticules prenant secondairement part à une hernie.

Il en est de même de l'observation 109. Ici, évidemment, c'est le passage d'une partie de vessie à travers la rupture d'une portion du grand droit qui a provoqué l'apparence diverticulaire : c'est encore un faux diverticule.

Certaines productions saillantes, des *proliférations* exubérantes de la muqueuse vésicale, des *brides*, sont capables de créer, entre elles et la paroi, des recessus plus ou moins considérables où peuvent se loger des pierres.

Si l'on fait le diagnostic d'enchatonnement, on admettra celui de diverticule : il n'en sera rien cependant, et c'est parfois derrière une bride, une saillie prostatique en forme de luette (obs. 124), que se sera logé le calcul : ce sera encore un faux diverticule.

La *rupture* de tout ou partie de la paroi vésicale est capable de déterminer la formation d'une poche qui n'est pas un diverticule. Parfois (obs. 134), la muqueuse a été propulsée, à la suite d'un traumat, à travers la couche musculaire rompue. Ce n'est là que le premier terme d'une rupture traumatique de la vessie. Dans certains cas on trouve une sorte de *vessie adventice*, d'énorme poche communiquant avec la vessie à travers la paroi vésicale perforée (obs. 66, 119).

Dans l'observation 56, le faux diverticule siégeait en avant de la vessie, dans le tissu cellulaire prévésical, et communiquait d'une part avec la vessie, de l'autre avec l'urèthre : c'est par cette voie que passait presque toute l'urine. Dans l'observation 39, au contraire, c'est à la partie postérieure que se trouvait le faux diverticule.

Il s'agit là de ruptures vésicales ; mais, dans ce cas, la vessie avait contracté de solides adhérences, dont l'ensemble avait formé une poche extravésicale, annexée au réservoir urinaire.

On trouve les parois de cette poche, formées de tissu inflammatoire, doublant les organes voisins (intestin, péritoine). Un ou plusieurs orifices font communiquer ces deux cavités, orifices situés d'habitude, suivant la théorie de Mercier (1), Houël (2), au niveau de cellules ulcérées.

Il est d'ailleurs une autre conséquence de l'infection cellulaire, c'est la *fusion* purulente de plusieurs petits diverticules voisins. Nous voyons (obs. 25) une poche irrégulière dont la paroi interne présente des brides, des ponts de paroi vésicale ulcérée, et qui communique par trois ou quatre orifices, avec la vessie : ces orifices représentent autant de communications cellulaires isolées, au début. Par un processus ulcératif, les parois de deux diverticules accolés se sont

(1) *Gaz. méd. de Paris,* 1836, p. 526 et suiv.
(2) Th. agrég., 1857, p. 57.

ulcérées, détruites, et les deux diverticules n'en ont plus formé qu'un seul, avec deux orifices. La fonte purulente des parois interdiverticulaires continue et produit ces cavités irrégulières, munies de quatre ou cinq orifices de communication avec la vessie. L'observation 25 est typique àcet égard et les deux cellules communiquant sous un pont de tissu musculaire, représentent lepremier stade d'une fusion complète.

Dans l'observation 70, nous trouvons deux cellules communiquant l'une avec l'autre et situées l'une au-dessus de l'autre : l'inférieure seule s'abouche dans la vessie; mais ici, ce n'est pas la fusion qui a produit cette disposition, c'est une particularité anatomique produite peut-être par cloisonnement secondaire d'un diverticule.

On trouve aussi, dans la vessie, des cavités irrégulières, sans muqueuse intérieure, dont l'orifice déchiqueté, non tapissé de muqueuse, diffère beaucoup de l'orifice lisse, régulier, revêtu de muqueuse, des diverticules : ce sont des parois d'abcès vidés dans la vessie.

Les cavités, souvent multiples, sont peu considérables en général et peuvent siéger partout ; elles peuvent recéler un calcul et donner du pus d'une manière intermittente. Ce sont de faux diverticules, car elles ne contiennent pas de muqueuse.

Certains kystes dermoïdes du petit bassin, ouverts dans la vessie et évacués, en partie ou complètement, dans le réservoir urinaire, peuvent aussi, à première vue, donner le change; un examen méthodique permet ordinairement le diagnostic, comme la montré Roy (1). Il en est de même des collections purulentes : péricystites, ovarites, salpingites, appendicites suppurées, ouvertes dans la vessie.

Il est toute une série de cas où, à l'intérieur de la vessie, font saillie des tumeurs formées aux dépens de la paroi vésicale et qui, dans leur formation, dans leur constitution histologique, dans leur contenu, représentent de faux diverticules de nature toute particulière.

L'observation 159 nous montre une *tumeur kystique* saillante dans la paroi et contenant, avec de l'urine, des cailloux : la paroi était muqueuse. Ne s'agissait-il pas là d'un diverticule dont l'orifice aurait disparu par occlusion inflammatoire de ses bords, ou mieux d'un diverticule urétéral saillant dans la vessie.

L'observation 111 est peut-être encore plus typique à cet égard.

(1) Th. de Lyon, 1900.

Celle de Littre (1) (obs. 1) nous offre un autre exemple presque analogue : là, c'est un diverticule d'origine urétérale, un faux diverticule par conséquent, qui se creuse une loge dans les parois vésicales. Les calculs qu'il contient, bombent à la paroi muqueuse. Ils auraient pu, ou la décoller et former un kyste flottant analogue à celui de l'observation, ou ulcérer cette muqueuse et créer un faux diverticule de la vessie, faux du moins par sa pathogénie.

L'*entérocèle intravésicale* est un nouvel exemple de ces tumeurs flottantes, constituant de faux diverticules. Ici, c'est encore la faiblesse de la paroi en un point, qui a provoqué la formation de cette poche ; mais la propulsion s'est faite de dehors en dedans, si bien que le rapport histologique des parois est inverse de la normale. La cavité de l'entérocèle est tapissée par la paroi externe, et c'est la muqueuse qui la coiffe ; elle peut renfermer d'ailleurs un calcul, comme dans le cas de Cloquet (obs. 8), une anse intestinale avec des fèces durcies (cas de Rutty) (2) ; celle-ci peut même s'étrangler.

La sensation du contenu solide de ces entérocèles est, dans la plupart des cas, celle d'un calcul enkysté, et l'on pose à tort le diagnostic de cellule vésicale : c'est bien encore là un faux diverticule.

Enfin il est des cas où la localisation de la cellule donne lieu à erreur. Ainsi, certains *calculs* enchatonnés de la région *prostatique* de l'urèthre, ceux, par exemple, qui datent de l'enfance et qui s'enclavent au niveau du col, ne doivent pas être pris pour des calculs réellement enchatonnés dans une cellule.

Ils se sont créé eux-mêmes leur loge aux dépens du tissu prostatique qui s'est développé autour d'eux ; le col a subi un effacement, une déformation, mais la cavité où reposent ces calculs n'est pas, à proprement parler, une cellule (obs. 136).

Je ne fais que mentionner ces *diverticules uréthraux*, dus, d'habitude, à l'ouverture d'un abcès glandulaire de la paroi, et qui ne peuvent être pris pour des cellules vésicales que par une erreur grossière de topographie.

Les *diverticules* de la partie inférieure de l'*uretère* sont plus

(1) Follin et Duplay, t. 6, p. 686.
(2) Civiale. *Loc. cit.*, p. 22.

délicats à diagnostiquer. Ces calculs sont sensibles parfois à la face extérieure de la vessie ou bien, s'ils recèlent un calcul (obs. 105), ils bombent à la surface interne. Si donc l'on ne recherche pas l'orifice urétéral, on peut porter le diagnostic d'enchatonnement d'un calcul, dans un diverticule vésical.

C'est là encore un faux diverticule, au point de vue clinique. La recherche systématique de l'orifice urétéral permettra d'éviter cette erreur.

Signalons encore un cas très particulier : c'est un kyste séreux accolé à la paroi musculaire externe de la vessie, senti au cours d'une hystérectomie vaginale et qui n'avait aucune communication avec la cavité vésicale (obs. 120).

Nous terminerons cette étude des faux diverticules, c'est-à-dire des cavités annexées à la paroi vésicale et qui, par leur localisation, leur constitution, leur pathogénie, leur aspect ne peuvent être englobés dans les diverticules vésicaux, par les *vessies doubles* (obs. 148).

Nous avons vu qu'une vessie double est caractérisée par la présence dans le fond de chaque cavité, d'un orifice urétéral. Mais, cliniquement, l'une des poches, celle où n'est pas l'orifice uréthral, peut être considérée comme un diverticule ; l'urine, sécrétée par l'uretère qu'elle contient, doit franchir l'orifice de communication pour aboutir à l'urèthre.

Cette urine stagne donc plus ou moins dans la cavité de la poche : il en peut résulter des accidents inflammatoires analogues à ceux que l'on rencontre dans les vastes diverticules.

Le diagnostic était, autrefois, à peu près impossible, car tous les symptômes cliniques se confondaient. Maintenant, par le cystoscope, l'absence d'un des orifices urétéraux, la présence d'un large orifice latéral, placé au centre d'une paroi qui peut être plus dépressible, moins épaisse que la paroi vésicale, permet parfois le diagnostic : il est le plus souvent très difficile.

Péan a cité un cas de diverticule, communiquant par un urèthre supplémentaire avec le vagin, chez une petite fille, et provoquant une incontinence d'urine absolue (obs. 137).

La poche était réellement annexée à la vessie, elle ne renfermait pas d'uretère. Ce n'est donc pas là, à notre avis, un faux diverticule, mais un diverticule congénital avec urèthre supplémentaire.

Telles sont les difficultés qui entourent le diagnostic affirmatif des diverticules vésicaux : on voit quel immense progrès la cystoscopie a permis de faire dans ces cas. C'est une méthode sûre et qui, presque toujours (si l'on a soin de prévoir tous les cas qui peuvent se présenter), est capable de déceler, à coup sûr, l'existence et la nature d'un diverticule de la vessie.

CHAPITRE VI

Complications.

INFLAMMATION. — CALCULS. — CYSTOCÈLES

Les diverticules vésicaux peuvent donner lieu à des complications multiples et souvent fort graves, puisque certaines sont capables d'amener la mort du malade.

Ces complications peuvent être dues à l'inflammation du diverticule, avec ses conséquences : cystite, péricystite, ulcération, perforation; elles peuvent tenir à la présence d'un calcul dans l'intérieur de la cellule, calcul enchatonné qui peut, dans certains cas, comprimer l'orifice urétéral et amener de la rétention d'urine; enfin elles font suite parfois au glissement du diverticule dans l'anneau inguinal et à son étranglement possible dans un trajet herniaire. Nous allons successivement examiner ces cas.

Inflammation.

Les petites cellules dans lesquelles l'urine ne peut séjourner, sont habituellement indemnes d'accidents inflammatoires. C'est surtout dans les grands diverticules, alors que la paroi a perdu toute élasticité et n'est plus en état d'évacuer son contenu à chaque miction, qu'apparaissent les accidents inflammatoires.

L'urine stagne dans le fond de la poche qui, peu à peu, se laisse distendre dans sa portion la plus déclive. L'orifice se trouve, par ce fait même, placé vers la portion supérieure du diverticule et est absolument hors d'état d'évacuer le contenu de celui-ci.

Or, les vessies qui contiennent des diverticules sont, en général, des vessies depuis longtemps malades. L'urine y est parfois alcaline, infectée déjà. Autant de raisons pour que la stagnation ne tarde pas à produire des lésions inflammatoires, par pullulation microbienne. Sitôt établies, elles s'aggraveront forcément par la persistance même de la cause : la cystite de la paroi cellulaire s'établira définitivement avec son cortège pyurique.

Le pus, à son tour, s'accumulera dans le fond du diverticule et ne sera rejeté que lorsque le diverticule entier en sera plein. Il y aura alors une miction de pus subite et abondante, qui se reproduira à intervalles plus ou moins éloignés.

Le travail inflammatoire s'accentuera, la production du pus sera plus rapide, plus abondante, et les rejets purulents se rapprocheront. On songera à une cystite vésicale. Des lavages intravésicaux seront institués, qui ne modifieront pas les choses, le liquide ne pénétrant pas dans le foyer purulent.

Le pus est habituellement infect, putride; il contient, à côté des microbes habituels de l'infection urinaire, des bactéries et des agents de la putréfaction.

Longtemps, les choses resteront dans cet état et, si l'on intervient à temps, on trouvera la muqueuse du diverticule violacée, grisâtre, avec des taches gangreneuses, des exulcérations. Si les lésions se développent, survient une ulcération de la muqueuse. Des lambeaux sphacélés se détachent et, parfois, si grande est la destruction de la muqueuse, que l'on n'en peut retrouver les vestiges, et que la cavité diverticulaire est prise pour un abcès ouvert dans la vessie. Seule, la forme régulière de l'orifice bordé de muqueuse, met encore sur la trace de sa véritable nature.

Si le diverticule contient une musculeuse, celle-ci est infiltrée de pus, les faisceaux fibreux intermusculaires prennent part au processus inflammatoire, les fibres musculaires sont comme disséquées par le pus.

C'est alors que, si l'inflammation a atteint deux cellules voisines, peut se produire une fusion cellulaire, amenant ces cavités à parois irrégulières, communiquant par plusieurs orifices avec la vessie (obs. 25). Le travail inflammatoire peut s'accentuer encore, les plaques de sphacèle peuvent s'étendre à la paroi externe. Dès lors, la perforation, redoutable complication, est imminente. L'orifice de ces perforations vésicales est ordinairement arrondi : ce n'est pas une simple solution de continuité, mais une véritable perte de substance.

Si le processus inflammatoire a déterminé une péricystite suffisante, des adhérences se sont formées, plus ou moins étroites et solides, entre la paroi vésicale et les organes voisins. Si la perforation survient, le liquide purulent s'épanchera dans une sorte de cavité, formée de la paroi des organes voisins, agglutinés par ces adhérences. Le pus trouvera ainsi une barrière à son épanchement.

Dans ce cas, si la cavité est de volume suffisant, si les adhérences sont assez fortes, une vessie adventice sera créée (obs. 39 et 119). Si, au contraire, la production de pus, le travail ulcératif continuent, l'une des parois de la collection purulente subira une effraction inflammatoire et une fistule s'établira avec l'intestin, avec le rectum, avec le péritoine et la cavité péritonéale, avec le tissu cellulaire pelvien, avec la paroi abdominale (obs. 6).

L'on pourra voir, suivant les cas, s'établir alors une suppuration extérieure intarissable, une abondante évacuation de pus par l'anus ou, chose plus grave, un abcès urineux, une infiltration d'urine, ou enfin, le cortège fatal d'une péritonite purulente suraiguë.

Telles sont les complications redoutables, provoquées par l'infection diverticulaire, infection très commune lorsque le diverticule a acquis une certaine taille.

Mercier (1), qui a fait une magistrale étude des complications inflammatoires des diverticules, a bien montré que c'est dans l'infection des cellules que l'on doit trouver l'origine des perforations spontanées de la vessie. Il a peut-être donné trop d'extension à sa proposition, car Voillemier et Le Dentu (2) ont cité des cas de perforations spontanées qui, manifestement, ne siégeaient pas au niveau d'une cellule ; mais sa proposition reste vraie dans la majorité des cas.

Houël (3) a repris la même idée à propos des ruptures spontanées de la vessie. Dans sa thèse d'agrégation, il a réuni plusieurs exemples de ruptures spontanées.

(1) *Gaz. méd. de Paris*, 1836, p. 257.
(2) *Traité des mal. des voies urin.*, 1881, t. II, p. 331.
(3) Th. agrégation, 1857, p. 57 et suiv.

La solution de continuité est moins régulièrement verticale ou transversale que dans la rupture traumatique, et affecte l'aspect d'une véritable perte de substance, ce qui, avec l'altération des parois de la vessie aux alentours de la rupture, permet de supposer que celle-ci s'est faite au niveau d'un diverticule. La présence de cellules à parois minces, friables, enflammées; serait donc une cause prédisposante de rupture spontanée. Les suites de cet accident redoutable sont à peu près semblables à celles de la perforation spontanée : elles résultent des adhérences contractées par la vessie avec les tissus voisins.

Dans deux cas (obs. 156 et 169), la qualité du pus a été modifiée par la rétention, dans la poche, de nitrate d'argent provenant d'instillations. Plusieurs jours après la cessation des instillations, le pus sortait noir, infect, putride et, au milieu des éléments du pus et des débris sphacélés, l'examen chimique permit de reconnaître la présence du sel d'argent. Il y a donc utilité, avant de faire des lavages vésicaux antiseptiques, à vérifier l'état des parois. La cavité d'un diverticule peut conserver une partie de l'agent modificateur, dont le contact prolongé avec une surface, altérée déjà, peut avoir de graves conséquences.

D'autre part, on conçoit que certaines infections vésicales soient particulièrement rebelles aux injections modificatrices, lorsqu'existe quelqu'une de ces poches où ne peut pénétrer utilement le liquide du lavage.

La tumeur formée par un diverticule, peut comprimer le bout inférieur de l'uretère et provoquer de la rétention urinaire dans les voies supérieures; d'autres fois l'orifice et même la portion inférieure de l'uretère, quand elle chemine dans la paroi diverticulaire, peuvent être compris dans une masse indurée, participant aux phénomènes inflammatoires de la cavité. Il peut en résulter des phénomènes de stase rénale, de l'inflammation locale envahissant le tissu cellulaire et aboutissant à l'induration, enfin des phénomènes d'infection urinaire ascendante, de la pyélonéphrite qui peuvent amener la mort (Cabot, obs. 122).

D'autres fois, c'est dans le diverticule même que se fait la rétention d'urine, par suite de la grande accumulation du liquide dans une poche considérable, à orifice minuscule.

L'inflammation peut provoquer des lésions ulcératives, gangréneuses, destructives : c'est le mode d'action que nous venons d'étudier.

Elle peut aussi amener une réaction de la paroi, caractérisée par une prolifération plus ou moins abondante ; on trouve alors la face interne de la poche parsemée de bourgeons, de villosités qui font une saillie plus ou moins grande dans la cavité : comme nous le verrons, elles sont parfois l'amorce d'un calcul.

La paroi peut aussi subir une dégénérescence épithéliale, et l'on trouve alors une tumeur néoplasique molle qui occupe une large portion de la cavité (obs. 154).

Calculs.

Dès longtemps, les auteurs avaient reconnu l'existence de calculs dans de petites poches annexées à la vessie, et les théories les plus diverses avaient été émises sur leur mode de formation. Nous avons vu (p. 48), qu'à l'époque de Morgagni on pensait qu'il s'agissait de graviers des parois vésicales qui, en se développant, usaient, ulcéraient la muqueuse et créaient ainsi une poche communiquant à la vessie.

Morgagni(1) rejeta cette hypothèse et admit plus justement qu'un calcul fort petit s'introduisait dans un petit diverticule, qu'il s'y accroissait, dilatant la cellule, tandis que l'orifice restait de la même taille qu'au début ou même se rétrécissait et pouvait arriver à l'occlusion par réunion inflammatoire de ses bords. Dès lors, le calcul était enkysté, ou, sans arriver à ce terme ultime, ne pouvait plus sortir de sa loge. Cette pathogénie est évidemment très juste dans un grand nombre de cas.

D'autres fois, il n'y a évidemment pas de calcul préformé pénétrant dans le diverticule ; c'est la stagnation de l'urine qui provoque le dépôt des sels qu'elle contient. Ces sels s'amalgament et constituent un calcul qui s'accroît par strates successives, par suite de l'apport incessant des nouveaux matériaux, en suspension dans l'urine stagnante.

Lorsque la paroi est hérissée de villosités, ces saillies peuvent être une cause prédisposante à la formation calculeuse. Autour de l'un de

(1) *Lettre XLII*, p. 571.

ces bourgeons comme centre, se concrète une épaisse couche phosphatique ou uratique : il se crée un calcul absolument adhérent à la paroi. D'autres fois, ce sont des bourgeons qui s'introduisent dans les cavités d'un calcul et qui assurent sa fixation. D'autres fois, le calcul est maintenu adhérent par ses irrégularités mêmes, qui ont pu pénétrer dans des anfractuosités de la paroi. Il peut arriver que le calcul se forme autour d'un corps étranger fixé (obs. 9). Parfois enfin, tout le diverticule est tapissé d'un revêtement calcaire, au milieu duquel fait saillie un calcul plus ou moins volumineux.

Dans ces cas, d'habitude, le calcul n'était pas préformé : il s'est créé de toutes pièces aux dépens des sels de l'urine stagnant dans la cavité du diverticule.

Calcul petit, s'accroissant après avoir élu domicile dans une petite cellule; calcul entièrement formé dans la cellule même, reconnaissent le même mode de développement, présentent les mêmes symptômes, donnent lieu aux mêmes accidents, aux mêmes difficultés opératoires : nous les engloberons tous dans une étude clinique commune.

Le plus souvent, on trouve un calcul enchatonné, dans une cellule unique : c'est ce que nous avons trouvé dans 78 cas. Mais il arrive qu'au cours d'une taille provoquée par l'enchatonnement diagnostiqué d'un calcul, on trouve d'autres cellules, recélant, elles aussi, chacune un calcul : six fois il y avait deux cellules ; il peut y en avoir beaucoup plus. Monod (1) cite un cas où il a rencontré dix cellules, munies chacune d'un caillou. Holzappel (2) parle de trente-deux calculs, enfermés dans autant de cellules qui simulaient les alvéoles d'une ruche, et Plattner (3) a vu un cas, où trente-neuf cellules contenaient chacune un calcul. Ces cas sont très exceptionnels.

Si, le plus souvent, dans une cellule il y a un seul calcul, il peut y en avoir plusieurs : 2, 3, 5, 11 (cas de Delassus) (4) et même plus. Dans ces cas leur volume est naturellement très petit. Enfin, la présence d'un calcul enchatonné n'implique pas nécessairement qu'il ne puisse exister, simultanément, des calculs libres, dans la vessie.

Parfois, un chirurgien, ayant reconnu la présence de plusieurs

(1) *Soc. chir.*, 15 juillet 1885.
(2) *Obs.* 6.
(3) Dienst. Thèse d'Erlangen, 1896, p. 8
(4) *Soc. sc. méd. Lille*, 1895.

calculs, fait la lithotritie et se trouve arrêté par un calcul encapsulé qui le force à une taille secondaire : 13 fois, pour notre part, nous avons trouvé cette concomitance. Rœrig (1) cite 15 cas analogues.

On peut dire, comme pour les diverticules mêmes, que le volume des calculs est en raison inverse de leur nombre. Certains de ces calculs peuvent acquérir un volume considérable et dépasser la taille d'un œuf de poule. Le plus souvent ils oscillent entre le volume d'une noix et d'un œuf, d'autres fois ils ne dépassent pas la grosseur d'un petit pois.

La forme de ces calculs est très variable : souvent ils sont réguliers, arrondis ; d'autres fois ils sont cylindriques, allongés, aplatis, mûriformes, hérissés d'aspérités.

Une forme caractéristique, c'est le calcul en sablier. Il représente deux calculs, unis par un collet mince : ce collet correspond à l'orifice rétréci du diverticule.

Il s'agit là de calculs, dont l'accroissement a été tel, qu'ils ont cherché issue à travers l'orifice cellulaire, ou bien d'un calcul qui a pénétré dans la cellule, sans en dépasser l'orifice d'entrée. Secondairement, sa partie intracellulaire se sera agrandie progressivement, tandis que, à l'intérieur de la vessie, faisait saillie un bourgeon calculeux, s'accroissant sans cesse et souvent très proéminent.

La rigidité de l'orifice ne permet pas un accroissement simultané de la partie médiane qui a conservé les dimensions primitives, et l'on trouve ainsi ces calculs, dont les deux portions renflées peuvent acquérir 4 centim. de diamètre et le pédicule d'union 2 centim. à peine (obs. 194).

On conçoit que le lithotriteur saisira la portion intravésicale, brisera le pédicule et que la portion encellulée ne pourra être extraite sans une nouvelle intervention.

Les calculs du col datant habituellement de l'enfance, alors que la prostate est encore rudimentaire, peuvent aussi avoir une forme de sablier ou de bouteille.

La prostate se creuse en loge autour du calcul préexistant; le col, parfois plus rigide, imprime un sillon sur la pierre et la partie intravésicale s'accroît librement dans l'intérieur du réservoir uri-

(1) *Therap. Monatsheft*, avril 1891.

naire. D'autres fois, au contraire, c'est le col qui s'élargit, se déforme et s'efface, imprimant au caillou une dépression à peine marquée.

Ces calculs du col ne sont pas très rares, puisque nous avons pu en réunir 9 cas.

On trouve encore des calculs au niveau du sommet de la vessie, où parfois ils se logent dans le bout perméable de l'ouraque, comme nous l'avons déjà vu (voy. *faux diverticules*) ; on en rencontre sur les côtés, plus à droite qu'à gauche (Rœrig) (1). Mais c'est dans les diverticules du bas-fond, ou derrière la prostate et le muscle inter-utéral de Bell, qu'ils sont le plus fréquents. Il y a d'ailleurs là une distinction à faire entre les calculs réellement enchatonnés dans une cellule du bas-fond, et les calculs contenus dans la portion la plus déclive d'un bas-fond très prononcé.

Cliniquement, les symptômes sont analogues, les difficultés opératoires sont identiques, l'indication de la taille aussi absolue. Mais, en fait, la différence est grande, puisque, dans un cas, le calcul est simplement dans une portion déclive de la vessie d'où, sauf adhérences, on pourra facilement l'énucléer, tandis que dans le cas d'enchatonnement, au contraire, il faudra débrider ou dilater l'orifice, ce qui complique l'intervention.

On pourrait croire que la grande majorité des calculs est de nature phosphatique, puisque ce sont des concrétions de sels, d'urines infectées, des calculs secondaires. Pourtant, nous avons trouvé aussi souvent des calculs d'acide urique que des calculs phosphatiques ; une fois même le calcul était oxalique. Deux fois le noyau du calcul était urique, la périphérie phosphatique ; là, sans aucun doute, le calcul préformé s'était accru secondairement, aux dépens des sels phosphatiques de l'urine, dans l'intérieur du diverticule.

On trouve, dans les calculs enchatonnés, des variétés cliniques considérables.

Les uns sont adhérents à la paroi, soit par des incrustations, des irrégularités de leur surface, introduites dans les cavités de la paroi cellulaire, soit par la participation d'une saillie proliférante de la paroi à leur formation ; nous avons déjà étudié ces cas, particulièrement difficiles à opérer.

(1) *Ther. Monatshefte*, avril 1891.

D'autres occupent en totalité la cavité du diverticule, dont la paroi est absolument moulée sur leur surface ; ceux-là ont dilaté peu à peu la cavité où ils avaient élu domicile et ils ne sauraient la quitter spontanément.

D'ailleurs, le jeu des muscles de la paroi pousse le calcul vers la périphérie, tandis que les faisceaux glissent au-devant de lui comme un rideau : le calcul est un corps étranger contre lequel réagit la contractilité du muscle vésical.

La fixité, l'immobilisation du calcul en un point de la paroi sont absolues et caractéristiques : elles peuvent cependant être mal interprétées, et nous avons cité le cas (obs. 97) où une vessie minuscule, moulée sur un gros calcul, avait été prise pour un diverticule avec enchatonnement d'une pierre.

Lorsque l'orifice est perceptible, la pierre est dite encapsulée, enchatonnée ; lorsque l'orifice est microscopique ou a entièrement disparu, la pierre est enkystée.

Morgagni (1), nous l'avons dit, prétendait que c'était secondairement qu'avait lieu l'enkystement, par inflammation et réunion des lèvres de l'orifice, tandis que s'accroissait le calcul. Littre (2), au contraire, prétendait que le calcul n'avait jamais été dans la vessie, mais avait cheminé de l'uretère à travers les parois vésicales et s'y était créé une loge. On sait que l'opinion de Morgagni a été admise par la plupart des auteurs, à l'encontre de l'avis de Littre. Voillemier et Le Dentu signalent un autre mode d'enkystement : c'est la formation d'une pellicule de fibrine qui, au niveau de l'orifice, recouvre le calcul d'un voile transparent. Dans le cas d'enkystement, le calcul, bien entendu, est fixé définitivement dans sa loge (obs. 68).

D'habitude la pierre immobilisée est fixe et forme une saillie stable en un point de la vessie ; mais, quelques rares fois, son poids entraîne une portion affaiblie de la muqueuse ou de la paroi, il se forme une sorte d'inversion de celle-ci et l'on trouve un kyste muqueux, renfermant un calcul et flottant dans la cavité vésicale (obs. 111) : ce n'est parfois qu'un diverticule retourné ; le terme ultime de cette disposition

(1) *Lettre XLII*, p. 527.

(2) In Follin et Duplay, *Path. ext.*, p. 686.

est l'entérocèle. Là, la paroi entière est retournée en doigt de gant, c'est l'inverse du diverticule. Nous avons vu que, dans ce cas, il faut se garder de prendre pour un calcul enkysté une anse intestinale incluse dans la hernie vésicale et contenant des fèces dures (cas de Rutty) (1), ou encore une saillie intravésicale due à une compression produite par un utérus antéfléchi (Levret) (2).

A l'inverse des calculs immobilisés dans leur cellule, on rencontre des pierres, ordinairement petites, qui n'occupent qu'une portion du diverticule, qu'elles soient uniques ou multiples : elles peuvent donc être mobilisées à l'intérieur de la poche.

Si, d'autre part, l'orifice est de taille suffisante pour livrer passage à la pierre ; si, chose rare, il est contractile (obs. 90) on conçoit que, dans certaines contractions de la paroi diverticulaire, le caillou soit rejeté dans la vessie où il se révèlera par les symptômes habituels de la pierre : hématurie, douleurs, anomalies de miction ; l'exploration révèlera la présence du calcul.

Qu'il survienne une cessation de la contraction diverticulaire, un changement de position, et le calcul rentrera dans sa loge. Les symptômes disparaîtront et l'explorateur ne rencontrera plus la pierre primitivement sentie : c'est là ce qu'on appelle un calcul intermittent.

Les cas en sont rares, mais certains ont pu être constatés de visu soit au cystoscope, soit au cours d'une opération, aussi le fait ne peut-il être mis en doute (obs. 174). Le grand tort est de la trop généraliser, et nombre de raisons peuvent permettre la disparition momentanée des symptômes d'un calcul.

Au premier rang, Guyon (3) place les contractions irrégulières de la vessie, puis les saillies anormales de la prostate et les déformations du bas-fond. Ce sont là, en effet, des obstacles à un examen vésical, et une pierre peut temporairement se réfugier en un point de la vessie, en dehors de l'accès de l'explorateur métallique. Guyon insiste, à plusieurs reprises, dans ses cliniques, sur ces causes d'erreurs et, après avoir accepté la possibilité de l'encellulement de la pierre, dont il proclame la rareté (4), il ajoute : « Nous avons trop

(1) Civiale, p. 22.
(2) *Ibid.*
(3) *Leç. clin.*, 1885, p. 871.
(4) Bouley, par contre, dit avoir trouvé, sur 50 calculeux, 16 fois des calculs adhérents, enkystés ou enchatonnés (thèse de Paris, 1883).

souvent, par contre, éprouvé les effets de la contraction irrégulière de la vessie pour ne pas vous signaler avec insistance cette cause d'erreurs et de difficultés. »

Il est donc bien acquis que si l'intermittence des calculs existe réellement dans certains cas, le plus souvent ce sont des causes temporaires qui provoquent la disparition momentanée de la pierre.

C'est pour obvier à ces inconvénients que, lorsque se présente cette intermittence, Guyon attend quelques instants, en faisant pousser l'anesthésie, pour vaincre le spasme, et frappe à petits coups le bassin, pour mobiliser la pierre.

Nous avons vu que les calculs intermittents ne signalent leur présence que lorsqu'ils pénètrent dans la vessie : dans la cellule, ils étaient latents. Beaucoup de calculs restent ainsi latents et c'est une véritable trouvaille d'autopsie ou d'opération qui les fait découvrir.

En effet, les symptômes fonctionnels de la pierre n'existent pas pour les calculs enchatonnés, et seuls le toucher rectal, le palper abdominal, l'explorateur métallique permettent d'en déceler la présence.

Dès lors la fixité du calcul, constatée à plusieurs reprises dans une portion non déclive de la vessie et malgré les mouvements du malade, devra faire songer à l'encapsulement, surtout si le malade n'avait pas, auparavant, accusé de symptômes de la pierre, ni de coliques néphrétiques antérieures.

Quelquefois, la pierre, sous l'influence d'un grand choc, d'un effort, se désenclave et provoque subitement les accidents douloureux aigus de la pierre. Tel le cas de Tillaux (1), où un chasseur sentit subitement les atteintes de la pierre, immédiatement après avoir sauté un fossé. Tel encore le cas de van Helmont (2), où un prédicant anglais, faisant un effort pour prendre un livre dans sa bibliothèque, ressentit les premiers symptômes d'un calcul vésical dont il mourut. Van Helmont croit devoir faire intervenir une force pétrifiante, « coagulator spiritus », analogue à la puissance de la tête de Méduse, aucune colique néphrétique n'ayant précédé ces symptômes subits. Nous pensons plutôt qu'il n'y avait là qu'un désenchatonnement spontané de calcul.

(1) ROBELIN. *Loc. cit.*, p. 60.
(2) *Ibid.*

Cystocèle.

Un calcul enchatonné peut, dans certains cas, provoquer de la rétention d'urine. Tel, ce calcul encellulé derrière la prostate, et dont le relief effaçait l'orifice urétéral. Il en résulta une anurie vésicale avec dilatation des voies urinaires supérieures ; de même des calculs placés contre la paroi même de la portion dernière de l'uretère, symétriquement, provoquèrent de l'anurie.

Le même phénomène existe (obs. 105) pour deux caillous symétriquement placés à l'orifice même de l'uretère qu'ils bouchaient : mais c'étaient là des calculs faussement enchatonnés ; ils en présentaient l'aspect, mais n'étaient pas contenus dans des diverticules vésicaux. C'était la partie inférieure de l'uretère qui était dilatée.

Des calculs peuvent se rencontrer dans une cystocèle (cas de Pott) où leur présence permet de faire à coup sûr le diagnostic ; mais ici il faut toujours faire une réserve : s'agit-il d'un diverticule hernié ou seulement d'une portion de la paroi entraînée dans l'orifice inguinal ?

La chose est douteuse dans bien des cas. En effet, l'orifice de communication siège au niveau de l'anneau inguinal, là existe un collet rétréci qui est en contact intime avec l'anneau inguinal : n'est-ce pas celui-ci qui a donné à la portion de vessie en contact avec lui, sa forme resserrée ? Incontestablement, dans la plupart des cas.

Pourtant il est certains faits qui ne permettent pas de douter de la présence d'un diverticule préformé, dans la cystocèle. L'observation 182 en est un exemple frappant, puisqu'en dehors du collet il existait un autre orifice de communication avec la vessie. De même les cas où le collet paraît moins large que l'anneau inguinal et n'a contracté aucun contact avec lui, peuvent être considérés comme des diverticules.

Dans ces cas, c'est ordinairement une petite poche digitiforme, annexée à la partie interne du sac et indépendante de lui, c'est-à-dire extra-péritonéale, que l'on trouve. Que l'on admette la théorie du glissement, ou le rôle prépondérant des pelotons graisseux dans la production de la cystocèle, il n'est pas douteux, pour Alessandri (1),

(1) Hernie de la vessie. *Ann. gén.-ur.*, janv.-févr.-mars, 1901.

que la présence d'un diverticule vésical ne soit une cause prédisposante considérable, pour la création de la cystocèle.

Les autres causes qu'il donne, l'âge, l'hypertrophie de la prostate, les obstacles à la miction, sont d'ailleurs les mêmes que celles qui produisent ou favorisent le développement des diverticules. On a donc le droit d'admettre, dans un certain nombre de cas, que c'est bien un diverticule qui constitue la cystocèle.

Nous avons relevé 10 cas certains et deux douteux. C'est chez l'adulte, que se rencontre de préférence cette affection, mais trois fois nous l'avons rencontrée chez l'enfant. L'orifice inguinal est presque toujours le point d'élection des diverticules herniés, à gauche ou à droite indifféremment.

Nous n'avons pas trouvé de cas de diverticule, hernié dans l'anneau crural. Une fois il y avait hernie à travers le muscle grand droit, à la paroi antérieure, mais ici la préexistence du diverticule ne nous paraît pas établie.

Nous avons dit que la forme fréquente de ces diverticules était celle d'un doigt de gant : quelquefois ils sont arrondis, leur volume varie entre un pois et une mandarine, d'habitude ils ne dépassent pas le volume d'une noix.

Deux fois, ces diverticules contenaient des calculs, probablement antérieurs à la cystocèle ; une fois ce calcul se trouvait chez un enfant (cas de Pott).

Quelques symptômes, liés à l'exploration, permettent d'affirmer l'existence d'un diverticule, lorsque la forme, comme dans l'observation 182, ne permet pas de poser le diagnostic par elle-même ; tout d'abord, lorsque l'orifice est fort étroit, beaucoup plus même que l'anneau inguinal, que le cathéter, une sonde fine, arrivent difficilement dans la cystocèle, qu'une injection n'y pénètre que peu ou pas, on peut penser à un diverticule.

Mais le véritable symptôme est lié à la constitution de la paroi de la cystocèle : lorsque cette paroi est amincie, qu'elle contient peu ou pas de fibres musculaires, qu'elle est en un mot pathologique, il y a les plus grandes chances pour que l'on ait affaire à un diverticule hernié.

Ce diverticule peut d'ailleurs subir, comme tous les autres, des accidents inflammatoires ; de plus, il peut être étranglé, comme la hernie elle-même à laquelle il prend part ; dans ce cas, il se sphacèle, et aux accidents intestinaux, s'allie une perforation vésicale avec épanchement d'urine dans la hernie.

Cette affection, d'ailleurs, demande à être recherchée, et trop souvent, au cours d'une kélotomie, la cystocèle a été ouverte, parce qu'un examen superficiel l'avait fait prendre à tort pour le sac. C'est l'issue d'urine qui imposait dans ces cas le diagnostic (obs. 121).

D'autres fois le diverticule hernié, méconnu, était lié comme un sac et il se produisait une fistule urinaire secondaire, dans la plaie (obs. 106), ou encore les fils, tombés dans la cavité vésicale, s'incrustaient de sels et donnaient lieu à la formation d'un calcul (obs. 158).

Ces accidents opératoires des cystocèles méconnues, pourraient être évités, si l'on avait présent à l'esprit la possibilité de cette affection. Mais sa rareté (2 cas sur 70, d'après la statistique de Bonomo) (1) empêche d'y songer. Aussi, l'on ouvre ou l'on résèque le diverticule hernié, au risque d'amener des complications graves, voire même la mort, comme cela a été constaté dans plusieurs cas.

Telles sont les complications qui peuvent survenir lorsqu'existe un diverticule : les unes, répétons-le, sont liées à l'infection des parois du diverticule, infection due à la stagnation urinaire : c'est la purulence, l'ulcération, la destruction, la perforation ou au contraire la prolifération de la poche.

Les autres sont mécaniques et dues à la compression exercée par le diverticule : ce sont des accidents de rétention d'urine vésicale ou diverticulaire.

D'autres fois c'est le contenu, un calcul, qui crée la complication par son enchatonnement.

Enfin, dans la dernière série de faits, c'est la présence d'un diverticule dans la cystocèle qui amène des accidents et des difficultés particulières.

(1) Alessandri. *Loc. cit.*

CHAPITRE VII

Pronostic.

Les diverticules vésicaux peuvent être considérés comme graves. Certes, le plus grand nombre, ayant acquis même un certain volume, restent latents jusqu'à la mort, et c'est seulement à l'autopsie qu'on en découvre l'existence.

Tantôt ils se rencontrent chez de vieux urinaires, où leurs symptômes propres disparaissent dans le cortège de l'infection urinaire générale, tantôt leur disposition, la largeur de leur orifice, ont permis leur évacuation facile à chaque miction, et ils n'ont subi aucune complication inflammatoire.

Ce n'est pas, en effet, la présence d'un diverticule qui est grave, mais les complications dont il peut être le siège, et parmi celles-ci, surtout les complications inflammatoires, avec leurs terribles conséquences : la perforation, l'infiltration d'urine, la péritonite.

Or, nous avons vu que c'est la stagnation de l'urine qui provoque ou active cette infection : c'est donc la forme, la dimension, la situation de l'orifice, par rapport à la poche, qui donne la véritable note pronostique : tel diverticule de petite taille, mais digitiforme ou sacculé, dont l'orifice sera situé vers le sommet de sa cavité, sera beaucoup plus grave qu'un grand diverticule, qui pourra se vider facilement.

Pour les petits diverticules acquis à une période avancée d'une dysurie liée à un obstacle prostatique, la gravité du pronostic tient plus à l'affection causale, capable de provoquer de graves accidents d'infection urinaire, qu'à la présence même des diverticules. Pourtant, pyurie du diverticule peut avoir üne influence active de propagation, pour une infection générale secondaire des voies urinaires, capable d'amener la mort.

Le fait de l'enchatonnement d'un calcul n'est pas, par lui-même, d'un pronostic sombre, mais il nécessite une intervention plus importante et qui aggrave sensiblement le pronostic opératoire.

Enfin, la présence d'un diverticule vésical hernié dans l'anneau inguinal, rend plus difficile la kélotomie et peut donner lieu à de fatales erreurs.

On voit donc que les diverticules, par l'affection causale qui les a produits ou par leurs complications, sont d'un pronostic grave et qu'il y a grande nécessité de les déceler rapidement et de les traiter activement, pour pallier ou éviter les terribles conséquences de l'inflammation de leurs parois. Les tentatives nouvelles de traitement chirurgical de ces diverticules sont donc entièrement légitimées par la possibilité des accidents sérieux dont ils peuvent être la cause.

CHAPITRE VIII

Traitement.

Longtemps le traitement des diverticules fut purement palliatif : il tendait seulement à faciliter l'évacuation de l'urine et à obvier, par des lavages, à la pyurie. Robelin (1) disait en 1886 : « Il n'y a pas de traitement curatif des cellules. »

Depuis quelques années, la hardiesse de la chirurgie s'est attaquée à ce problème et d'intéressantes tentatives ont été faites. D'autre part, la cystoscopie a ouvert un champ nouveau à l'intervention intradiverticulaire; et plusieurs méthodes ont été préconisées qui allient l'acte opératoire palliatif ou curatif à la vision cystoscopique. Nous étudierons bientôt ces conquêtes nouvelles de la science, pour le traitement des diverticules eux-mêmes.

Pour l'enchatonnement, dès longtemps des opérateurs sont intervenus avec des succès divers, mais actuellement la technique paraît s'être précisée, et le choix de l'intervention, sauf pour certains cas exceptionnels, se porte presque toujours sur la taille sus-pubienne.

Les autres accidents secondaires des diverticules ont leurs indications spéciales que nous étudierons également.

Prenons un cas classique : un vieil urinaire prostatique est atteint de dysurie, les mictions sont fréquentes et difficiles, les urines sont purulentes : le mode d'écoulement de l'urine, une sensation de tumeur à consistance variable, a permis de diagnostiquer un diverticule vésical ; quelle conduite tenait-on autrefois ? quelles ressources le chirurgien trouvait-il pour pallier ces symptômes ?

Il s'attaquait d'une part à la pyurie, d'autre part à l'obstacle mictionnel.

(1) Th. Paris, p. 61.

Contre la pyurie, il pratiquait des lavages vésicaux avec une solution antiseptique : eau boriquée, nitrate d'argent au 1/500e, etc.

Ces lavages avaient pour but de rendre l'urine plus claire et plus propre ; ils antiseptisaient la cavité vésicale et aussi, pensaient les opérateurs, la poche diverticulaire dans la quelle pénétrait le liquide antiseptique. Nous avons vu combien c'était là une illusion, dans le plus grand nombre des cas.

Aussi, le plus souvent, l'urine restait-elle purulente, malgré la fréquence et la régularité des lavages ou, du moins, la pyurie reparaissait-elle, aussitôt après que l'on avait obtenu un liquide de lavage propre : c'était même là un moyen de diagnostic excellent.

Mercier proposait, pour agir plus activement, de tenter systématiquement de pénétrer avec le bec de la sonde dans la cavité diverticulaire : nous avons vu tous les dangers de cette manière de procéder.

Civiale (1) recommandait d'allier les pressions sur la paroi abdominale avec les lavages, dont l'emploi méthodique et régulier était, pour lui, de première importance. Il engageait le malade à faire, pendant cette compression des tumeurs cellulaires, des efforts de miction et à changer de position. Il pensait par ces divers moyens suppléer au peu de contractilité du diverticule et parvenir à le vider complètement. La sonde était enfoncée et retirée plusieurs fois jusqu'à ce que le malade eût obtenu une deuxième miction, évacuatrice de la cellule.

Cette manière de procéder amenait d'une manière plus complète l'évacuation du diverticule, mais l'action antiseptique ne s'y manifestait pas, le liquide de lavage ne parvenant pas à pénétrer dans la cellule.

Pour régulariser les mictions, faciliter l'écoulement de l'urine et obvier à l'obstacle prostatique, les chirurgiens recouraient à la sonde : certains laissaient une sonde à demeure, mais lorsque se répandit la théorie de la perforation spontanée de la vessie, due à la pression du bec de la sonde en un point fixe, la méthode des sondages fréquents et réguliers prévalut. Pourtant, certains médecins conservèrent la pratique de la sonde à demeure, en ayant soin de modifier fréquemment la position de celle-ci.

Le nombre des sondages et des injections, ainsi que la quantité du

(1) *Loc. cit.*, p. 29.

liquide de lavage, sont déterminés par les besoins d'uriner et la nature de l'urine. « Il faut, dit Civiale, répéter les injections aussi longtemps et aussi souvent que l'urine et le liquide injecté sont troubles; quelquefois il faut mettre une sonde à demeure et vider la vessie avant qu'arrive le besoin d'uriner, mais ordinairement il suffit de sonder, sitôt le besoin d'uriner (1).»

Certains auteurs avaient proposé, lorsque subsiste la bosselure d'un diverticule rempli d'urine, après l'évacuation de la vessie, la ponction du diverticule; Civiale condamne absolument cette méthode et préconise dans ce cas, comme nous l'avons dit, les sondages plus fréquents, les pressions sur l'hypogastre et les variations de position du malade, avec efforts de miction pendant l'évacuation de l'urine.

Civiale recommande en outre, dans quelques cas, l'usage d'une ceinture abdominale médiocrement serrée, avec une pelote correspondant à la tumeur cellulaire.

Telles étaient les ressources de la chirurgie : elles tentaient d'atténuer ou de guérir la pyurie diverticulaire en empêchant, dans la mesure du possible, la stagnation de l'urine et en antiseptisant la cavité cellulaire; elles s'efforçaient de faciliter l'écoulement de l'urine, pour empêcher ou ralentir la formation et l'agrandissement des cellules.

Mais depuis quelques années, les chirurgiens ont tenté plus.

Pousson avait proposé au *Congrès d'urologie* de 1898, l'exclusion des diverticules par suture des lèvres de l'orifice : on lui avait objecté à ce moment la difficulté d'aseptiser convenablement la plaie, le danger de perforation de la vessie dans l'évidement et la suture de l'orifice, enfin la probabilité d'incrustation des fils de suture. Depuis, Pousson a eu l'occasion de réaliser cette opération avec un plein succès (obs. 176). Il s'agissait d'un vieillard de 78 ans qui avait, au milieu d'un cortège d'accidents urinaires, des symptômes de calcul. La taille hypogastrique fit reconnaître l'orifice d'un diverticule gros comme une noix. Un petit caillou enchatonné fut extrait puis, après un avivement assez large, les lèvres de l'orifice ayant été reconnues épaisses, on sutura entièrement l'orifice : au préalable, un grattage modéré de la face interne du diverticule en avait assuré la

(1) Civiale. *Loc. cit.*, p. 31.

propreté. Les suites furent excellentes. C'est là un résultat très encourageant et qui a fait faire un grand pas à la chirurgie curatrice des divèrticules vésicaux.

Czerny, d'autre part, a tenté et réussi l'ablation d'un diverticule. En 1895, Péan (obs. 137) avait eu l'occasion d'extirper un diverticule qui communiquait avec le vagin par un urèthre supplémentaire, amenant une incontinence d'urine complète. Le résultat avait été très bon. Czerny (obs. 138) décida l'ablation après avoir vainement tenté de tarir la pyurie à l'intérieur du diverticule. L'opération fut pénible : l'isolement de la poche, surtout en arrière, se fit difficilement ; on dut couper l'uretère et l'aboucher, après l'ablation du diverticule, dans l'angle supérieur de la brèche vésicale ; mais, néanmoins, après plusieurs incidents secondaires, le malade guérit. C'est encore là une méthode mise à la disposition des chirurgiens : elle ne saurait, bien entendu, s'appliquer à tous les cas, car la difficulté, la longueur de l'intervention, la nécessité d'ouvrir le péritoine, par suite de son adhérence à la poche, doivent la faire abandonner lorsque l'âge du malade ou son état général s'y prêtent mal ; mais elle n'en reste pas moins une méthode curative rationnelle et précieuse.

Pour remédier à la difficulté de la miction, on pratique parfois, maintenant, la prostatectomie partielle ou totale et, dans le cas de Pousson (obs. 176), ce chirurgien fit sauter le lobe médian très saillant de la prostate, avant de suturer le diverticule. C'est là une méthode excellente et qui, dans bien des cas, permet d'empêcher l'extension ou la production de cellules.

Goldman (1), de Fribourg, a préconisé à son tour la cystopexie, dans l'hypertrophie de la prostate, pour faciliter l'évacuation de l'urine et pallier la formation des diverticules : c'est là une théorie acceptable dans certains cas, mais qui n'a pas encore été appliquée pour les diverticules.

Sans recourir à ces méthodes radicales, mais qui restent forcément des opérations d'exception, il est une pratique aujourd'hui très répandue, c'est le drainage du diverticule. Lorsqu'au cours d'une taille on rencontre un diverticule, il ne faut jamais négliger de l'explorer pour évacuer ce qu'il recèle, pierre, fongosités, pus.

(1) *XXXe Congrès Soc. allem. ch.*, 10 avril 1901, in *Sem. médic.*, 17 avril 1901, p. 121.

On devra dilater l'orifice autant que possible, laver directement la poche et laisser un drain plongeant directement dans le diverticule et indépendant du drain intravésical ; bien entendu, la vessie est laissée ouverte. Les résultats sont, en général, très favorables, le pus est tari en quelques jours et la guérison survient rapidement.

D'ailleurs, chez les vieux prostatiques, tant au point de vue de l'infection vésicale générale qu'à cause de l'infection de la poche diverticulaire, quand elle existe, la cystostomie s'impose, lorsque l'urèthre ne peut plus être cathétérisé.

Nous ne ferons que citer les opérations qui ont pour but de remédier aux graves accidents consécutifs à la perforation ou à la rupture des diverticules. Dans le cas d'abcès urineux, l'incision varie, suivant le siège de cet abcès ; s'il y a infiltration d'urine, il faudra pratiquer des incisions larges, multiples et profondes.

S'il y a rupture intrapéritonéale, la laparotomie s'imposera dans la majorité des cas, les symptômes de péritonite devenant rapidement menaçants ; pourtant, dans un cas de rupture spontanée, dont le siège fut supposé diverticulaire (obs. 163), del Grecco (1) n'intervint pas chirurgicalement et le malade guérit. D'ailleurs, Ferraton (2) avait insisté, dans sa thèse, sur le peu de réaction inflammatoire du péritoine, lorsque l'urine n'était pas infectée : on sait combien c'est là chose rare dans le cas de diverticule, aussi la laparotomie doit-elle être presque toujours précoce.

Lorsqu'au cours d'une kélotomie, on a reconnu la présence d'un diverticule vésical hernié, la méthode la plus simple consiste à réduire le diverticule. Certains chirurgiens ont proposé de le réséquer, mais on se trouve souvent gêné pour pratiquer cette résection dans des conditions favorables. Quant aux ligatures en masse, placées sur des cystocèles méconnues, avant section du diverticule, le plus souvent elles ont pour suites des fistules urinaires au niveau de la plaie, fistules qui nécessitent souvent une nouvelle opération. D'autres fois, les fils s'incrustent de sels urinaires et donnent lieu à la formation de calculs.

(1) *Settimana medica dello Sperimentale*, n° 23, 4 juin 1898.
(2) *Ruptures intra-péritonéales de la vessie.* Th. Paris, 1882.

L'enchatonnement des calculs a donné lieu à nombre de procédés opératoires. Les voies les plus diverses ont été préconisées, mais actuellement, dans la très grande majorité des cas, les chirurgiens sont d'accord pour faire, dans ces cas, la taille sus-pubienne. Elle leur permet d'explorer plus complètement et plus commodément la vessie, leur donne plus de jour et facilite les interventions particulières, nécessaires pour le désenclavement du calcul.

Pousson (1) avait montré en 1885, la grande supériorité de cette voie, dans la recherche et l'ablation des calculs enchatonnés. Il avait réuni une vingtaine d'observations dont nous citons quelques-unes, où la taille hypogastrique seule, avait permis de terminer une intervention, après des essais de taille périnéale médiane ou latérale.

La voie périnéale, dans le plus grand nombre des cas, est insuffisante pour permettre le désenclavement : elle ne laisse pas pénétrer jusqu'à l'orifice et toute intervention à ce niveau est par conséquent impossible ; elle devra donc être abandonnée le plus souvent.

Mais lorsque le calcul enchatonné est saillant au périnée, s'il siège au col de la vessie, dans la portion prostatique de l'urèthre, on pourra exceptionnellement adopter cette voie, pratiquer l'incision du fond du diverticule, extraire le calcul avec les tenettes et suturer la paroi.

La voie vésico-rectale de Sanson a été essayée sans succès : la mort est survenue rapidement par infection. Elle paraît devoir être abandonnée, aussi bien pour les pierres enchatonnées que pour le drainage des poches diverticulaires de la paroi postéro-inférieure.

De Ferria a tenté (obs. 130) la taille sacrée, et malgré le résultat fatal, dû à l'état de santé déplorable de son malade, il pense que c'est là une voie indiquée, pour certains calculs très solidement enclavés derrière la prostate, et dont l'accès, comme dans son cas, était très difficile par la voie haute. Mais c'est la taille sus-pubienne qui reste presque toujours la plus satisfaisante.

Quant à la lithotritie, elle est impuissante d'habitude à assurer l'extraction d'un calcul enchatonné, et les cas sont nombreux où, après une inutile intervention par le lithotriteur on dut recourir secondairement à la taille.

(1) Conduite à tenir dans le traitement des calculs enchatonnés. *Ann. gén.-ur.*, 1885, p. 713.

Si donc on a reconnu d'une manière ferme, en éliminant les causes d'erreurs (contractions irrégulières de la vessie, bas-fond, etc.), l'enchatonnement d'un calcul, il faut recourir d'emblée à la taille hypogastrique. La lithotritie a, en effet, le grand inconvénient de léser, dans certains cas, la paroi ou l'orifice vésical.

Si une portion de la pierre est saillante dans la vessie (calcul en sablier), les tiraillements que l'instrument, dont les mors tiennent la portion intravésicale, imprime à la paroi affaiblie de la cellule, sont capables d'amener une rupture de cette paroi.

D'autres fois le pédicule se rompt et l'on ne peut broyer que la portion intravésicale du caillou ; l'autre reste inaccessible, quelquefois insoupçonnée, ou, si on en reconnaît l'existence, impose la taille secondaire.

Certaines précautions liées à la fragilité des parois cellulaires doivent être prises et dans l'emploi du ballon de Petersen et dans l'injection vésicale préparatoire à la taille.

Dittel (1) a appelé l'attention sur le danger des injections massives dans ces cas de vessie à cellules fragiles, et il a rapporté 3 cas de mort de Weinlechner, survenus dans ces conditions.

Il va même plus loin et prétend qu'il ne faut jamais injecter de liquide même en très petite quantité dans la vessie d'un vieillard, avant la taille, si la vessie paraît un peu intolérante, et qu'il faut se guider seulement sur un cathéter. C'est évidemment là une exagération, mais l'observation ne manque pas d'utilité et doit mettre le chirurgien en garde contre des distensions forcées de la vessie par des injections massives de liquide.

Lorsqu'on a pratiqué la taille sus-pubienne et qu'on a découvert l'orifice du diverticule où est enclavée la pierre, il faut explorer avec soin cet orifice, se rendre compte de sa forme, de son épaisseur, d'après le relief, l'éperon ou le bourrelet, suivant les cas, qu'il fait à la surface interne de la vessie. L'état de celle-ci, l'hypertrophie de sa musculeuse doivent être soigneusement notés, car ils guident pour la présomption de l'épaisseur de l'orifice.

Il faut ensuite rechercher si l'orifice est extensible et si avec le doigt ou avec un instrument on le peut dilater, cette manœuvre étant

(1) Art. « Vessie », *Dict.* DECH., p. 363.

beaucoup moins dangereuse que le débridement. Il ne faudrait cependant pas forcer la dilatation qui pourrait, si elle était excessive, amener la rupture de l'orifice et de la paroi, avec ses terribles conséquences.

Assez souvent, il est possible par la dilatation digitale d'obtenir un agrandissement de l'orifice, suffisant pour arriver au contact de la pierre. Dès lors, on cherchera à l'extraire avec les tenettes ; si cela est impossible, par suite du volume du calcul ou de ses adhérences avec la paroi, on introduira, par l'orifice, un lithotriteur et on essaiera de broyer la pierre. Si les mors glissent, on se résoudra à la section de l'orifice.

Il est préférable de faire trois ou quatre sections minimes sur le pourtour de l'orifice, qu'une seule plus profonde. Nous avons vu que d'après l'état de la paroi vésicale et de l'orifice, ces sections peuvent atteindre 3 à 5 millim. Si on va plus loin, on risque d'amener une perforation de la vessie, circonstance toujours fort grave.

Lorsque les sections sont faites, la dilatation est large et facile; dès lors on atteint le calcul, on peut le libérer de ses adhérences et l'extraire. Si ni la vessie, ni le diverticule ne sont infectés, on pourra refermer immédiatement la vessie, sinon le double drainage s'impose. Mais le diverticule béant est une cavité toute préparée pour un nouveau calcul, calcul phosphatique, secondaire. D'après Pousson (1), c'est à cette disposition que sont dues, dans bien des cas, les récidives, bien plutôt qu'à des débris laissés par mégarde dans la vessie. A ce point de vue, l'observation est intéressante : beaucoup de débris du calcul, à mesure qu'ils étaient broyés par le lithotriteur, se réfugiaient dans une cellule où on les retrouva après avoir fait la taille; ils eussent été, probablement, l'amorce d'un nouveau calcul, sans qu'il y eût eu aucune négligence opératoire à incriminer.

Là, le point de départ aurait été dans les débris calculeux ; plus souvent encore, ce serait le dépôt des sels d'une urine infectée qui produirait les calculs phosphatiques récidivants. C'est pour éviter cet écueil que Pousson (2) a proposé et réalisé l'exclusion cellulaire.

Nous avons dit que lorsque l'enchatonnement du calcul était prouvé,

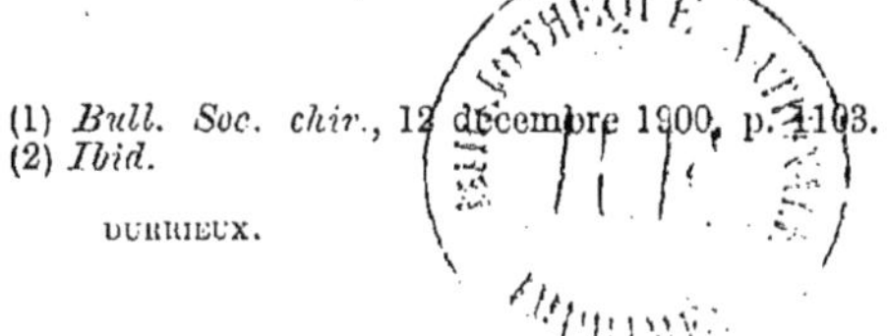

(1) *Bull. Soc. chir.*, 12 décembre 1900, p. 1103.
(2) *Ibid.*

la taille s'imposait. Avec la cystoscopie, la constatation est ordinairement facile, et cette méthode ajoute ainsi à ses avantages celui de permettre, à coup sûr, le choix de l'opération appropriée. Là ne s'arrêtent pas ses précieuses indications, et des chirurgiens ont pu adapter au cystoscope des appareils qui permettent d'intervenir efficacement sous le contrôle de l'œil, dans la thérapeutique chirurgicale des diverticules.

Dans sa très intéressante observation, Pasteau (obs. 161) montre comment il a pu déceler les migrations successives d'un calcul qui se réfugiait temporairement dans une sorte de corne vésicale, exagérée par des adhérences à une cicatrice d'hystérectomie. Il vit les mouvements du calcul, put même le saisir un instant, et quelques jours après, Albarran put, à son tour, saisir et broyer le calcul avec l'aide du cystoscope.

C'est là, on le voit, un progrès considérable dans la pratique chirurgicale, notamment dans le cas de calculs intermittents, migrateurs ; et bien souvent, lorsqu'on aura constaté le siège de la poche, l'extensibilité de l'orifice, on pourra faire sortir les calculs de leur poche, au moyen d'instruments appropriés, et les broyer dans la vessie. En Allemagne, des instruments ont été construits qui permettent d'adapter un lithotriteur au cystoscope. Nitze, à son cystoscope pour opération, a fait adapter plusieurs lithotriteurs (n° 235, catal. Lœwenstein, de Berlin). Casper en a fait faire plusieurs modèles (n° 1279 et 1280, catal. Hirschmann). De même, lorsque l'orifice a été vu au cystoscope, on peut avoir des notions précises sur sa forme, son épaisseur, sa dilatabilité : une sonde exploratrice graduée révèlera la forme, la dimension, le contenu du diverticule et, dès lors, rien n'empêchera de faire le lavage intradiverticulaire direct ou le drainage, moyens rationnels, qui amèneront la guérison ou l'amélioration de nombre de lésions inflammatoires et purulentes des diverticules, sans l'aide d'aucune opération.

De même, peut-être, certains instruments pourront être adaptés au cystoscope, qui permettront de dilater l'orifice des diverticules. On imaginera même sans doute un appareil analogue à l'uréthrotome et capable d'inciser les bords de l'orifice, en limitant mécaniquement la profondeur de l'incision.

Dès lors, grâce au cystoscope, les indications de la taille seront moins nombreuses et, dans bien des cas, on pourra, de visu, faire sur les diverticules, la plupart des interventions que nécessitent leurs complications inflammatoires, et la présence de calculs, enchatonnés dans leur cavité.

Ces progrès ne sont encore qu'à l'état d'ébauche, mais il est légitime de penser au jour prochain où ils seront tous réalisés : on voit donc le champ immense que la cystoscopie a ouvert pour le diagnostic et le traitement des diverticules et de leurs complications.

OBSERVATIONS

Obs. 1. — *Calculs enkystés* (Littre, in Follin et Duplay, *Path. ext.*, 1883, t. VI, p. 686).

Homme, 20 ans. Mort.

Autopsie. — Vessie normale, sauf dans une zone de deux pouces de largeur, allant du col à l'orifice urétéral gauche et où existent des traces d'inflammation. Cet orifice urétéral est plus grand que le droit et entouré de tissus indurés avec, à la partie inférieure, un ulcère de quatre lignes de largeur et une ligne de longueur.

Sept lignes au-dessous de l'embouchure, existent deux tumeurs, petites, éloignées d'un demi-pouce, formées chacune d'une petite pierre contenue dans les parois de la vessie, près de la membrane interne.

Dans l'uretère, au point qui traverse les parois vésicales, il y a un rétrécissement inflammatoire et un orifice de deux lignes de diamètre, à bords calleux, communiquant par un conduit particulier avec chaque pierre.

C'est sur ce cas, que Littre a édifié sa théorie de l'enkystement des calculs et de la formation consécutive des diverticules. Dans ce cas, il s'agit de calculs urétéraux ayant provoqué la formation de diverticules à point de départ urétéral.

Obs. 2. — *Cellule vésicale six fois plus grande que la vessie* (du savant Isaac Cazaubon, in Bonet, *Sepulch. anat.*, lib. 3, sect. 25, obs. III, p. 644).

Quelquefois Cazaubon urinait avec douleur, et son urine était graveleuse. Mais un an avant sa mort, ses douleurs et ses ardeurs d'urine furent fréquentes, surtout pendant la nuit : il ne pouvait uriner qu'en faisant beaucoup d'efforts et ayant le corps et la tête penchés en avant. Ses mictions provoquaient de vives douleurs et il rejetait parfois spontanément des graviers. Ces symptômes firent conjecturer qu'il avait la pierre. On voulut s'en assurer par la sonde, mais il ne fut jamais possible de la faire entrer dans la vessie : on sentait vers le col de ce viscère un obstacle semblable à celui qu'apporterait un corps charnu qui boucherait un canal. Six mois après, il se manifesta une *tumeur* au côté gauche de l'hypogastre, entre l'os des iles et la ligne blanche.

Cette tumeur, qui était d'abord de la grosseur d'une noix, acquit, par degrés, le volume du poing. Elle s'étendait en largeur et se terminait en pointe ; elle était molle, et l'on y distinguait, par le toucher, l'ondulation d'un liquide. La liberté du mouvement des muscles abdominaux, soit en respirant, soit en toussant, annonçait que cette matière se trouvait dans la cavité du ventre, sous le péritoine ; la circonscription de la tumeur marquait que le liquide n'était point répandu vaguement dans cette capacité et qu'il était renfermé dans un sac ou kyste.

Mais ce qui le faisait distinguer comme tumeur urinaire, c'est qu'en la comprimant avec force, le malade ressentait de la douleur à la vessie et urinait : alors la tumeur s'affaissait ; peu de jours après, elle reprenait ses mêmes dimensions.

Ayant eu pendant quelques mois des accidents de strangurie et de dysurie, il mourut, âgé de 57 ans.

Autopsie. — Après sa mort, on ne put encore introduire la sonde dans sa vessie. On fendit l'urèthre suivant sa longueur et l'on vit un corps sarcomateux qui en occupait l'entrée ; il offrait une forte résistance lorsqu'on le poussait de dehors en dedans, et cédait au contraire à la pression de dedans en dehors. La prostate avait quatre fois le volume qu'elle a dans son état naturel ; elle soulevait le col de la vessie, de manière qu'il faisait dans la cavité de ce viscère une tumeur saillante en forme de cul de poule. Le corps de la vessie était resserré et les parois d'une grande épaisseur. Elle avait à sa face interne beaucoup de rugosités et plusieurs cellules qui contenaient des petites pierres rondes. Du côté gauche elle était percée d'un trou rond qui communiquait dans un grand sac né et formé de membranes continues avec celles de la vessie naturelle. Lorsque ce *sac* était rempli d'urine, il avait *six fois le volume* de la vessie.

Sa situation était telle qu'il occupait toute la partie gauche de l'hypogastre ; comme la vessie, il était recouvert d'un repli de péritoine ; sa figure était inégale ; sa partie inférieure s'étendait beaucoup au-dessous de l'ouverture par laquelle il communiquait dans la vessie, et sa partie supérieure, quoique fixée par le péritoine, s'élevait très haut. Le sac vésical et la véritable vessie contenaient encore beaucoup d'urine, mais dans le fond de la vessie contre nature, il y avait une grande quantité de matière muqueuse, putride, de mauvaise odeur, et qui était la même que le malade avait tant de peine à rendre avec l'urine. La vessie naturelle n'était ni enflammée, ni ulcérée. Il y avait plusieurs points d'érosions à la face interne de la fausse vessie qui était d'ailleurs rouge, livide, noirâtre comme dans un état de gangrène. Les uretères étaient dilatés et pleins d'urine ; le gauche rampait un peu dans les tuniques de la fausse vessie, mais il s'ouvrait comme le droit dans la vessie véritable, près du col. Le rein droit était purulent et le gauche parut sain.

Obs. 3 (résumée). — *Vessie à cellules* (Jack, *Mémoires Acad. Berlin*, 1754, in Civiale, *Traité aff. calc.*, 1838, p. 280).

Homme. Mort.

Autopsie. — Vessie épaisse, compacte, divisée par un étranglement médian en deux cavités, l'une renfermant beaucoup de sanie sanguinolente et fétide, l'autre supérieure avec un calcul en œuf de poule, moulé sur la poche et envoyant, à travers l'ouverture de communication, un collet mince à l'extrémité duquel était fixée une autre pierre, placée transversalement, par rapport à la première.

Obs. 4 (résumée). — *Calculs enchatonnés* (Holzappel, cité par Morgnagni, Epist. XLII, p. 574).

Holzappel fait mention de 32 calculs, tous enfermés dans des tumeurs propres, et se touchant entre eux au point que, comme les abeilles qui sont dans leurs cellules remplissent le rayon, de même ces calculs, placés chacun dans son alvéole, remplissaient toute la cavité de la vessie, en laissant seulement un petit méat pour l'urine.

Obs. 5. — *Cellule vésicale. Diagnostic fait pendant la vie* (Chopart, *Maladies des voies urinaires*, 1791, p. 52).

Cet homme faisait beaucoup d'efforts tant pour uriner que pour aller à la selle. Son urine sortait par un jet fin et quelquefois bifurqué. Le malade sentait, après avoir fini de pisser, un besoin urgent de rendre encore de l'urine et souvent il en rendait en pressant fortement sur les parois de l'hypogastre, surtout au-dessous du nombril. A la suite d'un excès de boisson de vin, il eut une rétention complète d'urine. Tous ses efforts pour uriner furent infructueux, les bougies ne purent être introduites jusqu'au col de la vessie.

Le lendemain, le ventre était plus tendu et formait à la région ombilicale une élévation plus marquée, circonscrite et ferme comme un ballon. La pression qu'on y faisait avec la main ne causait de douleur que vers le col de la vessie et du côté du rectum et augmentait l'envie d'uriner. Le troisième jour, en pressant le ventre, l'urine commença à sortir; elle était fétide, rouge et d'une chaleur considérable; le dix-huitième jour, le malade put vaquer à ses affaires, mais il resta sujet à des envies fréquentes d'uriner et à rendre peu d'urine à la fois, à moins qu'il ne fît une forte pression sur la région ombilicale ayant le tronc fléchi. Lorsqu'il s'abstenait de faire cette pression, on remarquait au-dessus du nombril une tumeur semblable à celle qui avait paru dans la rétention d'urine.

Elle était indolente et plus apparente, ou soulevait davantage les parois de l'abdomen quand le malade était debout que lorsqu'il était couché et qu'il venait d'uriner. Elle s'amollissait et s'affaissait par la pression, laquelle excitait le besoin d'uriner et la sortie d'une grande quantité d'urine. Après cette évacuation, la tumeur n'était plus visible; l'homme restait douze à quinze heures sans avoir besoin d'uriner. Ensuite il avait des envies fréquentes et rendait peu d'urine, la tumeur redevenait apparente et était plus saillante et plus ferme, quand il avait été plusieurs jours sans aller à la selle.

On demandait par la consultation qu'on donnât son avis sur la nature de cette tumeur et sur les moyens d'y remédier et de faciliter le cours de l'urine.

J'estimai, d'après cet exposé, que la tumeur dont il était question avait son siège dans les voies urinaires et qu'elle était formée par un *amas d'urine dans une poche qui communiquait avec la vessie*, que je croyais semblable à celle qui fait paraître la vessie double, dont les auteurs ont donné plusieurs exemples et qui est produite par une partie de la membrane interne de ce viscère échappée en forme de hernie à travers l'écartement de quelques faisceaux musculeux qui la recouvrent. Tous les phénomènes que présentait cette tumeur autorisaient à porter ce jugement. Elle s'était formée à la suite de difficultés d'uriner; elle avait paru à la région ombilicale à la suite d'une rétention complète d'urine ; sa durée et son accroissement, tant que l'urine n'a point eu d'issue, son indolence, sa diminution, sa mollesse et sa disparition, en y exerçant une pression qui procurait en même temps une évacuation plus abondante de ce liquide, la suppression des envies fréquentes d'uriner jusqu'à ce que la tumeur fût remplie d'urine et reparût à l'ombilic, tout annonçait l'existence d'une poche urinaire différente de la véritable vessie, mais continue avec la cavité de ce viscère qui se remplissait de l'urine portée par les uretères dans cette cavité, d'où elle passait dans celle de la poche contre nature.

Le malade mourut à la suite d'une rétention complète.

L'AUTOPSIE fut faite par Dumas. La vessie lui parut double : elle présentait *deux parties continues en forme de calebasse* et distinctes l'une de l'autre par un sillon transversal. La poche antérieure, moins ample, était enfoncée dans le bassin ; la postérieure, d'un très grand volume et fort élevée, s'étendait jusqu'à l'ombilic et était adhérente en grande partie au péritoine qui tapisse la région ombilicale.

Celle-ci avait des taches gangreneuses, dont une se creva en la touchant ; il en sortit beaucoup d'urine putride. Cette ouverture étant agrandie, il parut une grande capacité dont les parois étaient minces et au fond de laquelle se trouvait une matière purulente très fétide ; elle était séparée de la capacité antérieure par une cloison membraneuse, étroite, située dans la direction du sillon extérieur et percée dans le milieu, où était un large trou par lequel ces deux cavités communiquaient entre elles. La prostate était d'un volume double de celui de l'état naturel. L'urèthre était si rétréci à sa partie membraneuse qu'on n'y passait qu'avec peine un stylet. La vraie vessie était antérieure, saine ; elle avait ses parois épaisses, plusieurs rides et quelques cellules à sa tunique interne ; les orifices des uretères s'y trouvaient dans le lieu ordinaire ; à son sommet et près de la partie où s'attache l'ouraque, il vit la même cloison membraneuse ouverte dans le milieu et qui en séparait la cavité de celle de la poche vésicale dont il a été parlé. Malgré l'état de pourriture de ce sac, il reconnut que ses parois avaient beaucoup moins d'épaisseur que celles de la vessie et qu'elles n'étaient formées que de membranes.

OBS. 6. — *Calcul engagé dans l'urèthre. Rétention d'urine. Cellule rompue. Fistule urinaire consécutive* (CHOPART, *loc. cit.*, p. 58).

Un homme d'environ 40 ans, après avoir eu pendant quelque temps des difficultés d'uriner accompagnées de douleurs assez vives, eut une rétention totale d'urine.

Il ne tarda pas à se former à la partie moyenne antérieure et inférieure du ventre, une tumeur qui fut prise pour un abcès et dont l'ouverture spontanée laissa sortir une grande quantité de pus et d'urine mêlés ensemble. Dès ce moment, cet homme se sentit soulagé. Une partie de l'urine reprit son cours par les voies ordinaires, et l'autre continua de s'échapper par la crevasse de l'abcès qui se rétrécit peu à peu et dégénéra en une ouverture fistuleuse, dont les bords se froncèrent comme l'ouverture d'une bourse. Cette fistule devint la voie que prirent les urines ; mais comme elle tendait toujours à se rétrécir et que souvent même elle se fermait en entier, le malade resta sujet à de nouvelles difficultés d'uriner et à des rétentions totales d'urine qui n'étaient pas de longue durée, mais occasionnaient des douleurs plus ou moins fortes. On a plusieurs fois essayé de lui passer une sonde dans la vessie, par l'urèthre. Les tentatives faites à cet égard ont été infructueuses, les sondes et les bougies ne pénétraient qu'à très peu de distance.

L'ouverture de son cadavre a fait voir qu'une pierre s'étant engagée dans le col de la vessie, était venue occuper la partie membraneuse de l'urèthre. La vessie en contenait diverses autres petites qui n'offraient rien de particulier. L'ouverture fistuleuse était à la partie la plus élevée de ce viscère, près l'ouraque : elle communiquait avec la fistule des téguments par un canal de deux travers de doigt de longueur.

OBS. 7. — *Vessie à poches* (MORGAGNI, in CHOPART, *Mal. v. ur.*, éd. 1830, p. 363).

Homme dont la vessie porte, au côté droit du sommet, deux cellules rondes de la grosseur d'une cerise, dont l'orifice est de la taille d'une graine de lupin. Les parois semblent avoir la même structure que celles de la vessie.

OBS. 8. — *Entérocèle intravésicale* (CLOQUET, in CHOPART, *Mal. des voies urinaires*, 1791).

Homme, 60 ans, portait une hernie d'une anse intestinale contenue dans un sac enfermé dans l'épaisseur de la paroi vésicale. C'était une tumeur arrondie, grosse comme une noix, située à la partie supérieure de la vessie, saillante dans la cavité de celle-ci et recouverte par la muqueuse. La surface interne de la tumeur était tapissée par le péritoine et contenait une portion de l'iléon qui semblait y être étranglée. Le collet, au niveau du sommet de la vessie, était fort étroit, circulaire, à bords tranchants : c'était un vrai collet mince, ferme et résistant, formé uniquement par le péritoine et analogue à ceux qu'on trouve dans les hernies inguinales anciennes. Ce sac figurait, somme toute, un diverticule retourné.

Obs. 9. — *Diverticule déterminé par un calcul formé autour d'un corps étranger* (Morgagni, in Chopart, *Mal. v. ur.*, éd. 1830, I, p. 363).

Homme, paysan, deux ans avant sa mort, s'introduit une aiguille à cheveux dans l'urèthre. Elle se fixe dans une direction transversale. Sa pointe se fiche dans la paroi du côté gauche du bas-fond, la tête se tourne vers la partie droite du sommet de la vessie. La tête s'incruste de matière calcaire et forme une pierre de la grosseur d'une petite noix : elle se trouve enfermée dans un sac de forme carrée, produit par l'extension de toutes les tuniques de la vessie. Ce sac communique avec la cavité du viscère par une ouverture presque aussi large que la cavité.

Obs. 10. — *Vessie à plusieurs cellules* (Heister, in Chopart, *Mal. v. ur.*, éd. 1830, p. 364).

Homme adulte.

La vessie contient plusieurs poches : la plus grande est située à droite, à la face postérieure; une, de grandeur moyenne, est à gauche; une autre siège au sommet, près de l'ouraque; enfin, plusieurs petites commencent à la paroi postérieure.

Obs. 11. — *Diverticules congénitaux symétriques.* (Chopart, *loc. cit.*, 1791, p. 57).

Homme, 68 ans : dysurie, symptômes de calculs antérieurs. Reins malades. Uretères dilatés. Vessie énormément dilatée, avec peu d'urine. Elle remplit le bassin jusque vers l'ombilic. Sur les côtés, deux poches communiquent. La gauche, la plus grande, peut contenir une chopine d'urine trouble. Au bas-fond, près du trigone, est une pierre lisse, grise, grosse comme un œuf.

Les poches sont séparées de la vessie par une cloison membraneuse avec ouverture circulaire au milieu.

L'orifice gauche est le double du droit.

La poche droite ne contient ni graviers ni urine purulente ; la gauche contient, au contraire, de l'urine purulente et des graviers. La paroi a 4 à 5 lignes d'épaisseur comme la vessie : elle comprend des fibres musculeuses continues avec celles de la vessie, mais plus rares, plus écartées, plus obliques. Les deux uretères s'ouvrent dans la vessie, près de l'orifice des poches.

Le col est sain, le canal de l'urèthre libre, la prostate peu volumineuse.

Chopart pense que, seule, la présence d'une pierre portée vers le col de la vessie et causant de la dysurie a déterminé la formation de cette poche. Nous pensons plutôt qu'il s'agit là de diverticules congénitaux symétriques.

Obs. 12. — *Pierre fixée dans le col de la vessie d'un enfant* (Chopart, *loc. cit.*, p. 60.)

Un garçon nouveau-né a marqué par ses cris, quelques jours après sa naissance, qu'il souffrait dans le ventre. La manière dont il urinait a fait penser qu'il avait la pierre ; tantôt il avait des incontinences d'urine, tantôt douze heures se passaient sans qu'il pût en rendre une goutte. A 5 ans et demi, il eut une rétention complète d'urine ; son ventre était tendu et douloureux, principalement à la région hypogastrique ; le quatrième jour, l'enfant ne rendait pas encore une goutte d'urine. Le cinquième jour il se forma, dans le centre de la tumeur ombilicale, une ouverture de cinq à six lignes de diamètre par laquelle les urines, mêlées de pus, coulèrent abondamment. Les accidents diminuèrent et l'ouverture ombilicale resta fistuleuse et fut la seule voie par laquelle l'urine continua de s'écouler.

M. Eustache fit, en mai 1787, l'extraction de la pierre à travers une incision au périnée. La pierre avait la forme d'un gros cornichon, dont l'extrémité plus étroite était engagée dans l'urèthre. Elle avait à peu près trois pouces de longueur et un pouce et demi d'épaisseur ; elle était légèrement concave du côté du pubis et convexe vers le rectum.

Après l'extraction de la pierre, les urines commencèrent à sortir par la plaie ; en peu de temps, l'ouverture fistuleuse par laquelle elles étaient passées pendant un an, se ferma. Le trente-deuxième jour de l'opération, les urines commencèrent à reprendre leur cours par la verge et dix jours après, sortirent entièrement par cette voie.

Il n'avait point ressenti, depuis la fin de juin, aucun symptôme de son ancienne infirmité, quand il mourut en décembre de la même année.

L'autopsie n'a pas été faite.

Obs. 13. — *Quatre cellules vésicales* (pièce du musée Dupuytren, n° 66).

Vessie d'un homme sur laquelle on observe *quatre tumeurs* variables en volume, depuis celui d'une grosse noisette jusqu'à celui d'une noix. Ces petites hernies tuniquaires de la muqueuse vésicale à travers les fibres musculaires siègent, l'une au niveau du sommet de l'organe, c'est la moins volumineuse, les trois autres sont situées sur les parois latérales et postérieures, au niveau de l'insertion des uretères, une seule sur le côte droit, deux sur le côté gauche.

OBS. 14. — *Cellule de la grosseur d'un œuf* (pièce du musée Dupuytren, n° 67).

Vessie d'un homme à la face postérieure de laquelle on observe, à 2 centim. environ de l'insertion de l'uretère droit, une *tumeur* du volume d'un œuf ordinaire. Cette tumeur est lisse, arrondie, constituée par une hernie de la muqueuse à travers la membrane musculeuse ; elle est en communication avec le réservoir urinaire par un pédicule assez court et étroit (professeur CRUVEILHIER, 1838).

OBS. 15. — *Vessie à cellules* (pièce du musée Dupuytren, n° 68).

Sur cette pièce, à la partie postérieure de la vessie, au niveau de l'insertion des uretères, existe une *cavité ampullaire* du volume d'un petit œuf de poule qui est produite par la hernie de la muqueuse vésicale à travers la tunique musculeuse. La pièce a été préparée par insufflation et dessiccation et l'on constate que l'orifice de communication est très bien délimité.

OBS. 16. — *Trois cellules dans une vessie* (pièce du musée Dupuytren, n° 69).

Sur cette vessie, *trois hernies tuniquaires* de la muqueuse ; elles siègent, comme c'est la règle générale, au niveau de l'insertion des uretères ; une seule de ces hernies s'observe du côté droit, les deux autres sur le côté gauche.

OBS. 17. — *Cellule d'un volume égal à celui de la vessie* (pièce du musée Dupuytren, n° 71).

Sur cette vessie, qui a été trouvée en 1827 dans les amphithéâtres de dissection, on constate qu'il existe, au niveau du bas-fond de la vessie, *une cavité secondaire*, hernie tuniquaire, qui communique avec la vessie par un orifice d'environ 1 centim. de diamètre. Cette cavité secondaire, formée par la muqueuse vésicale, doublée d'une couche épaisse de tissu cellulaire condensé, enflammé, a une capacité aussi considérable que la vessie.

Obs. 18. — *Hernie de la membrane interne de la vessie* (Robert, *Bulletins de la Société anatomique*, année 1827, p. 257).

Sur le cadavre d'un homme de 60 ans, j'ai trouvé à la face interne de la vessie, de nombreuses colonnes ; entre elles, des enfoncements terminés en culs-de-sac, de grandeur et de forme variables ; sur les côtés de sa face postérieure, *deux ouvertures* arrondies pouvant permettre l'introduction du pouce. La droite conduisait dans une petite poche de capacité à loger une aveline, et la gauche dans une cavité beaucoup plus vaste pouvant admettre un gros œuf, lisse à sa face interne, à parois très minces et formées seulement par un prolongement de la membrane muqueuse qui tapisse la vessie. On ne pouvait y apercevoir de traces de fibres charnues, qui paraissaient se terminer assez brusquement au contour de l'orifice que j'ai indiqué.

Cette poche n'était pas formée par la dilatation de l'extrémité inférieure des uretères, car on apercevait, au-dessous d'elle, les orifices de ces conduits aux angles postérieurs du trigone. On ne peut s'empêcher de reconnaître dans ce vice de configuration, une hernie de la membrane muqueuse de la vessie à travers ses fibres charnues.

L'obstacle au cours régulier de l'urine se trouvait à la prostate, dont un des lobes offrait un volume trois fois plus considérable qu'il ne l'est dans l'état ordinaire.

Obs. 19. — *Études sur les vessies à cellules* (Robelin, th. Paris, 1886, obs. 9).

Bérard aîné a montré récemment à la Société un nouvel exemple de ce genre d'altération de la vessie. La face interne de cet organe et celle de la poche, avec laquelle elle communiquait, étaient couvertes d'un grand nombre d'eschares gangreneuses qui paraissaient n'intéresser que leur membrane muqueuse seule.

Obs. 20. — *Vessie à cellules* (Thouret, *Bulletins de la Société anatomique*, mars 1828).

Vessie et urèthre d'un homme qui a succombé à une infiltration urineuse des bourses. Il existe vers le milieu de l'urèthre, une crevasse dont les bords sont gangrenés.

Au niveau du bulbe se trouve un rétrécissement fibreux, long d'environ cinq lignes et situé sur la paroi gauche du canal. A droite et à la même hauteur, trois petits calculs renfermés dans une poche, concourent encore à rétrécir le canal qui, à partir de ce point, est très dilaté jusqu'au col de la vessie. Cet organe présentait des brides charnues très épaisses et plusieurs *poches* dans ses parois.

Obs. 21. — *Vessie à cellule du sommet* (Ripault, *Bulletins de la Société anatomique*, 19 décembre 1833).

Vessie qui offre à son sommet une dilatation formant une loge particulière. L'organe est hypertrophié dans quelques points, aminci dans d'autres, au point qu'il s'est formé des crevasses, d'où sont résultés des abcès auxquels le malade a succombé.

Obs. 22 (résumée). — *Vessie à cellules. Étranglement de la vessie formant tumeur* (Bassereau, *Acad. méd.*, 15 janv. 1833, in Civiale, *Traité mal. org. gén.*, nov. 1860, t. III, p. 27).

Homme. Rétention d'urine. Cathétérisme très difficile. Émission d'une grande quantité d'urine. La vessie continue, après cette évacuation, à faire au-dessus du pubis une saillie considérable. Mort.

Autopsie. — La tumeur abdominale est formée par la vessie enclavée et étranglée au détroit supérieur du bassin. A droite et à gauche de sa face postérieure, des ouvertures communiquent avec des cellules de différentes grandeurs. A droite, derrière le trigone, une de ces ouvertures conduisait dans une poche semblable à la vessie et qui aurait pu contenir la tête d'un enfant. Les parois de cette poche présentaient des colonnes charnues entre-croisées; urèthre libre avec une fausse route.

Les désordres sont surtout étendus dans la poche postérieure.

Obs. 23 (résumée). — *Diverticules de la vessie* (Bassereau, *Med. Zeit.*, 1833, n° 12, in Civiale, *Traité aff. calc.*, 1838, p. 279).

Homme. Strangurie. Mort.

Autopsie. — A la paroi postérieure, du côté droit de la vessie, trois ouvertures dont chacune conduit dans une poche grosse comme un œuf. En avant et à gauche, plusieurs orifices analogues communiquant avec des poches moins grandes. A l'insertion de l'uretère droit, sac gros comme une tête d'enfant.

Obs. 24. — *Perforation vésicale consécutive à une cellule* (Mercier, *Bulletins de la Société anatomique*, 1835, p. 11).

Pièces d'hypertrophie de la prostate et des parois de la vessie.

Celle-ci offre, à sa partie gauche et en arrière, une *perforation* qui s'ouvre au-devant du rectum.

Mercier pense que cette ulcération est spontanée et n'est point le résultat de la sonde. Il se fonde sur ce que l'instrument n'est resté en place que trois jours, qu'il était en gomme élastique, et surtout sur ce que la muqueuse paraît se continuer dans l'ouverture anormale.

Il s'explique cette circonstance en admettant que la muqueuse a fait hernie à travers les fibres de la musculeuse, puis s'est ulcérée. Il s'appuie encore sur la présence d'un assez grand nombre de petites poches, telles que celles que l'on rencontre dans la vessie des individus qui ont présenté des obstacles à la libre émission des urines.

Mort de péritonite. Un litre et demi de pus dans le petit bassin.

OBS. 25. — *Vessie à cellules. Pus dans la cellule. Muqueuse ulcérée dans la cellule* (MERCIER, *Bulletins de la Société anatomique*, 1836, p. 236).

Cette pièce a été recueillie par Petit, élève à Bicêtre, sur un vieillard qui, depuis longtemps, rendait ses urines goutte à goutte. Il y a vingt-cinq ans environ, on essaya de pénétrer dans sa vessie au moyen d'une sonde, mais on ne put y arriver, et, depuis ce temps, toutes les tentatives de cathétérisme que l'on a faites furent inutiles. A L'AUTOPSIE, on trouva, immédiatement au-dessus du bulbe, à l'extrémité inférieure de la portion membraneuse, un rétrécissement tel, qu'un stylet n'y put pénétrer. On ne put y introduire qu'une soie de sanglier. En examinant la face postérieure de la vessie, on vit une *poche* assez ample qui était recouverte par le péritoine. En pressant sur cette poche, le pus dont elle était remplie refluait dans la vessie par quatre ouvertures de une ligne à deux lignes de diamètre, arrondies, revêtues par la muqueuse de la vessie jusqu'au foyer purulent où elle se rendait; une entre autres a une direction très oblique en bas et en arrière : elles sont constituées à deux pouces au-dessus des uretères, un peu à droite, sur la face postérieure de la vessie et distantes les unes des autres de deux à trois lignes. Le foyer pourrait contenir un petit œuf de poule ; il est anfractueux, sa paroi antérieure est formée par la membrane musculeuse de la vessie, et certains faisceaux charnus y font des brides au-dessous desquelles on peut passer un stylet. On trouve également des fibres musculaires, mais moins prononcées, sur la paroi postérieure. La face interne de la vessie présente assez grand nombre de *cellules ;* deux, entre autres, situées un peu plus bas que les perforations décrites, ont leur *muqueuse ulcérée*, de sorte qu'elles communiquent entre elles au-dessous d'une colonne charnue qui a trois lignes d'épaisseur.

OBS. 26. — *Cellule plus volumineuse que la tête d'un fœtus à terme* (MERCIER, *Bull. Soc. anat.*, 1838, p. 284).

Malade entré à l'hospice de Bicêtre, le 28 mars 1838, pour une pleurésie. Troubles urinaires depuis quelques mois. Pour faciliter l'excrétion des urines, le malade était obligé de comprimer la région hypogastrique. Cathétérisme difficile et douloureux, urines fétides et sanguinolentes.

Lorsqu'elles ont cessé de couler, on remarque qu'il reste encore à droite de la région hypogastrique une *tumeur* dure, point douloureuse à la pression. Pendant que la sonde est dans la vessie, on peut, à force de pression, faire sortir environ une pinte d'urine très fétide, encore la tumeur ne s'affaisse-t-elle pas complètement. Le cathétérisme fut toujours difficile et douloureux. La cystite devient de plus en plus intense et la mort survint le 8 avril. Le bassin était rempli par *une poche plus volumineuse que la tête d'un fœtus venu à terme*, poche que l'on prit d'abord pour la vessie, mais qui ne l'était pas, car on trouva ensuite celle-ci refoulée à gauche et réduite au volume d'un œuf de dinde. La vessie a des parois très épaisses ; la couche charnue, qui est très rouge, a cinq lignes d'épaisseur. La membrane muqueuse est mamelonnée, noirâtre, présente çà et là de petits enfoncements que je désigne sous le nom d'alvéoles. Deux de ces enfoncements avaient été pris pour les embouchures des uretères, mais comme ils n'occupaient pas tout à fait le lieu où ces canaux viennent s'ouvrir, je soupçonnai une erreur et découvris les véritables orifices. Ces canaux étaient dilatés. Sur la paroi droite de la vessie, à quatre lignes au-dessus de l'uretère de ce côté, je trouve une ouverture de dix-huit lignes de circonférence, de six lignes environ de diamètre et aboutissant dans la large poche dont il a été question.

Près de cet orifice, la muqueuse se fronce pour y pénétrer ; elle se continue dans la cavité accessoire sans interruption, mais aussi sans présenter la moindre saillie ; elle y est parfaitement lisse, de couleur violacée et se décolle facilement. Bresmard dit qu'à l'état frais, on trouvait au-dessous, çà et là, de la matière purulente concrète. Il trouva à l'intérieur un liquide brun jaunâtre et une multitude de calculs extrêmement petits. La structure de ces parties fixa particulièrement mon attention.

J'ai déjà dit quelle était l'épaisseur de la couche musculaire de la vessie. Cette épaisseur augmentait encore près de l'orifice de communication. En cet endroit, des fibres charnues longitudinales, partant du sommet de la vessié, formaient deux gros faisceaux descendant l'un au-devant, l'autre en arrière de cet orifice, qu'ils embrassaient comme l'anus est embrassé par son sphincter externe.

Des intervalles interfibrillaires de ces faisceaux sortaient des fibres clairsemées qui, se portant transversalement sur la poche accessoire, formaient une couche musculeuse extrêmement mince. Cette couche perdait insensiblement sa couleur rouge, devenait tout à fait blanche après sept ou huit lignes de trajet, et me parut former à la poche une membrane distincte d'apparence fibreuse et fasciculée.

Je trouvai donc de dehors en dedans : 1° le péritoine ; 2° une membrane sous-péritonéale ; 3° la membrane musculo-fibreuse que je viens de décrire ; 4° le tissu cellulaire sous-muqueux que je pus partager lui-même en plusieurs lamelles susceptibles d'être isolées très loin ; 5° enfin la muqueuse. Toutes ces couches formaient en tout une épaisseur d'une ligne et demie.

De ce que la vessie était inclinée à gauche et était refoulée de ce côté, il résultait : 1° que pour y aboutir, l'uretère gauche se dirigeait de haut en bas et de dedans en dehors. Le droit, au contraire, rampait pendant longtemps et très obliquement entre la poche accessoire et le péritoine, avant de rejoindre la partie latérale correspondante de la colonne vertébrale. Le canal déférent de ce côté était aussi, pendant longtemps, en rapport avec la face postérieure de cette poche ; 2° lorsque la vessie était placée verticalement, la paroi inférieure de la cavité accessoire descendait plus bas que la prostate, de sorte qu'il faut nécessairement admettre que celle-ci était inclinée de haut en bas et de gauche à droite.

La prostate n'est pas très volumineuse et ne formait pas au-dessus de l'urèthre une saillie assez considérable pour intercepter complètement le passage de l'urine.

La prostate, dit Bresmard, était entourée d'un tissu cellulaire infiltré de pus qui s'étendait jusqu'aux vésicules séminales.

La portion membraneuse du canal était ecchymosée et paraissait avoir été éraillée par la sonde. Il était sain dans le reste de son étendue.

OBS. 27. — *Trois cellules vésicales* (pièce du musée Dupuytren, n° 72, provenant de BARTH, 1842).

Trois vastes *cellules*, deux à droite, une à gauche, situées au niveau des uretères correspondants, un peu au-dessus, cependant, à droite. Volume égal à celui d'un œuf de dinde. Les deux tumeurs de gauche sont accolées, de manière à ne former en apparence qu'une seule masse ; mais incisées, on constate qu'elles sont constituées par deux poches parfaitement isolées et dont les parois sont adossées. Ces poches sont superposées l'une à l'autre, la supérieure est la moins grande, l'inférieure égale la capacité d'une vessie très dilatée ; ces trois cavités communiquent isolément dans la vessie principale par une ouverture de 1 centim. et demi de diamètre. Leur paroi est constituée par la muqueuse hypertrophiée, mais on ne retrouve pas de fibres musculaires.

OBS. 28. — *Vessie à cellule pouvant contenir un œuf de poule* (pièce du musée Dupuytren, n° 73, provenant de VOILLEMIER).

Valvule musculaire transversale de Mercier au niveau du col de la vessie. Muqueuse présentant un grand nombre de plis rayonnés. A l'angle supérieur du trigone vésical, existe dans la vessie un orifice arrondi, d'environ 1 centim. de diamètre, qui communique avec une large *cavité* capable de loger un œuf de poule et dont la paroi est assez épaisse.

OBS. 29. — *Vessie à cellules* (pièce du musée Dupuytren, n° 74, provenant de VOILLEMIER).

La vessie, au niveau de son bas-fond, à gauche, présente une perforation d'environ 2 millim. dans laquelle est introduite une petite baleine. Cette perforation, *hernie tuniquaire* de la muqueuse, communique dans une petite cavité qui fait relief à la surface externe de la vessie. La prostate est peu volumineuse, plutôt atrophiée ; point de rétrécissement de l'urèthre.

OBS. 30 (résumée). — *Calculs enkystés* (WILSON, in CIVIALE, *T. aff. calc.*, 1838, p. 302).

Homme, 74 ans, calculeux, sans symptômes graves. La sonde fait sentir le calcul. Spontanément, rejet de graviers. La prostate s'engorge. Vingt ans après, les symptômes calculeux reparaissent. Wilson sent le calcul. Mort.

AUTOPSIE. — Deux calculs dans des kystes vésicaux qui ne renfermaient qu'une partie de chacun d'eux : la portion enkystée est lisse, polie, formée d'oxalate de chaux. La partie vésicale est constituée par une couche de phosphate.

Reins atteints de néphrite calculeuse.

OBS. 31 (résumée). — *Vaste cellule latérale de la vessie* (CIVIALE, *T. aff. calc.*, 1838, p. 284).

Homme, 61 ans ; douleurs néphrétiques à plusieurs reprises depuis vingt ans ; chaque fois, elles avaient cessé après l'expulsion spontanée de nombreux graviers. Difficultés d'uriner, douleurs à l'émission des urines, quelquefois hématurie. La sonde révèle un calcul. Urine purulente, besoins fréquents d'uriner. Rétrécissement de l'urèthre. Lithotritie, pierre brisée en plusieurs fragments ; la pierre ne peut être saisie dans les deux premières séances et les douleurs augmentent. Sept autres séances ne peuvent amener le broiement total du calcul. Douleurs dans l'hypochondre droit. État général mauvais. Mort.

AUTOPSIE. — Rein droit atrophié, uretère droit dilaté. Rein gauche dilaté, uretère correspondant dilaté supérieurement, mais rétréci par une bride à deux pouces du bassinet. Prostate normale.

La vessie semble bilobée par la présence d'une vaste cellule latérale droite, dont les parois sont aussi épaisses que celles de la vessie. On incise le corps principal : il en sort une urine bourbeuse, purulente, blanchâtre, fétide. On y trouve des fragments de calcul. Les parois vésicales ont quatre lignes d'épaisseur et la surface interne présente de nombreuses colonnes.

La cavité a un orifice circulaire d'un demi-pouce communiquant avec une cellule dont l'amplitude égale presque celle de la vessie et qui contient des débris de calcul. Les parois ne présentent pas de musculeuse. La muqueuse est noirâtre sans autres altérations que de légers épaississements.

OBS. 32 (résumée). — *Diverticules multiples de la vessie* (CIVIALE, *T. aff. calc.*, 1838, p. 287).

Homme, 65 ans, troubles vésicaux anciens. Pierre reconnue à l'exploration. Mictions difficiles. L'urine, fétide, sort lentement. Grande irritabilité vésicale. Accès de fièvre fréquents. Atteinte profonde de l'état général. Mort.

AUTOPSIE. — Reins dilatés, foyers purulents. Uretères normaux.

Vessie un peu dilatée, à parois normales, avec deux poches latérales un peu en dehors des orifices uretéraux : la gauche est de la grosseur d'un œuf, la droite moins grande. L'orifice de la première est de la grandeur d'une pièce d'un franc, l'orifice de l'autre est moins large.

Pertuis double vers la portion de vessie correspondant à la partie postérieure de la prostate et vers la portion où commence l'urèthre. Il s'écoula par ce pertuis du pus mêlé de petits graviers noirâtres. Par cet orifice on arrive dans une cavité de la grosseur d'une aveline, ménagée dans l'épaisseur de la paroi, tapissée de muqueuse semblable à celle de la vessie et non enflammée. La deuxième cavité a un orifice analogue, simple, avec du pus et deux graviers noirs ; elle est tapissée d'une muqueuse rosée.

OBS. 33 (résumée). — *Calculs intermittents. Vessies à cellules* (CIVIALE, *Tr. aff. calc.*, 1838, p. 293).

Homme, 68 ans, vieux calculeux et cachectique. La vessie se vide incomplètement. Mictions difficiles. Lithotritie infructueuse. Dans plusieurs séances successives on sent tantôt plusieurs calculs, tantôt un seul, ce qui fait songer à des calculs intermittents. Cystotomie faite par Dupuytren. Extraction de deux calculs. Mort.

AUTOPSIE. — Vessie présentant plusieurs cellules. Dans l'une était une pierre grosse comme une noix et qui avait échappé à l'opérateur.

OBS. 34 (résumée). — *Vessie à cellules* (CIVIALE, *Tr. aff. calc.*, 1838, p. 296).

Homme, 77 ans, symptômes de calculs. Plusieurs calculs sentis à l'exploration. Nombreuses séances de lithotritie.

Le nombre des calculs sentis varie chaque fois, d'où la notion d'une vessie à cellules, avec calculs intermittents.

Affaiblissement général. Mort.

AUTOPSIE. — Capacité vésicale diminuée, muqueuse rouge avec un lacis de saillies déposées irrégulièrement, de longueur et de direction variées, constituant des colonnes énormes.

Au niveau du bas-fond, entre les colonnes, beaucoup de cellules de capacités diverses, quelques-unes avec calcul, les plus petites avec de l'urine seulement. L'orifice ne répond pas à la dimension de la cellule ; il est caché par le rapprochement des colonnes pendant l'affaissement des parois ; mais, si on les écarte, on voit une ouverture arrondie, tapissée par un prolongement de la muqueuse.

Les cellules ont des parois minces, surtout celles qui ont acquis le plus grand développement, et dépassent le plan extérieur des fibres musculaires, tandis que les plus petites sont recouvertes par ce plan.

Prostate augmentée de consistance et de volume. Urèthre normal.

Obs. 35 (résumée). — *Calcul intermittent* (Wilson, in Civiale, *Tr. aff. calc.*, 1838, p. 302).

Homme, 80 ans. Depuis 35 ans, symptômes calculeux peu violents, intermittents ; mais l'exploration reste longtemps négative.

Wilson sent enfin le calcul. Mort peu après.

Autopsie. — Large orifice passant de la vessie dans une cavité entourée, d'un côté, par le péritoine un peu épaissi, de l'autre, par les muscles de l'abdomen. La cavité contenait un calcul de quatre onces. Circonférence d'ouverture ulcérée et assez large pour permettre au calcul de passer spontanément dans la vessie.

Obs. 36 (résumée). — *Cellules multiples avec calculs* (Nourse, in Civiale, *Tr. aff. calc.*, 1838, p. 301).

Homme, calculeux depuis longtemps. Après l'emploi du remède de Stephens, il cesse de souffrir. Le caillou précédemment senti n'est pas retrouvé. Mort.

Autopsie. — La paroi vésicale contenait six kystes avec neuf calculs.

Obs. 37 (résumée). — *Calcul dans un diverticule de la vessie* (Rayer, *Maladies des reins*, LIX, fig. 2).

Homme âgé, atteint depuis longtemps d'une dysurie intense : il n'avait amais voulu laisser explorer sa vessie. Quelques jours avant sa mort, il est exploré : on sent un calcul que l'on juge petit et fixé.

Double néphrite, mort.

Autopsie. — Vessie à muqueuse ardoisée, brunâtre dans la plus grande partie de son étendue, surtout dans les points contigus au calcul. Musculeuse hypertrophiée et rougeâtre. Prostate volumineuse, uniformément. Diverticule (pl. IV, fig. 1) du sommet de la vessie dans lequel est enchatonné un gros calcul conique. La partie la plus étroite du calcul fait sailllie dans la vessie, c'est elle qu'on avait sentie, seule, à l'explorateur. Le collet de la cellule est appliqué sur la surface du calcul, mais il n'y imprime pas de sillon : le calcul n'est pas en sablier. Dans la figure, la vessie est ouverte suivant un plan vertical antéro-postérieur et étalée : un pont de substance vésicale a été laissé pour montrer les rapports du calcul avec la loge et son collet.

OBS. 38 (résumée). — *Vessie à cellules multiples* (RAYER, *Maladies des reins*, pl. LIX, fig. 1).

Homme, âgé.

AUTOPSIE. — Vessie à musculeuse hypertrophiée. Prostate volumineuse.

A la paroi postérieure et sur les côtés se trouvent un grand nombre de loges de tailles diverses, dont plusieurs sont occupées par des calculs.

Du côté droit, vers la partie supérieure de la vessie, en dedans de l'uretère droit qui longe la paroi externe, est un grand diverticule (pl. V, fig. 1). Il renferme plusieurs calculs, dont un très volumineux. Cette poche communique avec la vessie. Sa paroi est constituée par la muqueuse revêtue du péritoine.

Rayer la considère comme une hernie de la muqueuse.

Dans la figure, la vessie est sectionnée suivant un plan vertical antéro-postérieur et étalée.

OBS. 39. — *Vessie à cellules. Abcès des parois de la vessie. Hypertrophie de la prostate* (COMIN, *Bull. Soc. anat.*, 1840, p. 365).

D..., entre à l'hôpital le 28 juin 1840. Il a eu une rétention d'urine en 1820. Actuellement sa vessie, distendue, dépasse l'ombilic de 2 centim.. Elle est dirigée de bas en haut et de dedans en dehors et à gauche. Elle offre la sensation d'une tumeur dure. On lui passe plusieurs fois des sondes en argent et en gomme. Mort le 29 juillet.

AUTOPSIE. — Le péritoine est dans toute son étendue épaissi et cassant. Sur la face postérieure et sur les parties latérales, il a une épaisseur de plusieurs centimètres ; à sa partie inférieure, on remarque une ouverture à bords déchiquetés, minces et blanchâtres. C'est une véritable ulcération de la séreuse à travers laquelle on fait sortir de l'urine quand on presse sur la vessie. La vessie, appliquée contre la paroi abdominale par le péritoine qui fait à l'intérieur de l'abdomen un relief pyriforme, se prolonge jusqu'au-dessus de l'ombilic. Incisée, la vessie a une cavité moins considérable qu'on aurait pu le croire d'après sa distension habituelle pendant la vie. Ses dimensions ne dépassent pas de beaucoup celles d'une vessie ordinaire. La muqueuse est d'un noir grisâtre, assez lisse, et forme un grand nombre de cellules plus ou moins considérables, dans l'intervalle des fibres écartées de la membrane musculeuse. Trois de ces *cellules*, situées un peu au-dessus du bas-fond de la vessie, présentent surtout une disposition remarquable. On ne voit pas dans leur fond la muqueuse herniée, et si on y fait passer un stylet, on arrive dans une large cavité surajoutée à la vessie multiloculaire et disposée entre le péritoine et la membrane musculeuse; c'est aussi dans cette espèce de vessie supplémentaire qu'aboutit immédiatement l'ulcération dont il a été parlé et qui a été déjà remarquée par la cavité abdominale. Quand elle a été largement ouverte, on voit les tractus cellulaires fort nombreux qui unissent la membrane séreuse à la musculeuse, baignés d'un liquide purulent, oléagineux, noirâtre, d'une odeur infecte, et on peut constater que le sommet pyriforme de la vessie, qui dépassait l'ombilic, était entièrement formé par cette large cellule remplie d'urine et de pus et qui porte seule des traces irrécusables d'inflammation.

La prostate est hypertrophiée.

Conclusions. — Il y a eu d'abord, par suite de distensions successives, hernie de la membrane muqueuse à travers la musculeuse et formation de cellules; puis la muqueuse qui les tapissait a été rompue, l'urine s'est infiltrée entre le péritoine et la membrane musculeuse, de là dans la cavité interstitielle.

La cause des rétentions ne s'explique pas suffisamment par l'état de la prostate.

Obs. 40. — *Vessie à cellules multiples* (Demeaux, *Bull. de la Soc. anat.*, 1842, p. 14).

Vessie multiloculaire sur laquelle on voit manifestement que les diverses *poches* accessoires sont dues à une hernie de la muqueuse à travers les fibres musculaires, comme l'ont indiqué Morgagni et Cruveilhier. La plus volumineuse de ces poches est placée en haut, deux autres plus petites occupent la région postérieure, et enfin les deux dernières, intermédiaires aux précédentes pour le volume, siègent sur le bas-fond.

Mercier fait remarquer qu'il est rare de voir sur la paroi postérieure de la vessie une poche accessoire formée exclusivement par la membrane muqueuse ; comme dans ce point la membrane musculaire est formée de deux couches superposées, il arrive le plus ordinairement que la couche superficielle s'écarte pour laisser passer la muqueuse doublée par la couche musculeuse profonde.

Obs. 41. — *Quatre cellules vésicales* (Pigné, *Bull. de la Soc. anat.*, 1842, p. 53).

Pigné montre une vessie recueillie chez un homme qui a succombé à l'Hôtel-Dieu, dans le service de Denonvilliers. Le volume est énorme. La paroi interne est rugueuse et épaissie. On y remarque quatre ouvertures circulaires d'un diamètre inégal, mais admettant facilement un doigt et communiquant chacune isolément avec des *diverticulums* distincts, dont l'un a le volume de la tête d'un enfant. Ces poches sont placées sur les parties latérales et leurs parois sont considérablement hypertrophiées. On n'a eu sur les symptômes aucun renseignement précis. L'urine contenait seulement une telle abondance de mucosités que la sonde en était à chaque instant obstruée. Les poches existent surtout sur la partie latérale.

Obs. 42. — *Vessie à cellules. Calcul enchatonné* (pièce du musée Dupuytren, n° 76).

Sur cette pièce, la vessie a une capacité assez considérable. Parois hypertrophiées. Au sommet, il existait plusieurs *cellules* assez petites, une autre cellule s'observe au niveau du bas-fond, dans laquelle est contenu un petit calcul probablement d'oxalate de chaux.

L'orifice de la cellule est assez étroit, et c'est à travers cet orifice que s'engage un point rétréci de ce calcul.

Obs. 43. — *Cellules. Calcul enchatonné* (pièce du musée Dupuytren, n° 77).

Parois hypertrophiées, cavité très réduite ; il existe aussi des *cellules* et, dans l'une d'elles, est logé un *calcul* oblong volumineux.

Obs. 44. — *Vessie à cellules. Calculs très nombreux* (pièce du musée Dupuytren, n° 78, provenant de Maisonneuve, in *Soc. de Chir.*, 1885, t. VI, p. 265).

Vessie d'un homme qui était affecté de rétention d'urine. Il existe au niveau du col de la vessie une valvule très proéminente (de Mercier). Toute la cavité vésicale, à l'exception du trigone, présente de nombreuses *cellules*.

Il existait dans cette vessie un très grand nombre de calculs, environ trois cents, sphériques, très petits, d'un diamètre qui varie de 3 à 7 millimètres.

La plupart de ces calculs étaient libres dans le bas-fond de la vessie et derrière la valvule. Quelques-uns étaient comme enchatonnés dans les cellules.

Obs. 45. — *Deux cellules. Calcul enchatonné* (pièce du musée Dupuytren, n° 80, provenant de Voillemier).

Sur cette vessie, on constate à sa face interne deux orifices qui communiquent dans *deux cellules*. La plus grande siège à gauche, au niveau de l'insertion de l'uretère ; du volume d'une grosse noisette, elle communique avec la vessie par un orifice arrondi d'environ 1 centim. de diamètre ; elle contient dans sa cavité un petit *calcul* d'acide urique.

La seconde cellule, du volume d'une petite noisette, est située près de la partie supérieure de la vessie ; cette cellule présente un orifice arrondi d'environ 6 millim. de diamètre et elle contient également dans sa cavité un petit calcul.

OBS. 46. — *Vessie avec cellules peu marquées. Calcul enchatonné* (LE ROY D'ETIOLLES, musée Dupuytren, n° 82).

Vessie avec le pubis, la prostate, la verge. Calcul enchatonné. Sur cette pièce, qui est sans renseignements, on constate qu'il existe une hyperthrophie assez considérable des parois de la vessie qui présente une disposition *cellulaire* peu accusée.

Au niveau du bas-fond de la vessie, on observe un *calcul* lenticulaire fixé à ce niveau par une bride transversale, espèce de valvule produite par le lobe moyen de la prostate. Ce calcul se trouve donc enchatonné dans une cavité ou dépression vésicale assez ample. Prostate hypertrophiée. Portions prostatique, membraneuse et bulbeuse de l'urèthre, profondément altérées.

OBS. 47. — *Calcul enchatonné* (musée Dupuytren, n° 82, provenant de VOILLEMIER).

Prostate hypertrophiée, surtout dans son lobe gauche, d'où résulte une inflexion latérale oblique de l'urèthre. La vessie présente au niveau de la base du trigone vésical une valvule transversale ; en arrière et au-dessus de cette valvule existe une *dépression* vésicale dans laquelle est enchatonné un petit *calcul* aplati d'acide urique.

OBS. 48. — *Calcul enchatonné au sommet de la vessie chez un enfant* (CIVIALE, *Traité pratique et historique de la lithotritie*, 1847).

Un enfant de 7 ans souffrait, depuis deux années, d'une maladie des voies urinaires survenue à la suite d'une affection intestinale. On me l'amena pour le lithotritier. Je le trouvai si indocile, si remuant, si peu apte à supporter un long traitement, qu'ayant reconnu, à l'aide de la sonde, que la pierre était volumineuse, je proposai la cystotomie. J'entrepris l'opération sans me douter des difficultés qu'elle présenterait et qui me firent beaucoup regretter de n'avoir pas cherché à quoi pouvait tenir l'immobilité du calcul dont j'avais été frappé par le cathétérisme. La pierre fut saisie aisément ; son volume, autant du moins qu'on pouvait en juger par l'écartement des branches des tenettes, ne devait pas s'opposer à l'extraction. Dès que je commençai à tirer, je sentis qu'elle s'était rompu la portion-ramenée par l'instrument représentait une tête terminée par une espèce de collet ; une partie de la pierre était restée dans une poche ; le doigt la touchait en même temps qu'on distinguait l'orifice de la cellule, à peu près au sommet de la vessie. Le calcul était mobile, l'ouverture assez lâche. Je parvins à saisir la pierre avec une pince et à l'extraire entière. Elle était oblongue, avec un collet correspondant à la cassure, et d'une longueur de deux pouces sur neuf lignes d'épaisseur. Guérison au bout de trois semaines.

OBS. 49. — *Cellules. Abcès des parois* (GUBLER, *Bull. Soc. anat.*, 1848, p. 188).

Vessie de vieillard. Elle présente des colonnes et des *cellules* profondes d'où sortait, par de nombreux orifices, du pus provenant d'un *abcès* placé dans l'épaisseur même de ses parois. En décollant le péritoine qui portait lui-même quelques traces de phlegmasie, on arrive dans cette poche purulente qui se trouve, comme nous l'avons dit, réellement creusée dans les parois mêmes de la vessie.

CRUVEILHIER croit que cette poche purulente n'est peut-être qu'une hernie de la muqueuse vésicale qui se serait enflammée.

CAUDMONT se range de l'avis de Cruveilhier : il a présenté, dit-il, plusieurs pièces où l'on voyait que ces cellules enflammées avaient détruit le tissu musculaire et étaient arrivées jusqu'au péritoine qui lui-même avait participé à l'inflammation.

OBS. 50. — *Cellule vésicale dans l'hypertrophie prostatique* (CRUVEILHIER, *Atlas d'anatomie pathologique*, vol. II, liv. XXX, pl. I, fig. 1).

Homme. Dysurie considérable. Mort.

AUTOPSIE. — Vessie : parois hypertrophiées, nombreuses saillies et dépressions, quelques colonnes. Prostate hypertrophiée. Lobe moyen très saillant dans la vessie.

Plusieurs cellules. Deux symétriques (pl. IV, fig. 2), de la grosseur d'une noix, situées au-dessus et un peu en dedans des orifices urétéraux. Ces cellules ont une forme conique à base intravésicale. L'orifice, régulièrement ovalaire, à grand axe oblique de bas en haut, de dehors en dedans, est marqué par des saillies musculaires ; il est, contrairement à l'ordinaire, plus large que le fond. Ces cellules ont une paroi assez épaisse et qui comprend une tunique musculaire.

Cruveilhier remarque que la présence de muscle est exceptionnelle, les cellules n'étant le plus souvent que des hernies tuniquaires. Il pense qu'ici c'est l'effort très vigoureux de contraction mictionnelle qui aura fait céder en bloc une portion moins résistante de la paroi.

La figure montre cette vessie, qui a été sectionnée suivant un plan vertical antéro-postérieur et étalée.

OBS. 51. — *Deux cellules. Calcul enchatonné* (CAUDMONT, *Bull. Soc. anat.*, 1850, p. 173).

Vessie d'un homme mort à la suite de trois séances de lithotritie. Inflammation chronique de la muqueuse vésicale. Dans la vessie, en arrière et sur les côtés du trigone, on rencontre deux *cellules*. L'une d'elles renferme un calcul enchatonné, semblable, par sa composition chimique, à celui qui a été broyé, et dont on retrouve encore des fragments dans la vessie. L'existence de deux cellules isolées est notée par Deschamps et par certains auteurs.

OBS. 52. — *Cellule empêchant l'excrétion urinaire* (CAUDMONT, *Bull. Soc. anat.*, 1850, p. 345).

Vessie sur laquelle on voit une nouvelle cause de *rétention d'urine*. Une *cellule* de la muqueuse vésicale s'est formée immédiatement au-dessus de l'angle postérieur droit du trigone. Cette cellule, en se développant, a comprimé l'extrémité vésicale de l'uretère droit. Celui-ci est dilaté et flexueux. Le rein correspondant est changé en une poche bosselée pleine de liquide. Sa substance propre a presque complètement disparu ; ce qu'il y a de plus remarquable, c'est que, malgré le développement des cavités intérieures, le volume absolu de ce rein est notablement diminué.

OBS. 53. — *Vessie à cellule* (GOUPIL, *Bull. Soc. anat.*, 1851, p. 42).

Diverticulum de la vessie, du volume d'un petit œuf de pigeon, sphéroïde, pourvu de tuniques séreuse, musculeuse et muqueuse. Cette poche surnuméraire communique avec la vessie ; les fibres musculaires des parois des deux cavités se continuent sans interruption. Cette poche était placée à gauche et un peu au-dessus de l'orifice vésical de l'uretère du même côté. L'homme qui portait cette lésion était entré le 29 janvier 1851 au Val-de-Grâce, pour une rétention d'urine. La sonde pénétrait dans la vessie en inclinant le pavillon à gauche. Une cystite survint au bout de quelques jours. On pratiqua des injections vésicales qui entraînèrent avec elles du pus. Jamais, pendant ces injections, le liquide introduit n'était rejeté en totalité.

Mort le 10 février, on trouva la prostate volumineuse, les reins légèrement enflammés.

OBS. 54. — *Deux cellules vésicales* (ARMAND MOREAU, *Bull. Soc. anat.*, 1851, p. 220).

Vessie offrant deux *cavités surnuméraires*, de grandeur inégale. La plus volumineuse, qui est capable de loger une petite pomme, est placée à gauche et près de l'orifice vésical de l'uretère, du même côté. Ses parois sont épaisses et, à la surface, on peut trouver quelques fibres musculaires plus abondantes sur les deux parties latérales que tout à fait à son sommet. L'orifice de communication avec la grande cavité vésicale permettait le passage de l'index ; il était circulaire, ses bords un peu frangés. Une autre cavité surnuméraire, du volume d'un gros pois existait en dehors et à droite de l'uretère droit. Aucune de ces deux cavités ne contenait de calculs. Deux fistules anciennes faisaient communiquer la vessie avec le périnée. Une infiltration urineuse avait occasionné un abcès, au niveau de la courbure de l'uretère, en arrière d'un rétrécissement.

Les faits de ce genre ne sont pas très rares. Les poches sont en général doubles et symétriques quant à leur position sur les deux côtés de la vessie, situées le plus souvent en dehors et près de l'orifice vésical des uretères.

Obs. 55. — *Vessie à cellule* (Bauchet, *Bull. Soc. anat.*, 1852, p. 258).

Vessie accessoire à collet rétréci et assez spacieuse. Bauchet rapporte, à ce propos, un cas observé par Velpeau, à la Pitié, et dans lequel un calcul, constaté une fois et qui avait disparu depuis, fut trouvé, à l'autopsie, niché dans une cavité analogue.

Obs. 56. — *Vessie à cellules chez un enfant* (*Bull. Soc. anat.*, 1852, p. 500).

En juillet 1847, un enfant fut renversé sur le dos par une grosse voiture chargée, dont la roue lui passa sur l'hypogastre.

Hématurie qui dura vingt-quatre heures. Urines s'écoulant goutte à goutte. Nombreux cathétérismes.

En janvier 1848, cours des urines suspendu.

A l'hôpital des Enfants, on le traite par le cathétérisme. Le 3 février, il sortit, urinant volontairement. Puis il urine par regorgement.

En 1849, il est traité par Roux. Cathétérisme.

En décembre 1851, rétention complète. Difficulté de le sonder. Hypogastre tendu, douloureux.

En novembre 1852, délire, convulsions, mort.

Autopsie. — Vessie très distendue, remontant jusqu'à l'ombilic ; hauteur 15 centim., largeur 8 centim. ; parois très épaisses, hypertrophiées, 7 millim. ; fibres musculaires très marquées.

Surface interne. Muqueuse grisâtre, semblable à celle de la vessie du vieillard, colonnes et *cellules nombreuses.* Col à 2 centim. en arrière du pubis. Il n'est pas continu à l'urèthre. Il s'ouvre dans une vessie supplémentaire qu'il s'est formée, par épanchement de l'urine dans le tissu cellulaire vésico-pubien, à la suite d'une déchirure qui existe à la partie supérieure du canal de l'urèthre, dans sa portion prostatique. Elle est arrondie et large de 5 centim. Une autre ouverture large de 5 centim. fait communiquer cette vessie anormale avec la vessie normale au niveau de son col, de telle sorte que lorsqu'on veut pratiquer le cathétérisme, la sonde pénètre facilement dans le réservoir antérieur, mais ce n'est que très difficilement et par hasard que le bec de la sonde pénètre dans l'orifice étroit de la vessie, situé au fond d'une sorte de cul-de-sac

Reins profondément altérés. Uretères distendus, bosselés.

OBS. 57. — *Rupture spontanée de la vessie* (A. GARRY, *Lancet*, 1828-29, vol. I, p. 25; in thèse agr. HOUËL, 1857).

Homme, 32 ans. Hypertrophie de la prostate, gonorrhée ancienne.

Rupture spontanée siégeant à la face postérieure. Elle présentait trois valves la vessie était, en ce point, amincie, sans traces d'ulcération.

Houël conclut que la rupture siège au niveau d'une cellule.

OBS. 58. — *Rupture spontanée de la vessie* (TANCHON, *Arch. gén. méd.*, t. XXII, première série; in thèse HOUËL, 1857).

Homme, 70 ans. Hypertrophie énorme de la prostate. Rupture située au bas-fond, à gauche : elle avait trois à quatre lignes de diamètre. Bords amincis.

Houël en prend texte pour affirmer le siège cellulaire de la rupture.

OBS. 59. — *Calcul enchatonné, adhérent* (CORNÉO, *Gaz. méd. ital.-lombarde,* cité in *Constat's Jahresber.*, 1857, III, p. 280, et POUSSON, *Ann. g.-ur.*, p. 713, 1885).

Homme. Symptômes de calcul. Tailles, latérale, puis hypogastrique, infructueuses : on abandonne le calcul. Mort dix-sept jours après.

AUTOPSIE. — On incise la paroi postérieure de la vessie pour extraire le calcul, logé dans une poche de cette paroi. Les parois vésicales pénétraient dans le calcul et en faisaient partie intégrante.

OBS. 60. — *Cellule du sommet de la vessie* (CIVIALE, *Tr. mal. org. g.-ur.*, 1860, p. 22).

Homme.

AUTOPSIE. — Cellule au sommet de la vessie; l'orifice est assez grand pour permettre d'y introduire le doigt.

Au premier abord, la tumeur paraissait à peine, mais, en comprimant la vessie qui contenait une certaine quantité d'urine, la membrane muqueuse faisait irruption par le pertuis de communication et formait, au dehors de l'organe, un prolongement conoïde de 4 centim. environ.

Dés qu'on cessait la pression, le liquide rentrait et, avec lui, l'appendice membraneux.

Civiale signale ce fait comme rare, et y voit une explication des entérocèles intravésicales.

Obs. 61. — *Vessie à poches purulentes* (Lapeyronie, in Civiale, *Tr. mal. org. g.-ur.*, 1860, p. 19).

Homme. Rétention d'urine avec abcès gangreneux du col. Incision périnéale. Mort.

Autopsie. — La vessie présente quatre cavités accidentelles remplies de pus. Lorsque ces poches se vidaient, le malade rendait beaucoup de pus dans les urines; puis il restait longtemps sans en évacuer : le pus ne recommençait à couler que lorsque ces cellules ou ces poches étaient remplies.

Un abcès régnait le long de l'urèthre, depuis le rein jusqu'à la vessie.

Obs. 62. — *Tumeur vésicale diagnostiquée : cellule de la vessie* (Ledran, in Civiale, *Tr. mal. g. ur.*, 1860, p. 17).

Homme atteint de rétention d'urine. Outre la tumeur formée par la vessie, on constate, à côté du muscle droit, une autre tumeur cédant sans peine au poids de la main. Cathétérisme, écoulement de trois livres d'urine, disparition de la tumeur vésicale. La pression de la tumeur supérieure fit sortir une nouvelle quantité d'urine. Le malade fut soulagé. Mort quelques jours après. Pas d'autopsie.

Ledran pense que la seconde tumeur était une cellule vésicale.

Obs. 63. — (Civiale, *Traité des mal. des org. gén.-ur.*, 1860, p. 2).

Homme, 60 ans. État général mauvais. Dysurie accentuée. La vessie s'élève jusqu'à l'ombilic, mais au lieu d'être globuleuse elle a la forme d'un cylindre volumineux, tendu, fluctuant, mat et allant du pubis au-dessus de l'ombilic. Cathétérisme facile. Un demi-litre d'urine s'écoule, la tumeur s'affaisse sans disparaître complètement; près du pubis elle a surtout gardé tout son développement. Aucune douleur à la palpation. Cathétérismes fréquents ; chaque fois, une forte pression de la tumeur faisait sortir, après l'évacuation habituelle, un liquide très fétide, mélangé de pus et d'urine. Mort.

Autopsie incomplète. — La tumeur allant du pubis à l'ombilic serait le corps de la vessie, auquel adhéraient l'épiploon et les portions d'intestin voisines; la base présentait deux renflements qui la faisaient paraître bilobée ; la cavité vésicale était brunâtre et divisée par des cloisons d'un développement inégal, dirigées en sens inverse, et contenant du pus.

Civiale ajoute qu'il ne s'agit pas là de cellule, car toutes les tuniques vésicales y participent. C'est sans doute un diverticule congénital, mais le défaut de notation des orifices uretérins ne nous permet pas de l'affirmer.

Obs. 64.— *Vessie à diverticules symétriques* (Civiale, *Tr. mal. org. ur.*, t. III, 1860, p. 9).

Homme. Mort.

Autopsie. — Vessie à parois un peu épaisses, présentant des colonnes peu saillantes. Prostate peu hypertrophiée. Latéralement (pl. VI, fig. 2), symétriquement de chaque côté, au-dessous et en dehors des orifices urétéraux, est une ouverture peu considérable menant dans une loge volumineuse. L'orifice droit est plus près de l'uretère que le gauche. La loge droite est la plus grande, elle atteint le volume d'une grosse mandarine, quand elle est pleine ; la poche gauche, moins volumineuse, ne dépasse pas le volume d'un abricot. Les uretères, normaux, sont contigus aux deux poches, sans être incorporés à leur paroi. Les parois des diverticules sont épaisses. La présence ou l'absence des fibres musculaires n'est pas signalée.

Il s'agit là vraisemblablement de diverticules congénitaux.

Obs. 65. — *Vessie à cellules* (Civiale, *Tr. mal. g.-ur.*, t. III, 1860, p. 30.)

Homme, sexagénaire. Troubles urinaires. Mauvais état général. Urines fétides. Augmentation du volume du ventre, sans douleur à la pression ; pas de tumeur lisse, dure, circonscrite, mais tuméfaction mal délimitée à laquelle sont annexées plusieurs grosseurs surajoutées. Civiale pose le diagnostic de vessie dilatée, peu contractile, avec cellules pleines d'urine: la miction n'avait lieu que par regorgement. Les tumeurs disparurent par évacution de la vessie.

Civiale prescrit plusieurs sondages par jour, des lavages, puis la sonde à demeure pendant un mois. Depuis, le malade se sonda lui-même, cinq à six fois par jour. Amélioration sensible, mais la vessie reste paresseuse. Les bosselures s'effacèrent dès que fut rétabli le cours de l'urine qui redevint claire.

Obs. 66. — *Vessie à cellules. Perforation* (Civiale, *T. mal. org. g.-ur.*, 1860, t. III, p. 27).

Homme adulte, paralysé, cachectique, atteint de troubles urinaires accentués.

La vessie forme, au-dessus du pubis, une tumeur dure, rénitente, peu douloureuse au toucher, s'élevant à l'ombilic. La sonde, facilement introduite, ne donne issue qu'à une petite quantité d'urine, nullement en rapport avec la grosseur de la tumeur, qui n'éprouva qu'une petite diminution de volume. Le liquide coula en jet, s'arrêta, puis recommença à couler.

La pression sur l'hypogastre ne donnait aucun résultat. Sonde à demeure, injections tièdes.

Pas de soulagement. Mort subite.

Diagnostic porté : vessie à cellules qui ne se vidaient pas, avec adhérences aux organes voisins.

AUTOPSIE. — Hypertrophie prostatique. Vessie à colonnes et à cellules, à parois musculaires très épaisses et très dures. Adhérences avec la paroi antérieure de l'abdomen et les intestins grêles, adhérences anciennes et assez solides pour que l'urine ne s'épanchât pas dans le bassin, malgré la destruction entière de la paroi vésicale par une ulcération fort large.

Destruction presque complète de la membrane muqueuse de la vessie, dont l'absence laissait la couche musculeuse à nu.

OBS. 67. — (CIVIALE, *T. mal. org. g.-u.*, 1860, t. III, p. 23).

Homme, 38 ans. Depuis l'enfance, besoins très-fréquents d'uriner, avec difficulté de les satisfaire : on l'appelait dans son pays, *Pisse trois gouttes.* On devait fréquemment le cathétériser. L'état général devint mauvais, une rétention d'urine survint : la vessie, énormément distendue, faisait une saillie considérable dans la cavité abdominale, surtout à droite. On parvint, après plusieurs tentatives, à cathétériser le malade, et on évacua à 2 kilogr. 600 d'urine bourbeuse, fétide, rougeâtre, contenant une grande quantité de pus et de flocons albumineux. La sonde, obstruée par les mucosités, fut retirée. Deux heures après, nouvelle évacuation moins épaisse. Une sonde à demeure fonctionne mal.

Nouvelle rétention d'urine ; la ponction sus-pubienne n'évacue qu'un peu de pus sanguinolent. On pense à une vessie à colonnes, à cause de la résistance éprouvée, chaque fois qu'on introduisait un stylet dans la canule, la cavité où elle pénétrait étant trop petite pour constituer seule la vessie. Mort.

AUTOPSIE. — Au-dessous de l'ombilic, fortes adhérences entre les organes de la région. La vessie forme un cône très dur, s'élevant à trois travers de doigts au-dessus de l'ombilic. Le péritoine qui la recouvrait était épaissi, avec de nombreuses arborisations. Sur les côtés de la vessie, près du col, existaient deux tumeurs du volume d'un œuf : la droite, plus petite, fort dure ; la gauche, mois dure et plus volumineuse. Muqueuse très ramollie ; nombreuses colonnes vésicales ; épaisseur exagérée de la paroi (1 centim. et demi).

Derrière la vessie, poche qui aurait pu contenir deux litres de liquide. Elle communique avec la vessie par une ouverture de la grosseur du doigt.

L'orifice est situé près du col, vers la partie médiane, et son contour, très élastique, entouré de fibres charnues convergentes bien développées, offrait les caractères d'un sphincter.

Sur les côtés du col, un peu en bas, existaient deux autres ouvertures, ne différant de la première que par leurs orifices qui pouvaient admettre un tuyau de plume à peine. Ces ouvertures communiquent dans deux poches latérales, formant les deux tumeurs déjà citées.

La constitution de ces trois poches était la même ; leur parois, d'un millim. d'épaisseur, étaient formées par le péritoine ; quelques expansions de la musculeuse et la membrane muqueuse de la vessie.

Dans la cavité postérieure, la muqueuse était ramollie, ulcérée par places, tandis que dans les cavités latérales, elle était intacte. Ces cavités contenaient un mélange de pus fétide, de sang et d'urine. Ce liquide remplissait aussi l'excavation pelvienne jusqu'au niveau de l'angle sacro-vertébral, où il s'était épanché par deux larges perforations de la poche postérieure, situées à 2 centim. l'une de l'autre, et établissant des communications entre elle et la cavité abdominale.

Masse intestinale refoulée en haut et séparée du liquide épanché par un feuillet épais du péritoine.

Nombreuses fausses routes de la portion prostatique de l'urèthre. Vésicule séminale gauche très hypertrophiée.

Il s'agit ici certainement de diverticules congénitaux.

OBS. 68. — *Vessie à cellules* (DEFOIX, *Bull. de la Soc. anat.*, 1868, 2e série, p. 14).

Vessie à *cellules* ou vessie à compartiments trouvée à l'autopsie d'un vieillard de 84 ans. Sur le côté gauche de la vessie normale et primitive, est une *poche* d'un volume presque égal, arrondie, communiquant assez largement avec la cavité cystique. On voit sur cette poche, insufflée et desséchée, que les fibres musculaires, en grande abondance sur la vessie primitive, sont au contraire disséminées en rares bandelettes sur la vessie secondaire.

Le vice de conformation ne pouvait être soupçonné pendant la vie, la miction s'étant toujours accomplie régulièrement.

ED. CRUVEILHIER. — Ce fait donne raison à ceux qui admettent que les fibres musculaires s'étendent toujours sur la poche surajoutée. On sait que pour d'autres auteurs, ces vessies secondaires, provenant d'une hernie de la muqueuse entre les bandes musculaires, ne devraient jamais offrir de couches contractiles. De plus, je rappellerai que le plus souvent, dans ce cas, on a observé que la miction se faisait pour ainsi dire en deux fois : le sujet vidant sa première vessie éprouve, peu de temps après, une envie d'uriner aussi impérieuse que la première et expulse une nouvelle quantité d'urine provenant de l'arrière-cavité.

OBS. 69. — *Vessie à cellules chez une femme* (LIOUVILLE, *Bull. de la Soc. anat.*, 1868, 2e partie, p. 149).

Organes urinaires d'une femme de 68 ans, morte à La Salpêtrière. Ils sont remarquables par une infinité de petits kystes de la grosseur d'un grain de mil, développés sur les uretères.

La vessie, qui présentait des traces de cystite, est bizarre par sa forme et par deux *diverticules latéraux* garnis de muqueuse à l'intérieur et revêtus de bande-delettes musculaires.

Obs. 70. — *Diverticule de la vessie* (Malherbe, *Bull. de la Soc. anat.*, 1872, 2e série, p. 120).

A la partie supérieure du côté gauche de cette vessie, se trouve un diverticulum du volume d'un œuf de poule, à orifice ouvert dans la vessie, mais assez étroit, à fond évasé.

Houel. — Ces sortes de cavités ou cellules, appelées par Cruveilhier hernies tuniquaires, ont deux points d'élection : la région occupée par l'orifice des uretères, à sa partie moyenne, et la région gauche du bas-fond de la vessie.

Cette différence de siège explique facilement la différence de gravité dans le cas de rupture de la vessie.

Peut-être l'impossibilité de saisir un calcul volumineux donnerait-elle sinon la certitude, au moins la présomption en faveur de l'existence d'une de ces cavités adventices.

Obs. 71. — *Vessie à cellule* (Malherbe, *Bull. de la Soc. anat.*, 2e série, 1872, p. 231).

Pièces d'un homme âgé de 66 ans, qui était difficile à sonder et atteint d'une manière intermittente de rétention d'urine. Il est mort avec de petits abcès dans les reins et une cystite chronique. Il existait une petite *hernie tuniquaire vésicale.*

Obs. 72. — *Calcul enchatonné, chez une femme, comprimant les uretères. Morte d'urémie* (*Bull. de la Soc. anat.*, 1875, p. 298).

Femme, 68 ans. Aucun renseignement sur ses antécédents. La malade était dans le coma, d'où on ne pouvait la tirer que par des excitations très vives.

La pression exercée sur le ventre était particulièrement douloureuse.

Respiration stertoreuse. Pouls petit, filiforme. Mort.

Autopsie. — On a trouvé la vessie fortement rétractée et vide d'urine.

Le réservoir ouvert, on a rencontré un calcul, du volume d'un œuf de poule, *occupant le trigone vésical*, enchatonné dans l'épaisseur de la paroi, de façon à être immobilisé et à *comprimer exactement l'embouchure des deux uretères*. Ceux-ci sont énormément distendus, ils ont à peu près le volume du pouce. La dilatation est plus considérable sur l'uretère du côté gauche que sur l'uretère du côté droit. A gauche, la dilatation se continue sur le bassin et correspondant, lequel contribue à former une vaste tumeur fluctuante, pleine d'urine, tumeur dont les parois sont constituées à la fois par le bassinet et par la substance propre du rein, refoulée comme une bandelette mince au pourtour de la poche. L'atrophie du rein gauche est à peu près totale.

Pus dans l'atmosphère graisseuse du rein gauche. Pleurésie diaphragmatique du même côté.

La dilatation de l'uretère droit est un peu moindre ; celle du bassinet atteint à peine le volume d'un gros œuf de poule. Rein droit hypertrophié.

Les autres organes sont sains.

Conclusion. — Le calcul enchatonné comprimant l'extrémité inférieure des uretères, il s'agit d'un cas d'urémie par défaut d'excrétion urinaire.

OBS. 73. — *Vessie à cellules ; pus dans les cellules (Bull. Soc. anat.*, 1877, p. 210).

Homme, 48 ans, entré le 19 janvier 1877 à l'Hôtel-Dieu.

Chute sur le périnée, sur le bord d'une cuve de brasseur, il y a vingt-deux ans. Hématurie prolongée. Rétrécissement au bout de deux ans. Se passe des bougies depuis vingt ans. Il y a quatre ans, abcès au périnée, à gauche. Depuis un mois, la miction est de plus en plus difficile, la sonde n° 6 ne passe plus.

Gonflement douloureux au périnée. A son entrée, la vessie est distendue. Infiltration d'urine. Mort.

AUTOPSIE. — Abdomen : pas de péritonite. Dans le petit bassin, on trouve une tumeur *trilobée* placée derrière la symphyse pubienne. Le lobe supérieur, gros comme une noix, est formé par une hernie de la muqueuse vésicale. Les lobes inférieurs, gros comme le poing, sont constitués par la vessie et une poche purulente placée au-dessous et sur les côtés. La poche supérieure ne présente pas de fibres musculaires dans sa paroi ; on en découvre dans la poche inférieure. Les deux cavités sont superposées et communiquent par un orifice large comme le petit doigt, à bords froncés. Dans la cavité supérieure est une sorte de membrane brune, adhérente à la muqueuse, contenant des éléments calcaires. Dans la poche inférieure, du pus.

Uretères débouchant au-dessous de l'orifice de communication des deux poches. Le gauche est dilaté dans toute son étendue. Ils sont perméables et un peu comprimés, au voisinage de la vessie, par l'extrémité de la poche purulente.

OBS. 74. — *Vessie à cellules* (DUBAR, *Bull. Soc. anat.*, 1880, p. 106).

Homme, hôpital de la Charité, salle Sainte-Vierge, n° 44.

20 novembre 1879. Cystite. Rétrécissement de l'urèthre.

Traitement : Capsules de térébenthine, acide benzoïque.

26 décembre. Au moment de la visite, le malade est pris subitement d'une envie d'uriner. Il rend en un seul jet une quantité de pus que l'on peut évaluer à 35 gr. Ce pus, très fétide, n'était mélangé qu'à une quantité minime d'urine. On pensa alors à la possibilité d'un abcès extravésical, ouvert dans la vessie. Le malade affirme avoir déjà rendu de temps en temps pareille quantité de pus.

En janvier 1880, température oscillant de 39 à 40° ; état purulent des urines. On pense à la possibilité d'une tuberculisation des organes urinaires, bien que le testicule et la prostate paraissent sains. Mort le 13 janvier.

Autopsie. — La vessie, à première vue, paraît divisée en deux *loges* incomplètes par une sorte de repli ou valvule. La loge située en avant et au-dessus de la valvule est vaste, spacieuse, et est formée par la plus grande partie de la cavité vésicale. La deuxième loge, située en arrière et en contre-bas de la valvule est, au contraire, petite et pourrait contenir une grosse châtaigne. Les deux loges communiquent l'une avec l'autre au niveau du bord libre de la valvule par un orifice qui a 2 centim. 1/2 de diamètre.

En examinant avec soin la deuxième loge, ou vessie secondaire, on trouve en arrière de la corne gauche de la valvule un orifice admettant le doigt indicateur. Cet orifice conduit dans une ampoule profonde du volume d'un *gros œuf* de poule qui repose dans la plus grande partie de son étendue sur la vésicule séminale gauche. En bas, elle s'étend jusqu'à la prostate ; en haut, elle remonte jusqu'à un demi-centimètre du cul-de-sac péritonéal vésico-rectal. L'uretère gauche chemine sur une étendue de 2 centim. dans l'épaisseur de sa paroi latérale gauche ; il est contigu à l'orifice de communication avec la vessie secondaire. Cette cavité est remplie d'un liquide urineux et purulent. En résumé, la vessie de notre malade se trouvait constituée par trois cavités la seconde servant d'intermédiaire entre la première et la troisième.

L'urine du rein droit alimentait directement la première cavité. L'urine provenant de l'uretère gauche tombait dans la deuxième et troisième cavité.

Là, cette urine pouvait rester jusqu'à ce qu'un mouvement brusque du malade, un changement de position en évacuât une quantité plus ou moins considérable. Le pus rendu par lui un matin, n'avait pas d'autre provenance.

L'histologie des parois vésicales nous a montré :

1° Que la valvule était formée par la muqueuse doublée d'une couche épaisse de fibres musculaires ;

2° Que la troisième poche ou arrière-cavité n'était qu'une cellule vésicale et non une cavité d'abcès ayant communiqué, à un moment donné, avec la vessie.

En effet, des coupes pratiquées sur la partie la plus éloignée de l'orifice de communication de la troisième poche nous ont fait voir : *a)* une couche épithéliale nettement conservée par places ; *b)* un chorion muqueux mince, formé surtout par des faisceaux de tissu conjonctif ; *c)* une couche peu épaisse de faisceaux, de fibres musculaires séparés les uns des autres par des faisceaux épais de fibres conjonctives.

Houel. — Il s'agit dans ce cas d'une hernie tuniquaire de Cruveilhier. Ces poches diverticulaires ont un lieu d'élection ; Cruveilhier a montré qu'elles se forment toujours en deux points : soit au niveau de l'ouraque, soit au niveau de la partie postérieure du trigone vésical. C'est également dans ces régions qu'ont lieu les ruptures vésicales. Il existe ordinairement, dans le cas de poche diverticulaire vésicale, une sorte de valve qui a été décrite par Mercier.

OBS. 75. — *Gros calcul enchatonné chez un enfant* (SIMONIN, de Nancy., Rapp. à la *Soc. chir.*; *Bull. Soc. ch.*, 1880, p. 166).

Enfant, 13 ans. Symptômes calculeux. Taille latérale infructueuse. Taille rectale transversale. On trouve un calcul enkysté de 80 gr., atteignant le volume d'un œuf de poule. Guérison avec fistule recto-vésicale. Mort à 22 ans. Pas d'autopsie.

OBS. 76. — *Rétrécissement bulbaire. Hypertrophie de la prostate. Calculs engagés dans le rétrécissement. Calculs enchatonnés de la vessie. Mort par embolie pulmonaire* (GEFFRIER, pièce n° 115, musée du professeur GUYON, in thèse de ROBELIN, 1886, *loc. cit.*, p. 102).

Homme, 54 ans. Blennorrhagie en 1851. Rétention d'urine à une époque qu'il ne peut préciser.

En 1871, deuxième rétention. Entré à l'hôpital le 6 novembre 1881, de nouveau pris de rétention. Impossibilité de le sonder.

10 novembre. Ponction capillaire de la vessie. Jusqu'au 14 novembre, on fait onze ponctions. Incision sur la ligne médiane d'une tumeur urineuse.

15 novembre. La vessie se vide incomplètement, l'urine coule de plus en plus par la verge et de moins en moins par la fistule.

Les derniers jours de novembre, cicatrisation des incisions faites sur le périnée.

30 novembre. La vessie se vide incomplètement. Avant de tenter le cathétérisme, le malade est envoyé au bain. Il est pris de malaise, de dyspnée. Porté dans son lit, ses lèvres bleuissent, sa face devient livide, son pouls s'affaiblit. En moins d'un quart d'heure il succombe. On diagnostique une embolie pulmonaire.

AUTOPSIE. — *Poumon, côté gauche :* un gros caillot fibrineux bouche complètement la lumière de la branche gauche de l'artère pulmonaire. Il mesure près de 7 centimètres.

Côté droit : dans la branche de l'artère pulmonaire se rendant au lobe inférieur droit, caillot semblable au précédent, mais plus petit.

Cœur : caillot dans l'oreillette droite.

Reins : normaux.

Vessie : aucune trace des onze ponctions qui ont été faites, ni sur la vessie, ni sur le tissu cellulaire prévésical. La vessie est grande, elle présente de nombreuses *cellules* dues à une hernie de la muqueuse à travers la couche musculaire hypertrophiée.

Au niveau du trigone, en dedans et un peu en haut de chacun des orifices uretéraux et disposés presque symétriquement, on trouve deux calculs enchatonnés dans les cellules de la muqueuse. Ils sont presque aussi gros qu'une noisette ; celui de droite est irrégulier, il présente une disposition ramifiée et fait une forte saillie par l'orifice de la cellule. Celui de gauche est arrondi et on ne peut le voir qu'en écartant la muqueuse qui recouvre l'orifice de la cellule.

Prostate : très volumineuse.

Urèthre : rétrécissement bulbaire sur une étendue de 2 centimètres.

L'orifice antérieur du rétrécissement présente un calcul d'un petit pois. L'orifice postérieur est bouché par un second calcul gros comme un noyau de cerise.

OBS. 77. — *Vessie à grande cellule* (BAZY et GUIARD, pièce n° 121 du musée du professeur GUYON, in thèse de ROBELIN, *loc. cit.*, p. 104).

Homme, 45 ans, tailleur de pierres, entré le 24 février 1880, salle Saint-Vincent, n° 6.

Antécédents. — Plusieurs blennorrhagies. La première, il y a treize ans.

Depuis quinze mois, mictions fréquentes, et plus fréquemment la nuit que le jour, douloureuses, surtout à la fin. Urines plus abondantes et très chargées. Depuis quelques mois, le malade a la fièvre et son appétit a diminué. Amaigrissement prononcé; langue sèche, soif intense. Constipation.

25 février. Exploration du canal qui est libre. La vessie ne se vide pas, bien que le malade ait uriné depuis un quart d'heure. Le cathétérisme, qui est douloureux, évacue encore près de 500 gr. grammes d'urines troubles et alcalines. Les régions rénales et périnéo-scrotale sont très douloureuses à la pression. Les mictions sont fréquentes (nuit, trente fois; le jour, beaucoup moins) : deux litres et demi dans les vingt-quatre heures. Les urines sont troubles, blanc jaunâtre, avec un dépôt de près de deux centimètres.

La miction est douloureuse à la fin et près de cinq minutes après. Le toucher rectal est douloureux (hémorrhoïdes), mais la prostate ne présente rien de particulier.

Le 26. Après le cathétérisme d'hier, le malade est resté deux heures sans uriner. Ce matin, les urines renferment moins de pus. Lavage à l'acide borique, très douloureux, surtout à la fin.

L'amélioration s'accuse jusqu'au 15 mars.

Le 15 mars. On constate de la fièvre et un malaise général. Il y a de la constipation. Les urines (deux litres par jour) laissent déposer une couche épaisse de pus. Vives douleurs dans les reins et la vessie.

Le 5 juin. Sécheresse de la bouche, adynamie de plus en plus profonde. Abaissement de la température à 36°. Mort.

AUTOPSIE. — La vessie remplit toute l'excavation pelvienne, aux parois de laquelle elle adhère par un tissu cellulaire assez lâche, sauf sur les parties latérales où il est plus difficile de le détacher, et aussi en avant, au niveau de la cavité prépéritonéale de Retzius. Le tissu est dense et serré et fait corps avec le muscle vésical.

A la partie postérieure, adhérences entre les feuillets péritonéaux qui forment le cul-de-sac recto-vésical, de sorte que la vessie fait corps avec le rectum.

La cavité vésicale ouverte par sa paroi supérieure, contient une urine puante avec des flocons de pus reposant dans le fond. En regardant par cette ouverture artificielle, on tombe dans une vaste *poche*, du volume d'une noix de coco, sur la partie gauche de laquelle on voit un orifice arrondi dans lequel on peut mettre le doigt, qui a les dimensions d'une pièce de cinquante centimes, à bords mousses, recouverts par la muqueuse et communiquant avec une seconde cavité. L'inspection de la première cavité montre qu'elle ne constitue qu'un simple diverticulum.

Cette cavité paraît être beaucoup plus grande que la vessie qui est comme ratatinée et revenue sur elle-même.

La vessie proprement dite peut à peine loger un œuf de pigeon, la cellule logerait presque un œuf d'autruche. L'épaisseur des parois de la vessie mesure de 8 à 10 millim. Celles de la cellule ont 3 ou 4 millim. La muqueuse est grisâtre, ardoisée, sans colonnes, sans saillies. Sur les parois de la cellule, on distingue un réticulum fin, grisâtre, assez semblable à des fausses membranes très peu épaisses.

La vessie ne contient rien de semblable.

L'orifice du col est étroit, presque fermé; une bougie pénètre avec quelque difficulté et le moindre pli de la vessie efface cet orifice qu'on ne peut voir que difficilement et encore en introduisant une petit bougie par l'urèthre. Les deux uretères s'ouvrent dans la vessie proprement dite. Le droit chemine tout le long de la cellule ; ils sont dilatés et forment un cordon du volume du petit doigt. Les parois, épaissies, mesurent 2 millim. d'épaisseur. La muqueuse est très épaissie, très vascularisée, brunâtre. Les altérations sont aussi prononcées d'un côté que de l'autre. Les uretères aboutissent tous deux à des bassinets notablement dilatés.

Les *reins* offrent les caractères de la néphrite suppurative.

Obs. 78. — *Calculs enkystés* (Voillemier et Le Dentu, t. II, p. 318).

Homme.

Autopsie. — Vessie à parois hypertrophiées ; quelques colonnes.

Prostate hypertrophiée uniformément.

A gauche, en dedans et notablement au-dessus de l'orifice urétéral est une cellule grosse comme une petite noix, et contenant un calcul muriforme. L'orifice, très large et peu saillant, est recouvert par une membrane transparente, à travers laquelle apparaissent les bosselures du calcul, qui maintiennent l'orifice dilaté.

A droite, vers le sommet, est une autre cellule, très saillante à la surface externe de la vessie et contenant également un calcul muriforme. Les parois, minces, sont adaptées aux bosselures du calcul et paraissent, par ce fait, irrégulières.

Le collet du diverticule est rétréci et forme une sorte de large pédicule.

L'orifice est beaucoup plus étroit que dans l'autre diverticule ; il est également recouvert par une membrane transparente très mince (pl. V, fig. 2).

Obs. 79. — *Pierre enchatonnée dans un diverticule du bas-fond* (Thompson, *Tr. des mal. des voies urin.*, 1881, p. 872 et suiv.).

Homme, 74 ans. Taille latérale. Extraction d'une pierre phosphatique et de fragments. Pierre enchatonnée, bordée par un bourrelet de muqueuse, immobile et sensible par le rectum. Essais infructueux. Mort.

On n'avait pas terminé l'opération pour ne pas recourir à une violence coupable.

Cette pierre était enchatonnée dans un diverticule de la paroi postérieure du bas-fond.

Obs. 80. — *Calcul enchatonné* (Monod, in Broussin, *Étude sur la taille hypog.*, th. Paris, 1882).

Homme, 56 ans, calculeux. Taille sus-pubienne après plusieurs tentatives de lithotritie infructueuses, l'instrument restant toujours au-dessus du calcul.

On trouve un calcul enclavé, au bas-fond de la vessie, dans une loge dont l'orifice admet à peine le doigt. Le calcul est extrait difficilement par fragments, après morcellement dans la poche même. Guérison.

Obs. 81. — *Calcul en sablier* (Podrazki, *Manuel de chir.* Pitha-Billroth, 1871, p. 100, cité par Broussin, *Étude sur la taille hypog.*, thèse de Paris, 1882).

Jeune homme, 21 ans, soldat. Symptômes de calcul. Taille sus-pubienne.

On trouve une pierre de 7 centim. de circonférence, placée moitié dans la vessie, moitié dans un diverticule et partagée en deux par un sillon profond, autour duquel s'appliquaient les bords de l'orifice, comme une écharpe. Podrazki fait plusieurs incisions sur la partie étranglée de la paroi, pour pouvoir extraire la pierre de sa loge. Guérison.

Obs. 82.— *Vessie à cellules. Suppuration de la cellule. Péritonite. Mort* (Guiard), (Extraite du registre des opérations de lithotritie pratiquées dans le service du professeur Guyon, p. 22, pièce n° 118, in thèse Robelin, *loc. cit.*, p. 98).

Homme, 59 ans, concierge. Entré le 17 novembre 1882, salle Saint-Vincent, n° 8. Mort le 14 décembre 1882.

Cet homme a subi la lithotritie en deux séances le 4 mars 1881. Il a dû être opéré une seconde fois, toujours par la lithrotritie, le 17 décembre 1881. Sorti 29 janvier 1882, il conservait encore des urines sales, troubles, purulentes. La miction avait lieu une fois par heure ; il souffrait peu.

Depuis le mois de juin, il souffre davantage. Toutefois, au repos, mais surtout après la marche, il éprouve à la fin de la miction une assez forte douleur qui se propage de l'anus au gland.

Il y a six semaines, émission de trois graviers phosphatiques assez volumineux, sans colique néphrétique. De temps en temps, interruption du jet.

Le 17 novembre, Guyon sent un calcul assez volumineux, mais dont il n'apprécie pas très exactement les dimensions. Les urines sont troubles, sales, fétides, ammoniacales. Il ne paraît pas y avoir de graves lésions rénales.

6 décembre. *Lithotritie.* Lithotriteur à mors fenêtrés n° 1. Le lobe moyen de la prostate est saillant, restant à l'entrée de l'instrument. On trouve le calcul à droite : il est mou et friable. Les fragments retombent toujours à droite, où il existe, à ce qu'il semble, une loge assez profonde. On y retrouve encore à la vingt-cinquième prise un fragment volumineux.

30 prises en sept minutes, 60 aspirations en trois minutes. On entend encore un cliquetis qui révèle la présence d'un fragment assez gros. Réintroduction d'un lithotriteur n° 1 à mors plats. L'opération a duré une demi-heure.

Le soir, 38°,6 ; peu de douleur.

Les jours suivants, apyrexie complète.

Le nombre des mictions tombe et se maintient à 20 par vingt-quatre heures.

Dans la nuit du 11 au 12, agitation, fièvre, douleur de la miction qui devient plus fréquente.

Le 12. Urines fort troubles, de couleur sale, brunâtre, très fétides, ammoniacales. Temp. 37°,8. Lavage à l'acide borique, lait, suif, quinine 1 gramme.

On pense à une cystite et à un certain degré de péricystite.

Le 13. Facies grippé. Ventre ballonné. Pouls petit, très fréquent. Apyrexie. On retire de la vessie une urine excessivement fétide et sale, peu abondante. trois lavages par jour.

Le 14. État de plus en plus grave. Apyrexie complète. Le cathétérisme ne retire plus de la vessie que du pus auquel ne se mêle qu'une très petite quantité d'urine. Vomissements verdâtres hier, fécaloïdes ce matin et très fréquents. Ventre très ballonnée, douloureux à la pression. Pouls petit.

T. 36°,5. Anurie. Mort à 5 heures du soir.

Autopsie. — Quarante heures après la mort.

Ventre très ballonné. Après l'incision de la paroi abdominale, il s'écoule environ un litre et demi de liquide séro-purulent. Les anses intestinales sont accolées entre elles par un exsudat récent. Lorsqu'on les sépare, on trouve çà et là de petites collections purulentes. Vascularisation intense du péritoine.

Les anses d'intestin les plus rapprochées de l'excavation pelvienne y ont contracté des adhérences qu'on ne parvient pas facilement à séparer. Il semble qu'il y ait eu en ce point des inflammations adhésives anciennes.

L'urèthre est normal, la prostate hyperthrophiée ; le lobe moyen est saillant et forme une sorte de valvule.

La *vessie* est de moyenne capacité et ne contient pas le moindre fragment de calcul. L'hypertrophie porte également sur la tunique musculaire et la tunique muqueuse : celle-ci est inégale, tomenteuse et depuis longtemps enflammée. Le *trigone* est très déprimé et se trouve à un niveau inférieur au col, de 3 à 4 centim. C'est lui qui est le siège principal des lésions inflammatoires.

Il présente au-dessous du col, presque sur la ligne médiane, une perforation assez régulièrement arrondie de la dimension d'une pièce de 1 franc environ.

De chaque côté, dans les angles latéraux extrêmes de la vessie, il existe une dépression profonde, plus accusée à droite. En ce dernier point, on aperçoit un orifice plus petit, mais comparable au précédent. La muqueuse, au niveau du bas-fond et surtout au voisinage de ces orifices, offre une coloration noirâtre fort prononcée. Ces orifices conduisent chacun dans des cavités *celluleuses* qui n'offrent pas entre elles de communications et qui sont de dimensions très inégales. La plus grande répond à l'orifice médian. Elle recouvre la plus grande partie de la face postérieure de la vessie, du bas-fond et s'avance jusqu'à la prostate, qui est en grande partie détruite et dont la coque concourt à limiter la cavité. Celle-ci est anfractueuse et offre de nombreux prolongements irréguliers. Sa paroi, constituée d'une part par les faces postérieure et inférieure de la vessie, est d'autre part limitée simplement par le péritoine. Epaisse dans les parties les plus déclives, ce dernier semble, au contraire, aminci en haut et on trouve à ce niveau deux déchirures produites par l'enlèvement des anses intestinales adhérentes. La seconde cavité, qui est évidemment une petite cellule, n'offre pas plus de 3 centim. de profondeur.

Il est difficile de savoir si la muqueuse se prolonge dans ces cavités, surtout dans la grande. L'état inflammatoire très accusé de toutes ces parties, permet difficilement de s'en assurer.

Le mécanisme de la péritonite, à laquelle a succombé le malade, s'explique très facilement par l'existence de cette cavité aujourd'hui transformée en un vaste abcès, mais qui avait dû être primitivement une cellule.

Cela explique en outre la cystite rebelle du malade et l'altération persistante de ses urines, malgré plusieurs séances de lithotritie. Mais ces lésions comportent avec elles un autre enseignement tout aussi précieux.

Elles montrent que si le malade a succombé à la suite des manœuvres de lithotritie, toute autre opération, la taille hypogastrique en particulier, n'aurait pas manqué d'aboutir à la même catastrophe et plus brusquement encore.

La distension de la vessie par l'injection et par le ballon de Petersen aurait fait éclater sans aucun doute la mince paroi postérieure de la grande cellule et aurait même empêché de conduire jusqu'au bout l'opération.

La taille hypogastrique a donc, dans les conditions anatomiques, de sérieuses contre-indications et doit être réservée pour les cas où la vessie est dans un état relatif d'intégrité.

Les uretères sont dilatés.

Le rein gauche est petit, contracté.

Le rein droit est augmenté de volume.

Les calices et les bassinets sont très dilatés.

En outre, il offre à la surface une tumeur du volume d'une mandarine, dont la coupe est alvéolaire, spongieuse.

Dans les mailles, il existe une substance noirâtre semblable à du sang coagulé.

OBS. 83. — *Calcul enkysté chez un enfant* (MARJOLIN, in *Path. chir.* FOLLIN et DUPLAY, t. VI, 1883, p. 687).

Enfant. Symptômes de calcul. Taille.
On trouve un calcul enfoui et complètement caché sous une enveloppe molle de fibrine stratifiée.

Follin donne ce cas comme preuve de la théorie de l'enkystement des calculs, par formation à leur surface d'une membrane enveloppante néoformée.

OBS. 84. — *Vessies à cellules. Hypertrophie du lobe moyen de la prostate. Rétrécissement de l'urèthre* (HACHE, pièce n° 123 du musée du professeur GUYON, in thèse de ROBELIN, *loci.cq.*, p. 107).

Homme, 64 ans, entré le 9 juin 1883, n° 4, salle Saint-Vincent, mort le 2 juillet.

Le malade se plaint de difficultés de la miction qui auraient débuté depuis dix-huit mois. Il urine très souvent avec un jet très fin, avec des douleurs assez vives. Les mictions s'accompagnent, presque chaque fois, d'issue de matières fécales et de prolapsus du rectum. Les urines sont très purulentes, fétides, et deviennent ammoniacales, très peu de temps après leur émission. La palpation hypogastrique combinée au toucher rectal, fait reconnaître une rétention incomplète, mais la vessie remonte à peine à quelques centimètres au-dessus de la symphyse pubienne. Rétrécissement dans la région périnéale, admettant la boule de l'explorateur n° 6. Les tentatives de dilatation, précédées d'une bougie à demeure, déterminant de la fièvre et exagérant les phénomènes de cystite, l'uréthrotomie interne est pratiquée le 19 juin, sans présenter rien de particulier. Mais bientôt elle est suivie d'un redoublement de fièvre avec douleurs rénales et délire.

Le malade meurt le 2 juillet avec les symptômes de néphrite aiguë, malgré des révulsifs rénaux, des sudations répétées et du sulfate de quinine.

AUTOPSIE. — A peine voit-on, sur la paroi postérieure de l'urèthre, la cavité losangique de l'uréthrotomie qui a même disparu sur la pièce, après macération.

La *vessie*, vraie vessie de rétréci, est très épaissie, diminuée de capacité et présente sur sa face interne une foule de colonnes et de *cellules*, dont une notamment, sur sa partie latérale gauche, pourrait loger une noix. La muqueuse n'est pas ulcérée, mais seulement congestionnée.

La *prostate*, de volume modéré dans son ensemble, présente une hypertrophie du lobe moyen, formant une sorte de valvule au col vésical. Aucun accident pendant la vie n'a cependant été directement imputable à cette hypertrophie prostatique.

Les uretères sont légèrement dilatés ; leur muqueuse est fortement congestionnée et rougeâtre; ils contiennent un pus fétide, ainsi que les bassinets dont la dilatation est plus manifeste. On remarque une pyélo-néphrite avec néphrite interstielle qui a suppuré à droite.

OBS. 85. — *Cellule vésicale ayant les dimensions d'une tête d'enfant* (HARTMANN, pièce n° 139 du musée du professeur GUYON, in thèse ROBELIN, *loc. cit.*, p. 109).

Homme, 72 ans, entre le 26 février 1885 dans le service de Guyon, salle Saint-Vincent, n° 18. Deux blennorrhagies, vers 20 à 25 ans. Depuis l'âge de 40 ans, urine difficilement, et cette difficulté va en croissant, si bien que, depuis cinq ans, le jet tombe sur les pieds. En même temps se sont montrés, depuis quelques années, des besoins nocturnes et des hématuries sous forme d'urines brunes qui se sont répétées il y a trois ans, il y a neuf mois et il y a une dizaine de jours, durant chaque fois sept à huit jours. Le 25 février, ce malade était en pleine hématurie, lorsqu'il a été pris de rétention complète ; un médecin appelé a essayé inutilement de le sonder avec un instrument métallique. Nous trouvons une vessie distendue et pratiquons facilement le cathétérisme, d'abord avec un explorateur à boule, puis avec une sonde à béquille par laquelle nous évacuons une urine bouillon de bœuf. Nous ne vidons qu'incomplètement la vessie et faisons une injection d'acide borique.

Cette évacuation progressive et antiseptique est continuée les jours suivants, mais le 28, le malade est pris d'une diarrhée jaune abondante ; il tomba, le soir, dans un état comateux et mourut le lendemain soir, 1er mars, sans que la température soit montée au-dessus de 37°,2.

AUTOPSIE. — La *vessie* est de dimensions au-dessus de la normale, sa surface est mamelonnée par suite de la saillie de colonnes nombreuses qui s'entre-croisent, lui donnant un aspect réticulé, et de la présence de petites fongosités disséminées, surtout abondantes au niveau des colonnes molles, et plus foncées que le reste de la muqueuse, avec laquelle elles font corps.

Immédiatement au-dessus de la base de la prostate, on trouve une tumeur du volume d'une petite noix, bilobée, formée par le lobe moyen, tumeur qu'on aurait pu enlever par une taille hypogastrique. La coloration générale de cette vessie est ardoisée, mêlée de plaques congestives. Sur sa partie latérale droite existe un orifice de la grandeur d'une pièce de 50 centimes, régulièrement arrondi, à bords nettement découpés, lisses, qui la fait communiquer avec une poche plus grande qu'elle, constituée seulement par la muqueuse doublée de la tunique séreuse sans fibres musculaires interposées, ainsi que l'a montré l'examen histologique fait par Siredey, au laboratoire de Clamart.

L'examen histologique a été fait à nouveau par Baudoin. En voici le résultat :

« Sur les coupes, la muqueuse vésicale présentait ses caractères habituels, mais l'épithélium n'a pu être retrouvé ; aucune sinuosité dans le chorion de la muqueuse, sur la partie restreinte de la paroi examinée. Il est impossible ici de délimiter la face profonde de la muqueuse d'avec les couches sous-jacentes. On ne trouve, au-dessous du chorion de cette muqueuse, qu'une masse de tissu conjonctif dense et très épais, formant la paroi tout entière. Les fibres conjonctives sont serrées les unes contre les autres et irrégulièrement accolées. On n'a rencontré, dans cette paroi, aucune trace d'éléments musculaires, mais des vaisseaux nombreux et quelques rares vésicules adipeuses. On remarquera cette absence de faisceaux musculaires, alors que dans la paroi des petites cellules on en a rencontré toujours un certain nombre, comme nous l'avons déjà vu.

« Quant à l'absence des fibres musculaires, dans la portion de paroi qu'on nous a remise, une réserve doit être faite : la pièce en question, n'ayant été placée dans l'alcool qu'assez longtemps après l'autopsie, était mal conservée ; dans certains points, l'examen a dû être incomplet, par suite de la décomposition des tissus et, dans ces points, il a été impossible de reconnaître nettement la nature des parties constituantes.

« La face interne de la poche vésicale si volumineuse, notée dans ce cas, ne présente, du reste pas l'aspect réticulé, ni la coloration de la vessie. Sa surface est mamelonnée, mais à mamelons plus plats, plus régulièrement distribués et sans apparence rétiforme ; sa coloration générale est d'un jaune un peu verdâtre. Il s'agit bien là d'une cellule vésicale. Ce qui le prouve, c'est l'examen macroscopique et microscopique de la pièce ; c'est encore ce fait que les deux uretères s'ouvrent dans la vraie vessie ainsi que l'urèthre, l'uretère droit cheminant dans l'épaisseur de la poche, mais venant s'ouvrir dans la vessie, à sa place habituelle.

Obs. 86. — *Cellules vésicales. Calcul enchatonné* (Boursier, pièce n° 151, musée du professeur Guyon, in thèse Robelin, *loc. cit.*, p. 111).

Homme, 60 ans. Entré salle Saint-Vincent, n° 30, le 6 novembre 1885, mort le 26 novembre 1885.

Le malade a été lithotritié par Guyon en 1883. Il est resté pendant un an sans accuser aucun symptôme vésical. Mictions fréquentes depuis un an, toutes les demi-heures, le jour, un peu moins souvent, la nuit. Douleur à la fin de la miction. Urines troubles, contenant du pus. Pas d'hématuries. Marche et courses en voiture, impossibles.

Le malade est sondé par Guyon qui trouve un calcul ; mais, étant donné son état général (néphrite), Guyon ne l'opère pas. Respiration gênée, accès de suffocation, surtout la nuit. Œdème des membres inférieurs. Polyurie : 3 litres par vingt-quatre heures. Lavage de la vessie à l'acide borique. Le malade meurt le 26 novembre 1885.

Autopsie. — Poumons congestionnés ; cœur droit dilaté.

Reins congestionnés, substance corticale atrophiée ; les calices, les bassinets, sont dilatés.

La *vessie* est grande ; on y voit de nombreuses *cellules ;* les unes sont petites, d'autres plus volumineuses ; les unes dans le *trigone* vésical, les autres au sommet de l'organe. Derrière la prostate on trouve une cellule plus grande et contenant un *calcul* bifide. Une des parties a le volume d'une grosse noisette, l'autre partie est plus petite. Les deux parties sont réunies par une sorte de collet.

La muqueuse vésicale est dans toute son étendue congestionnée.

Les lobes latéraux de la prostate sont très développés.

L'urèthre est libre dans toute son étendue.

OBS. 87. — *Infiltration d'urine. Mort. Cellule vésicale au début* (HARTMANN, service du professeur GUYON, in thèse ROBELIN, *loc. cit.*, p. 114).

Homme, 50 ans, entré le 28 mars 1885, salle Saint-Vincent, lit nº 12.

Il y a trois semaines, le malade remarque, à la face postérieure du scrotum, une tuméfaction qui devient très considérable en huit jours de temps.

Le 28 mars, la verge et le bas-ventre se tuméfient.

A 20 ans, cet homme a eu une blennorrhagie ; goutte militaire pendant un an. A la suite d'une injection, il a eu une rétention d'urine. Depuis quinze ans, miction de plus en plus difficile. Malade alcoolique.

Le 28 mars, à huit heures du soir, température 38°,6, scrotum gros comme les deux poings, rouge, verge pâle, légèrement œdémateuse.

A gauche, induration d'apparence phlegmoneuse ; au-dessous du canal inguinal, on trouve dans une petite étendue une zone nettement fluctuante, formant une sorte de tuméfaction arrondie, limitée, rosée.

La région inférieure du ventre, ombragée par les poils à droite et à gauche, est rosée et présente au palper une induration due à une infiltration de la paroi.

30 mars. La rougeur s'est étendue symétriquement à gauche et à droite.

Toujours rien au périnée. Guyon, qui voit le malade pour la première fois, fait sur le périnée une incision médiane ; la peau incisée, il ne sent encore rien ; enfin, plus profondément, il ouvre un foyer d'où s'écoule un flot d'urine et de pus.

1er avril. La rougeur s'est étendue jusqu'à la partie postérieure des flancs. Empâtement très marqué, sans fluctuation vraie. Incisions longues de 8 à 10 centim., deux travers de doigt au-dessus des arcades crurales.

Les jours suivants, agitation, délire. Mort le 26 avril.

AUTOPSIE, le 28 avril. — Toute la partie moyenne de la portion pelvienne de l'urèthre est très épaissie ; le rétrécissement laisse passer une épingle, mais n'admet pas une sonde canelée. Dilatation de la région membraneuse.

Vessie : vaste, réticulée, présentant en un point, entre les saillies de la tunique musculaire, une *cellule* capable de loger un gros pois.

Quelques arborisations veineuses au niveau du bas-fond. Le reste de la vessie offre sa coloration blanche normale.

Uretères dilatés, volume d'une plume d'oie, vascularisés ; bassinet, calices dilatés.

Atmosphère cellulo-adipeuse, péritonéale, très surchargée de graisse, mais non épaissie.

Reins se décortiquant bien, de volume normal, pâles à la coupe.

Descriptions histologique de la cellule : entre deux colonnes musculaires, d'ailleurs peu saillantes, la muqueuse présente une dépression ; cette dépression est un véritable diverticule de la cavité vésicale, ayant environ une capacité de trois quarts de centimètre cube et occupant l'épaisseur même de la paroi de la vessie.

Elle est limitée, au niveau de son orifice de communication, par deux colonnes charnues se réunissant en V à une extrémité, tandis qu'à l'autre, on ne trouve qu'une très légère saillie formée par les couches musculaires sous-jacentes. Les bords de cet orifice, lequel est presque aussi large que la cellule elle-même, sont lisses, arrondis et à peine saillants.

Il existe : 1° des modifications à la muqueuse, au niveau de la cellule et sur les colonnes musculaires qui la limitent ;

2° D'autres, dans la couche de tissu cellulaire lâche sous-jacente ;

3° D'autres encore, dans les faisceaux musculaires et la gangue conjonctive qui les entoure, formant la paroi de la cellule presque en totalité.

L'ensemble d'une coupe comprend, en effet, plusieurs zones qu'il est facile de reconnaître, grâce à la différence de coloration obtenue par le picrocarmin, et chacune de ces zones correspond aux couches ci-dessus énoncées.

Sur toutes les coupes il a été impossible de retrouver des traces d'épithélium à la face interne de la muqueuse. Il n'y a rien là qui doive surprendre, la pièce ayant été placée dans le liquide de Muller, plus de vingt-quatre heures après la mort.

La muqueuse vésicale se soulève au niveau des deux colonnes musculaires qui limitent cette cellule et, dans l'intervalle de ces colonnes, elle s'enfonce dans la dépression vésicale, ici peu profonde (la cellule ayant à peine un demi-centimètre de profondeur), pour en tapisser la paroi.

En dehors de ces colonnes musculaires, cette muqueuse se continue, presque sans ligne de démarcation, avec le reste de la muqueuse vésicale, par suite de la saillie très faible de ces colonnes. Au niveau de ces piliers charnues, elle présente d'ailleurs les caractères ordinaires de la muqueuse vésicale.

Entre ces piliers musculaires, elle présente une série de petites dépressions séparées par des saillies, dépressions qui sont plus ou moins marquées suivant leur siège, et au nombre d'une dizaine environ ; d'où l'aspect sinueux et plissé de la muqueuse dans la cellule. Ces plis de la muqueuse, car ce sont là de véritables plis, sont plus accentués en certains points et surtout au niveau de la partie interne de chaque colonne musculaire limitant la cellule ; là ils sont plus profonds et plus nombreux, ce qui s'explique très bien, si l'on songe que ces plis ne peuvent être dus qu'à la saillie des piliers charnus, et que leur développement est en rapport avec celui de ces colonnes. Ces enfoncements ne se rencontrent pas, dans cette pièce, sur le côté opposé des piliers, c'est-à-dire au niveau du point où il y a continuité de la muqueuse de la cellule avec celle du reste de la vessie, par suite de la trop légère saillie de ces piliers, à ce niveau.

La muqueuse, sur chaque colonne, nous a paru normale, ayant son épaisseur habituelle, plutôt amoindrie qu'exagérée et sans sinuosités. Dans son intérieur, sur nos coupes, les vaisseaux capillaires présentaient un calibre régulier mais un peu plus considérable que d'ordinaire ; peut-être étaient-ils relativement moins nombreux en ce point que dans la muqueuse qui revêt la paroi de la cellule.

Entre les colonnes, le chorion de la muqueuse est formé de tissu conjonctif, à fibres plus lâchement unies les unes avec les autres ; les faisceaux présentent un certain écartement et sont distribués moins régulièrement. Aussi, l'as-aspect est-il moins feutré, moins lamelleux, moins dense qu'au niveau des faisceaux charnus en saillie.

Son épaisseur varie à peine, qu'on la considère au fond de la cellule ou près des faisceaux musculaires par lesquels cette dernière est limitée. L'existence des sinuosités semble augmenter un peu l'épaisseur de la muqueuse, mais en réalité, c'est bien peu de chose. En tout cas, la différence d'épaisseur ne nous paraît pas très sensible, sur les coupes dont il s'agit, quand on compare celle de la muqueuse vésicale elle-même, celle de la muqueuse de la cellule et celle de la muqueuse qui recouvre les fibres charnues. Le tissu conjonctif du chorion, au niveau de la poche vésicale, est très riche en cellules, ce qui est très visible sur des préparations colorées par l'hématoxyline, et les capillaires qui apparaissent sectionnés de différentes façons, sont abondants entre les dépressions formées par les plis de la muqueuse.

La couche sous-muqueuse est, dans cette pièce, constituée de deux façons différentes, suivant le point considéré. En général, elle est formée de fibres de tissu conjonctif plus ou moins lâchement unies les unes aux autres, très irrégulières dans leur distribution et courant dans toutes les directions. Cette disposition est moins nette au niveau des piliers charnus, et en ce point cette couche est plus dense. On voit, accolés à côté des faisceaux de ces fibres, les cellules fixes de ce tissu, mais elles sont en moins grande quantité que dans le chorion de la muqueuse. On y trouve des vaisseaux en assez grande quantité ; cette couche, mal délimitée dans tous les sens et qu'on pourrait à la rigueur considérer comme la partie profonde de la muqueuse, se confond insensiblement avec la face adhérente de cette muqueuse et avec la gangue conjonctive des faisceaux musculaires immédiatement placés au-dessous.

L'existence de la couche muqueuse comme couche distincte doit être considérée comme très nette au niveau de ce qu'on peut appeler le fond de la cellule vésicale et, en ce point, sa texture est vraiment peu serrée, puisque sur toutes les préparations faites cependant avec le moins de tiraillements possible, la muqueuse est constamment décollée des couches musculaires sous-jacentes.

Au niveau des colonnes musculaires, il n'en est plus ainsi. En ce point, la couche celluleuse est sinon moins épaisse, du moins plus dense et plus feutrée qu'ailleurs ; elle est absolument confondue avec la face profonde de la muqueuse et la gaine conjonctive des faisceaux musculaires. Ce feutrage et l'adhérence des couches sous-muqueuses sont plus marqués encore sur la partie interne des colonnes musculaires, au point où la muqueuse forme des sinuosités plus profondes et plus nombreuses. Sur la partie externe, l'adhérence est bien moins accentuée et la couche sous-muqueuse reprend son caractère normal, qui est la laxité, à mesure qu'on gagne la paroi vésicale proprement dite. La partie *musculaire* de la paroi est très visible dans cette cellule vésicale, formée, sur une coupe, d'un côté par trois îlots, de l'autre par un îlot, à contours réguliers, séparés les uns des autres par une gangue de tissu conjonctif sous forme de bandelette, inégale, colorée en rose par le picrocarmin.

Ces îlots représentent la coupe de faisceaux musculaires cylindriques ou à peu près, entourés de manchons formés de fibres conjonctives assez denses.

Ces faisceaux longitudinaux sont formés eux-mêmes par l'agglomération de faisceaux plus petits, décomposables, en fin de compte, en éléments musculaires très reconnaissables. Dans l'intervalle des colonnes, la partie musculaire de la paroi est bien conservée. Son épaisseur est au moins égale à celle de la muqueuse.

Elle est constituée par des faisceaux de fibres musculaires, horizontaux ceux-là, ou peu s'en faut ; quelques faisceaux qui, d'ailleurs, sont grêles, sont longitudinaux.

Ces faisceaux passent en dehors de ces colonnes plus épaisses qu'au fond de la cellule. Du tissu conjonctif peu dense réunit ces faisceaux et des vaisseaux circulent dans les espaces interfasciculaires. Enfin, sur les coupes on trouve une faible couche de tissu conjonctif lâche présentant un grand nombre de vésicules adipeuses et des vaisseaux sanguins volumineux. Cette zone celluleuse est celle qui permet à la vessie d'adhérer faiblement aux organes voisins, péritoine ou autres. Bien entendu, nous n'avons pas trouvé de glandes dans la paroi de cette cellule.

Obs. 88. — *Rétention d'urine. Cellule vésicale au début* (Hartmann, service du professeur Guyon, in thèse Robelin, *loc. cit.*, p. 115).

Homme, cordonnier, 64 ans, entre salle Saint-Vincent, le 12 février 1885. Première blennorrhagie à 20 ans. Deuxième blennorrhagie à 25 ans (balsamiques et injections). N'a jamais remarqué jusqu'à 63 ans aucun trouble de la miction.

Il y a six semaines, rétention subite pendant la nuit. Depuis, incontinence continuelle.

12 février. Urines claires dans le premier et dans le deuxième verre, pas de filaments, pas d'albumine.

Canal : explorateur n° 20 passe. La région membraneuse est sensible. Muco-pus sur le talon de l'explorateur (urèthre postérieur). Prostate volumineuse. Hémorrhoïdes. Vessie remontant jusqu'à l'ombilic.

Le 14, le malade est sondé. Injection à l'acide borique.

Le 21, on continue de même. Mais depuis plusieurs jours, arrivé à un certain degré d'évacuation, l'urine cesse de couler, alors qu'on sent encore un globe distendu à l'hypogastre. On commence à vider un peu plus en pressant. Les urines sont un peu troubles.

Le 23, on presse vainement sur le globe, on n'arrive qu'à expulser quelques gouttes d'urine très trouble, laiteuse, acide. Ce globe s'étend à un travers de doigt au-dessous de l'ombilic.

Le 25. Guyon sonde le malade, évacue une plus grande quantité d'urine qu'à l'ordinaire. Urine sanguinolente à la fin de l'évacuation. On ne sent plus le globe à l'hypogastre.

Langue sèche.

Le 28. Urines diminuant de quantité. Délire nocturne. Mort.

Autopsie. — Nous ne rapportons ici que ce qui concerne la vessie et les organes voisins. Urèthre imbibé de sang. La prostate offre une épaisseur à peu près égale sur la paroi antérieure et sur la paroi postérieure. Au niveau de sa base on trouve, faisant saillie dans la vessie, un lobe moyen du volume d'un très gros pois.

Vessie : de dimensions presque normales, offrant à sa face interne une apparence réticulée, une coloration ardoisée, distribuée irrégulièrement.

Le réticulum, saillant, présente dans ses mailles des dépressions ou cellules, capables de loger un très gros grain de chènevis ou un très petit pois.

A la coupe, la paroi vésicale a une épaisseur variable de 1 centim. à 15 à 18 millim. Elle est grisâtre et crie sous le scalpel. Nulle part on ne trouve de trace d'abcès interstitiels. La séparation d'avec les couches cellulo-graisseuses qui entourent la vessie, est assez difficile.

Description histologique : une cellule présente un orifice de communication avec la vessie, limité par quatre faisceaux musculaires, disposés comme les côtés d'un losange et formant une sorte de collet.

Pas d'épithélium en aucun point des coupes, pour des raisons déjà énoncées.

Les sinuosités de la muqueuse existent et sont plus profondes que partout ailleurs, au niveau de la partie interne des colonnes musculaires, lesquelles sont très épaisses.

D'un côté de la cellule, la colonne musculaire fait une saillie si considérable qu'on constate à sa partie externe, au point où la muqueuse qui la recouvre se continue avec le reste de la muqueuse vésicale, plusieurs plis assez accentués. La présence de ces plis, en dehors de ces faisceaux, s'explique par son développement exagéré de ce côté-là ; ceci, d'ailleurs, ne se rencontre pas du côté opposé, dans cette cellule. La muqueuse est ici un peu plus épaisse au fond de la cellule et sur le reste de la muqueuse vésicale que près de son orifice. Entre les colonnes, le chorion de la muqueuse est formé par du tissu conjonctif peu dense avec de très nombreuses cellules, dont beaucoup sont plus arrondies qu'ovalaires et plus granuleuses que les cellules, du tissu conjonctif normal. On y trouve de nombreux vaisseaux sanguins volumineux, sectionnés en travers, dans la coupe. Au niveau de ces colonnes, le tissu conjonctif a une texture plus serrée et contient moins de cellules. Mais il n'y a pas là une augmentation d'épaisseur notable ; les froncements, à l'endroit où ils sont le plus prononcés, contribuent à exagérer l'illusion, mais somme toute, il n'y a, certes, pas une différence d'un quart de millimètre.

La couche sous-muqueuse est partout confondue avec la muqueuse et la gangue conjonctive des faisceaux musculaires ; elle a une structure dense, plus feutrée que d'habitude, aussi bien dans un point que dans un autre. Au niveau des colonnes musculaires, on peut, à la rigueur, en nier l'existence, tellement est intime sa fusion avec la muqueuse.

Dans l'intervalle des colonnes, au fond de la cellule, l'adhérence existe, mais est moins forte, le tissu est moins feutré, les fibres disposées plus irrégulièrement, moins serrées.

L'épaisseur de la partie qui ne peut être évaluée qu'approximativement, vu ses limites indécises, n'est certainement pas augmentée.

Par contre, les vaisseaux sont moins abondants et les cellules conjonctives nombreuses.

Nous avons trouvé un petit faisceau de fibres musculaires horizontal que nous considérons comme erratique et comme perdu au milieu de cette couche, à moins qu'on ne veuille considérer ce faisceau comme faisant partie de la couche musculaire sous-jacente, ce qui réduirait presque à zéro l'épaisseur de la couche sous-muqueuse au niveau du point où s'observe ce faisceau musculaire. La couche musculaire doit, comme nous l'avons déjà dit, être envisagée successivement dans les deux parties qui la constituent. Les colonnes musculaires sont très développées ici ; d'un côté, le pilier charnu fait tellement saillie dans la vessie qu'il ne paraît, sur la coupe, réuni à la paroi vésicale que par une sorte de méso conjonctif, épais, il est vrai, mais bien marqué. De l'autre côté, la colonne charnue est aussi très importante, mais fait moins saillie. Comme d'ordinaire, ces colonnes sont composées par plusieurs faisceaux de fibres musculaires dont l'un est toujours plus volumineux que les autres. Il n'y a rien de particulier à signaler dans la structure de ces faisceaux.

La partie musculaire de la paroi comprise entre les colonnes n'est pas très bien développée : elle est formée de faisceaux longitudinaux ou légèrement obliques plongés dans une gangue conjonctive.

OBS. 89. — *Hypertrophie de la prostate. Lithotritie. Mort. Vessie à cellules* (HARTMANN, service du professeur GUYON, in thèse de ROBELIN, *loc. cit.*, p. 117).

Homme, 63 ans, salle Saint-Vincent, n° 5. Entré le 12 février 1885.

Il y a cinq ans, lithotritie en trois séances par le professeur Guyon.

Se sonde deux ou trois fois par jour.

Pas d'arrêt brusque du jet. Parfois il ne peut achever la miction et est repris, quelque temps après, d'envies douloureuses et pressantes. Ne vide pas sa vessie. L'explorateur à boule n° 20 passe facilement. Sensation de frottement râpeux à droite. Pus glaireux ramené sur le talon.

L'explorateur n° 3 sent la pierre à l'entrée. Pierre volumineuse, 3 ou 4 centim. au moins.

2 mars. Après miction, cathétérisme. Il reste environ 200 gr. d'urine dans la vessie.

4 mars. Lithotritie. Ecrasement de la pierre, difficile à obtenir. Marteau.

5 mars. Vomissements. Malaise. Hoquet.

6 mars. Fièvre. Hoquet persistant. Langue sèche. Pas de sensibilité rénale. Hypogastre un peu douloureux. Ventouses. Sinapisation lombaire. Quinine. Lait.

8 mars. Subdélirium. Dyspnée. Mort.

Autopsie. — Urèthre normal.

Vessie : deux lobes prostatiques latéraux très développés. Legère saillie du lobe moyen. Bas-fond assez développé.

La vessie est recouverte par une bouillie phosphatique épaisse qui augmente l'épaisseur des parois. Çà et là, quelques petits fragments dont le volume ne dépasse pas celui d'un grain de millet. Immédiatement en arrière de l'extrémité droite du bord postérieur du trigone, orifice arrondi admettant l'extrémité du doigt ; le doigt pénètre dans une *cavité* remplie de fragments de calculs, anguleux, résultant de débris de calcul concassés et déposés là lors de l'opération. Irrégularités, cassures, arêtes vives de ces fragments. Ces calculs ne se sont pas cassés dans cette poche.

Sur la paroi postérieure, au-dessus du bas fond, orifice analogue, cavité plus petite, mêmes débris.

Outre ces deux orifices, en différents points de la muqueuse, on constate, entre les saillies des faisceaux musculaires, des dépressions, sortes de cellules au début, capables de loger un calcul gros comme un pois.

La paroi vésicale offre une épaisseur normale.

La muqueuse a une apparence réticulée, une coloration ardoisée : par places, une teinte violacée avec arborisations vasculaires.

A la partie postérieure et inférieure, on trouve de petites saillies verdâtres, arrondies, grosses comme un grain de chènevis. La surface externe de la vessie ne présente rien d'anormal.

En disséquant le péritoine et en enlevant le tissu cellulo-graisseux sous-péritonéal, abondant, on rencontre les poche signalées plus haut. La plus grande, en avant de l'uretère droit et longeant immédiatement la paroi postérieure, a le volume et la forme d'un petit œuf de poule. De sa paroi interne se détache une sorte de pédicule gros comme le doigt, et qui la rattache à la paroi vésicale.

La paroi de la cellule est mince, recouverte intérieurement d'arborisations vasculaires.

En dedans, tractus fibreux étendus du pédicule à la paroi vésicale.

La plus petite poche, située sur la paroi postérieure de la vessie, a le volume d'une noix. Elle offre le même aspect que la première.

La paroi interne de la grande cellule est lisse, de couleur gris verdâtre, et la cavité contient, enchâssés dans la paroi, des fragments de calcul, un près du pédicule et l'autre au fond.

Obs. 90. — *Calculs dans un diverticule de la vessie* (Terrillon, *Société de chirurgie*, 10 juin 1885).

Homme, 68 ans. Symptômes de calculs depuis deux ans. L'examen prouve la présence d'un calcul mobile de 2 centim. et demi dans le bas-fond. En outre, l'explorateur heurte un corps dur, fixé à la partie supérieure de la vessie. Cette sensation passagère fait émettre l'hypothèse de calcul enchatonné ou de plaque calcaire.

Lithotritie facile du calcul libre, puis, la même sensation de choc ayant été obtenue, taille hypogastrique, dans la même séance.

Le doigt trouve une loge avec 5 calculs égaux, légers, lisses, presque ronds, gros comme le pouce. L'un reposait sur l'orifice de communication du diverticule avec la vessie. Cet orifice, gros comme le doigt, était contractile et se rétrécissait au moindre attouchement, d'où difficulté et fugacité du contact par l'explorateur.

Les 5 calculs, pesant ensemble 29 gr., sont enlevés avec des pinces. Suites excellentes, guérison rapide.

Obs. 91. — *Calcul mûriforme adhérent* (Patterson, *Glascow med. Journ.*, 1882, in Pousson, *Ann. g.-ur.*, 1885, p. 713).

Homme, 45 ans, calculeux.

Taille latérale, puis taille sus-pubienne. Calcul très volumineux, muriforme, hérissé de saillies nombreuses et aiguës.

Extraction par levier, en poussant par le rectum. Guérison.

Ce calcul était peut-être seulement adhérent dans le bas-fond, sans être enchatonné.

Obs. 92. — *Calcul enchatonné dans un diverticule. Incision du kyste. Perforation. Mort* (Murray-Humphry, de Cambridge, in Pousson, *Ann. g.-ur.*, 1885, p. 713 et suiv.).

Homme, 51 ans. Symptômes calculeux. 4 tailles latéralisées en trois ans, cinquième taille recto-vésicale. Un kyste contenant une pierre est atteint et ouvert avec le bistouri herniaire. L'orifice est dilaté au doigt.

La pierre est de la grosseur d'une noix.

Ablation avec les tenettes. Mort par perforation opératoire et péritonite consécutive.

Obs. 93. — *Calcul enchatonné* (Souberbielle, in Pousson, *Ann. g.-ur.*, 1885, p. 731).

Homme, 63 ans. Symptômes calculeux. Taille sus-pubienne.
Grosse pierre enchatonnée du bas-fond ; se brise pendant l'extraction.
Autre pierre, placée dans une poche spéciale, au sommet de la vessie. Incision de la poche, extraction de la pierre. Mort.
Autopsie. — On trouve un petit calcul dans un kyste complet formé aux dépens de la tunique charnue et de la muqueuse de la vessie. Fongus sur le trigone.

Obs. 94. — *Calcul enchatonné* (Souberbielle, in Pousson, *Ann. g.-ur.*, 1885, p. 731).

Homme, adulte. Symptômes calculeux. Taille hypogastrique. On trouve un calcul garni d'aspérités, retenu adhérent dans une loge, sur le côté du bas-fond vésical. Guérison.

Obs. 95. — *Calcul enchatonné* (Souberbielle, in Pousson, *Ann. g.-ur.*, 1er décembre 1885, p. 731).

Homme, 77 ans. Symptômes de calcul. Taille sus-pubienne. Extraction d'un caillou. Coma. Mort.
Autopsie. — La vessie a un trigone gonflé formant postérieurement une bride qui se continue avec un repli développé accidentellement. Il en résulte une sorte d'anneau circonscrivant l'orifice d'une cavité où était logé un calcul.

Il s'agit là, probablement, d'un faux diverticule : la bride rétrécissait l'ouverture du bas-fond.

Obs. 96. — *Calcul enkysté dans le bas-fond* (*faux diverticule*) (Souberbielle, in Pousson, *Ann. g. ur.*, 1er déc. 1885, p. 731 et suiv.).

Homme, 66 ans. Symptômes calculeux. Taille hypogastrique. Pierre derrière la prostate. On l'enlève par bascule avec la cuiller de la tenette. Calcul du volume d'un œuf de poule, avec plusieurs aspérités et l'empreinte d'un autre caillou.
A gauche du bas-fond est un autre calcul recouvert presque entièrement par une membrane. Section au bistouri boutonné du collet du kyste. Calcul gros comme un biscaïen. Mort.

Autopsie. — Dépression profonde du bas-fond de la vessie, dont les parois sont épaissies.

Il s'agit là d'un faux diverticule, formé par un bas-fond très accentué, enkystant une pierre.

Obs. 97. — *Calcul faussement enchatonné* (Polaillon, *Soc. chir.*, 16 décembre 1885).

Homme, calculeux. Mort de cysto-pyélo-néphrite.
Autopsie.— On trouve une vessie très petite appliquée sur le calcul, auquel elle formait par sa cavité entière une sorte de loge. On put y introduire 150 gr. d'eau, mais ils refluèrent en partie dans l'uretère et le bassinet dilatés. La vessie, dans son plus grand état de distension, ne remontait pas au-dessus du pubis.

Ici, le faux diverticule est constitué par la vessie elle-même.

Obs. 98. — *Calcul enchatonné* (Monod, *Soc. chir.*, 15 juillet 1885).

Homme, 80 ans, aucun passé urinaire. Depuis un an, symptômes de calculs. Mort avant opération.
Autopsie. — Calcul muriforme libre dans la vessie. Dans le bas-fond existe une cellule dont le collet est épais, froncé comme une bourse. Le calcul, gros comme une bille et trouvé libre, peut y être facilement introduit et y rester fixé.
Pozzi, qui fit l'opération, pensa que c'était la mise en liberté de ce calcul qui avait produit les accidents.

Le calcul datait vraisemblablement de longtemps et avait été bien toléré tant qu'il était resté enchatonné.

Obs. 99. — *Calcul enchatonné* (Monod, *Soc. chir.*, 15 juillet 1885).

Homme, 65 ans, ancien prostatique. Deux tailles périnéales infructueuses pour l'extraction d'une bougie filiforme.
Troisième taille, hypogastrique. Extraction difficile d'un calcul développé autour de la bougie. La vessie était très profonde, le lobe moyen de la prostate très saillant, le calcul enfoui dans une loge rétro-prostatique, ce qui avait provoqué les insuccès précédents. Guérison.

Monod constate que ce calcul n'était pas inclus dans une vraie cellule, mais dans un bas-fond vésical exagéré par la saillie prostatique : c'est, cliniquement, un faux diverticule.

Obs. 100. — *Calcul enchatonné* (Monod, *Soc. chir.*, 15 juillet 1885).

Homme, 63 ans. Taille antérieure; nouveaux symptômes de calcul, lithotritie infructueuse. Taille hypogastrique; on trouve un calcul enchatonné dans une cellule dont on dut débrider l'orifice avec un bistouri boutonné. Guérison.

Obs. 101. — *Calcul vésical latent dans une poche du bas-fond* (Fenwick, *Brit. med. Journ.*, 23 mai 1887).

Homme, 36 ans. Rétrécissement traumatique depuis 18 ans, cystite chronique, hydronéphrose. Brusquement, symptômes de pierre, non précédés de coliques néphrétiques. On découvre un gros calcul de 38 gr. insoupçonné jusque-là et logé dans une poche du bas-fond.

Fenwick cite quatre autres cas analogues et rappelle un cas de Rivington où le calcul latent pesait 675 gr. Dans un autre cas de Fenwick, il existait, au sommet de la vessie, une cellule qui, pleine, atteignait la taille d'un œuf d'autruche.

Obs. 102. — *Calcul enchatonné dans un faux diverticule du sommet de la vessie* (Souberbielle, in Pousson, *Ann. g.-ur.*, 1er décembre 1885, p. 731 et suiv.).

Homme âgé. Mort.

Autopsie. — Calcul de 35 gr. fixé au sommet de la vessie par des incrustations qui le maintenaient à la muqueuse. Une bride formait plancher et ménageait une sorte de loge où était logé le calcul.

C'est là un faux diverticule, créant un enchatonnement.

Obs. 103. — *Poches vésicales énormes* (Besançon, in Launois, *Appar. gén. des vieillards*, mémoire, 1885).

Homme, 73 ans, dément, mort.

Autopsie. — Hypertrophie lobulée de la prostate (lobe moyen). Vessie volumineuse, distendue. Trois poches, de capacité à peu près égale à la vessie, y étaient annexées.

Examen histologique. — L'enfoncement de la muqueuse a lieu en un point où les faisceaux soulèvent la muqueuse en formant un bourrelet. Le bord libre de la muqueuse est sinueux. Le côté interne de l'orifice contient des fibres musculaires en faisceaux peu abondants. La muqueuse et la sous-muqueuse ont subi un épaississement énorme. Au niveau d'un des enfoncements, la muqueuse présente un semis correspondant à de volumineux vaisseaux sanguins. La muqueuse de l'orifice, du côté vésical, est soulevée par la saillie des faisceaux musculaires. Elle est épaissie, fusionnée avec la sous-muqueuse devenue fibreuse et très dense. Du côté du diverticule, la muqueuse est altérée, décollée du tissu sous-jacent, et la sous-muqueuse est conservée.

La coupe du fond de la paroi diverticulaire montre la muqueuse conservée, avec des sinuosités, un chorion normal et un piqueté vasculaire notable. La sous-muqueuse est formée d'un tissu fibreux serré où les vaisseaux sanguins sont creusés. La couche extérieure comprend une couche de tissu cellulaire lâche, avec des groupes de vésicules adipeuses et des vaisseaux parallèles à la coupe. Il n'y a pas de fibres musculaires.

OBS. 104. — *Rétention d'urine. Vessie à cellules* (BOURSIER, pièce n° 152 du musée du professeur GUYON, in thèse ROBELIN, *loc. cit.*, p. 113).

Homme, 66 ans, entre salle Saint-Vincent, lit n° 20, le 16 janvier 1886. Mort le 17 janvier.

Les renseignements que l'on peut recueillir sont assez vagues. Depuis deux ans, il a des envies fréquentes d'uriner; la nuit il se lève quatre ou cinq fois. Il urine peu à la fois et souvent. Dans la journée, il urine toutes les heures. Depuis six mois, il mouille son lit, il urine goutte à goutte. Pas d'incontinence vraie.

A son entrée à l'hôpital, il eut une rétention d'urine : depuis la veille, sa vessie remonte jusqu'à l'ombilic. Vomissements verdâtres, congestion pulmonaire, athérome artériel.

On évacue une partie de la vessie et on injecte de l'acide borique. Potion Rivière, Todd.

Le lendemain matin, délire, dyspnée. Mort à midi.

AUTOPSIE. — Péritonite dans le petit bassin. Quelques fausses membranes font adhérer les anses intestinales les unes aux autres. Au niveau du rein gauche, périnéphrite. Pus dans la cavité péritonéale.

Vessie grande, à colonnes. *Nombreuses cellules.* Une d'elles, située au sommet, permet l'introduction du petit doigt.

Une autre, située sur la partie latérale gauche, pourrait contenir une grosse noisette. La muqueuse vésicale est congestionnée. La prostate est hypertrophiée.

Il y a un lobe moyen qui fait saillie au niveau de l'orifice vésical.

Reins : la substance corticale du rein gauche est atrophiée. Les calices et les bassinets sont distendus et pleins de pus. L'uretère gauche est dilaté.

Le rein droit a la substance corticale atrophiée. Pas de dilatation des calices et du bassinet de ce côté. Poumons congestionnés. Cœur gauche hypertrophié.

Obs. 105 (résumée). — *Calcul enchatonné à chaque orifice vésical des uretères* (Vincent, *Journ. méd. Bordeaux*, 14 février 1886).

Homme, 70 ans, athéromateux. Passé calculeux chargé ; plusieurs lithotrities. Mort par insuffisance aortique, au lendemain de la dernière.

Autopsie. — Cystite chronique. Nombreuses cellules dans la région postéro-inférieure, surtout à gauche : quelques-unes admettent l'extrémité du petit doigt.

Au niveau des deux angles postérieurs du trigone, la palpation fait sentir deux calculs paraissant sous-muqueux : leur sommet est apparent dans une petite étendue. Ils sont difficiles à énucléer, car ils sont encastrés dans l'ouverture inférieure dilatée de chaque uretère, ouverture qu'ils semblent n'avoir pu franchir. Chacun des deux a la forme d'un cône à sommet vers la cavité, à base enchatonnée. Ils sont blancs, phosphatiques, friables, de la grosseur d'une demi-amande. L'urine devait filtrer autour de ces calculs, mais ils n'en portent aucune trace.

C'est là un type de faux diverticule, par erreur de siège.

Obs. 106 (résumée). — *Fistule de la vessie consécutive à une cure radicale de hernie* (Feilchenfeld, *Berl. klin. Woch.*, n° 3, janvier 1887).

Homme, 51 ans, atteint d'une énorme hernie inguinale droite, datant de 15 ans, irréductible.

A gauche, hernie réductible.

Israël fait la cure radicale. Le contenu du sac est réduit, le sac lié et excisé.

Pendant la dissection, rien de suspect ; au cours de la réduction, un tractus péritonéal est lésé près du collet et suturé. Suture des plans profonds, tamponnement superficiel. Le lendemain, anurie, puis mictions normales, mais de moins en moins abondantes.

Le septième jour, rien ne vient par l'urèthre et tout sort par la plaie : il s'est formé une fistule vésicale herniaire qui se ferme au bout de deux mois.

Israël n'admet pas qu'il y eût là une hernie de la vessie, parce qu'il ne vit rien de suspect pendant l'opération : il pense qu'il y avait un diverticule qui a été comprimé par la ligature et s'est fistulisé à la chute des fils.

Cette opinion ne paraît pas basée sur des faits indiscutables.

Obs. 107. — *Hypertrophie prostatique avec calculs enkystés (Soc. clin. of London*, 11 nov. 1887).

Homme, 64 ans, atteint depuis longtemps d'hypertrophie prostatique et de rétrécissement uréthral.

On broie par lithotritie un petit calcul phosphatique, puis on fait la taille ; 6 petits calculs étaient enkystés dans un sac. On fit l'incision du sac et on évacua les calculs.

Quelque temps après, les douleurs reparaissent ; on fait la cystotomie sus-pubienne et l'on gratte la muqueuse qui était tapissée d'une couche de phosphate. Drainage. Amélioration.

C'est ici un cas d'enkystement, incisé avec succès.

Obs. 108. — *Vessie à cellules et à poches. Compression d'un uretère par une poche* (Jacquet, *Bull. Soc. anat.*, 1887, p. 522).

Homme, 54 ans, dans le collapsus. Le cathétérisme donne un demi-verre d'urine louche et sanglante. Mort.

Autopsie. — L'uretère droit est dilaté dans toute son étendue et a presque le volume du pouce. Uretère gauche normal.

Vessie rétrécie, pleine d'urine trouble et rouge, à parois très épaisses, Muqueuse gris ardoise, criblée postérieurement d'orifices infundibuliformes, douze environ ; ces orifices conduisent soit à de simples diverticules plus ou moins profonds ; deux mènent à des cavités formant de véritables vessies accessoires à parois exulcérées et noirâtres.

La plus grande des deux poches, grosse comme une mandarine, est située exactement au-dessous de l'orifice de l'uretère droit dilaté.

Prostate hypertrophiée ; partie prostatique de l'urèthre creusée, sur la paroi postérieure, d'orifices menant à des diverticules sous-muqueux ; à ce niveau est enclavé dans un des orifices un calcul phosphatique gros comme une petite noisette.

Jacquet pense que c'est la compression déterminée sur la portion terminale de l'uretère par la poche contiguë qui a été la cause de la dilatation de l'uretère. Cette compression a été augmentée au moment de la rétention d'urine terminale.

Obs. 109. — *Hernie de la vessie au-dessus et en avant de la symphyse pubienne* (Reboul, *Bull. Soc. anat.*, 1887, p. 23).

Homme, 85 ans- Pneumonie. Mort.

Autopsie. — Incision de la paroi abdominale.

Saillie à la région pubienne, déterminée par une hernie formée entre les tendons des muscles droits de l'abdomen.

La hernie est constituée par la vessie. La plus grande partie de la vessie est normale comme situation, mais la partie antérieure et supérieure s'engage dans un orifice situé sur la paroi antérieure de l'abdomen. L'orifice est limité en bas par la symphyse et le corps du pubis, latéralement par les tendons des muscles droits et les piliers internes des orifices inguinaux, en haut par les fibres tendineuses dépendant des muscles grands obliques de l'abdomen.

L'orifice est ovalaire, aplati de haut en bas. La portion de vessie herniée est rétrécie au niveau de l'orifice et cependant la paroi vésicale n'est pas du tout adhérente aux bords de l'orifice : on peut facilement réduire la vessie herniée, ordinairement de la grosseur d'un œuf de poule. Elle descend, au devant du pubis, jusqu'à la racine de la verge. Tout autour de la vessie est un tissu cellulaire dense, formant une sorte de sac où est située la hernie. C'est une hernie complète de la vessie et non une hernie tuniquaire : la portion herniée présente une hypertrophie considérable de la tunique musculeuse. Pas de calcul dans cette hernie. Aucune autre hernie. Urines claires.

OBS. 110. — *Calcul enchatonné chez un enfant* (FLEURY, *Bull. de la Soc. chir.*, 1887, p. 65).

Enfant de 8 ans. Symptômes de calculs. La sonde exploratrice trouve le calcul toujours au même point.

Taille périnéale. On sent le calcul sur la paroi antérieure, mais on ne peut le contourner. Il paraît adhérer à la membrane muqueuse.

Les tenettes sont impuissantes, ainsi qu'une pince à polype. On déprime alors l'hypogastre, et à la paroi antérieure de la vessie on sent le calcul : on peut le dégager avec le doigt introduit dans le chaton où il été logé.

Ce calcul était ovalaire, avait 2 centim. et demi de long et 2 centim. de large, et pesait 10 grammes. La loge était moulée sur lui. Guérison.

Il s'agit, très vraisemblablement là, d'un diverticule congénital.

OBS. 111. — *Calcul enchatonné chez un jeune homme. Taille* (FLEURY, *Bull. de la Soc. chir.*, 1887, p. 65).

Jeune homme, 18 ans. Symptômes de calculs depuis deux ans. Vessie irritable. Taille hypogastrique, bien qu'avec les mors du lithotriteur on eût pu saisir le calcul. Si on avait continué la première manœuvre, la vessie eût été infailliblement déchirée.

On trouve, avec l'index mis en crochet, le calcul coiffé par la muqueuse dans la plus grande partie de son étendue : il n'était à nu que sur un point très limité dont on put déterminer l'étendue. Enucléation facile.

Calcul ovalaire, allongé, ayant 4 centim. de grand diamètre, 3 centim. de petit, blanc, très léger, formé de phosphate de chaux. Un quart de la surface est à nu dans la vessie, de coloration plus jaune, tranchant sur la blancheur de la partie recouverte par la muqueuse vésicale. Deux pointes assez acérées pénétraient à la face externe de cette dernière et servaient à l'y fixer.

La distension que le caillou a exercé sur la muqueuse, l'allonge assez fortement pour lui permettre de flotter dans le réservoir urinaire, d'où l'explication de la présence d'un corps étranger se déplaçant et pouvant même arriver jusqu'à l'ouverture du col, pour suspendre momentanément le cours de l'urine. Comme le caillou était à découvert sur une certaine étendue, on conçoit que le bec de la sonde, en le rencontrant, a donné la sensation d'un corps dur.

Réunion de la plaie. Guérison.

Nous avons cité ce cas parmi les faux diverticules : il est faux non par sa pathogénie, mais par son dispositif.

Obs. 112. — *Herpertrophie de la prostate et vessie à cellules* (Pousson, *Journ. de méd. de Bordeaux*, 13 nov. 1887).

Homme, 73 ans. Mort d'accidents urinaires.

Autopsie. — Urèthre sillonné de vieilles fausses routes. Hypertrophie de la prostate, lobe médian de 3 centim. Vessie à bas-fond divisé par une saillie antéro postérieure en deux culs-de-sac latéraux, dont le droit est plus profond que le gauche.

Colonnes charnues, nombreuses à la face postérieure, horizontalement dirigées. Nombreuses cellules à fond aminci, ne faisant aucun relief à la surface extérieure de l'organe. Le collet de ces cellules est épais, étroit, non dilatable : une d'elles logerait aisément une grosse noix.

Calcul phosphatique aplati, libre dans la vessie.

Obs. 113. — *Calculs enchatonnés multiples* (Berger, *Soc. chir.*, 17 octobre 1888).

Homme, très âgé. Symptômes calculeux. Taille sus-pubienne. Dix calculs pesant ensemble 90 gr., formés d'un noyau d'acide urique (oxalate de chaux) et d'une couche périphérique de phosphate ammoniaco-magnésien. Ils étaient enchatonnés dans autant de cellules volumineuses, à parois minces, moulées sur chaque calcul, d'où difficulté d'extraction. Mort.

Autopsie. — Quelques autres cellules renfermaient encore plusieurs petits graviers, non reconnus à l'opération.

Obs. 114. — *Calcul datant de l'enfance avec déformation et déviation de la vessie* (Duchastelet, *Congrès français de chir.*, 1889).

Homme, 28 ans. Calcul gros comme un pois. A 13 ans on avait constaté un calcul dans la vessie. Il cesse de souffrir pendant 13 ans, puis, douleur subite à la suite d'un effort ; expulsion d'un calcul. Les douleurs continuent avec mictions fréquentes.

On diagnostique un calcul.

Lithotritie impraticable, l'instrument se trouvant arrêté au niveau du col par un calcul enclavé. Vessie très irritable.

Taille hypogastrique. Vessie de forme allongée, bizarre. Le calcul du col est facilement extrait.

Un autre, enclavé dans le fond, avait provoqué la formation de *deux petits diverticules latéraux.*

Obs. 115. — *Vessie à cellules* (musée Guyon, n° 290).

Vessie épaissie à colonnes peu accentuées. Lésions de cystite. Sept cellules des parois postérieures et latérales, disséminées au-dessus du bas fond. Leurs dimensions sont très différentes, leurs orifices admettent une sonde n° 15.

Obs. 116. — *Calcul de l'ouraque* (De Gennaro, Tip. de Angelis, Naples, 1890 ; in *Ann. g.-ur.*, 1890, p. 754).

Homme. Il survient un écoulement muco-purulent de l'ombilic qui dure quelques jours. On vit sortir par l'ouverture béante, un calcul gros comme un haricot : c'était un calcul contenant de l'urate de soude, du phosphate, de la chaux, de la magnésie.

Suppression des douleurs.

De Gennaro admet que l'ouraque était incomplètement oblitéré et formait un diverticule sinueux où la stagnation de l'urine avait provoqué la formation d'un calcul : par la fermentation ammoniacale de l'urine, était survenu un catarrhe de la muqueuse de l'ouraque et la fistulisation de l'ombilic.

Obs. 117. — *Cystocèle avec calculs enchatonnés, chez un enfant* (Buckston Browne, *Soc. clin. de Londres*, 24 janvier 1890).

Enfant, 3 ans, a déjà subi une lithotritie.

Nouveaux symptômes de calcul. L'exploration ne donne aucun son de contact.

Taille sus-pubienne. On trouve un diverticule vésical contenant deux calculs ; ce diverticule forme le contenu d'une hernie inguinale ; d'autres concrétions étaient libres dans la vessie.

On retira de la vessie, en tout, 48 gr. de calcul et de débris. Guérison.

Il paraît s'agir, dans ce cas, d'un diverticule vrai, hernié dans le canal inguinal.

OBS. 118. — *Calculs vésicaux enchatonnés* (BUCKSTON BROWNE, *Soc. clin. de Londres*, 24 janv. 1890).

Homme, 68 ans.

La vessie contient plusieurs petits calculs enfermés dans un diverticule du bas-fond de la vessie.

Taille, extraction difficile.

OBS. 119. — *Formation d'une sorte de vessie adventice par adhérences intestinales* (BRYANT, *Med. Record*, 1er mars 1890).

Jeune homme, 29 ans, cocher, tombe de voiture, mais la roue ne passe pas sur lui. Pas de plaie ni d'ecchymose. Le malade se plaint seulement de ne pas pouvoir uriner depuis l'accident ; il avait eu une miction une demi-heure avant l'accident. Amélioration pendant quelques jours, puis mort subite.

AUTOPSIE. — Rupture intrapéritonéale de la paroi vésicale postérieure. Adhérences des anses intestinales constituant une sorte de vessie adventice. Début de péritonite généralisée.

OBS. 120. — *Kyste séreux de la face postérieure de la vessie, extirpé au cours d'une hystérectomie vaginale* (SEGOND, *Bull. méd.*, 22 avril 1891).

Femme, 30 ans. On sent par la palpation abdominale, sur la ligne médiane, entre la vessie et l'utérus, une tumeur mobile prise pour un fibrome utérin pédiculé.

L'utérus enlevé, on reconnaît une petite tumeur kystique grosse comme une amande, à contenu citrin, à parois régulières et fibreuses.

Elle adhère aux fibres musculaires de la paroi postérieure de la vessie au milieu desquelles sa loge est creusée. La paroi du kyste est fibreuse et dépourvue d'endothélium à sa face interne.

OBS. 121. — *Hernie d'un diverticule de la vessie* (PILZ, *Wien. klin. Wochensch.*, 1891, n° 19).

Homme, 62 ans. Cystite chronique, hypertrophie prostatique. Depuis longtemps, deux tumeurs aux aines : une à gauche, réductible ; une à droite longtemps réductible, irréductible depuis huit jours et très douloureuse.

Herniotomie droite. Sac gros comme une, voix à parois épaisses, avec des lobules de graisse, rouge foncé, à sommet aminci par places, ramolli, grisâtre, même noirâtre par endroits; il donne au doigt une odeur ammoniacale. On pense à une hernie de la vessie. Incision du sac, écoulement d'un liquide sale, putride, ammoniacal : le doigt trouve une cavité vide. La dilatation de l'anneau donne accès dans une cavité dont la paroi présente des colonnes.

Une sonde uréthrale se dirige vers la hernie, mais n'arrive pas dans cette cavité. Ligature élastique du collet, ablation du sac gangrené. Mort trois jours après par urémie.

AUTOPSIE. — Pyonéphrose double, uretère comme le doigt, vessie dilatée, hypertrophiée, ayant au côté droit, un sac comme une mandarine, diverticule recouvert de péritoine et pénétrant dans le canal inguinal droit où il est serré par la ligature. C'est un diverticule dont les parties voisines de la vessie laissaient percevoir des trabécules épais.

OBS. 122. — *Vessie sacculée* (CABOT, *Boston med. and surg. J.*, 1892, août n° 91).

Homme, 57 ans. Symptômes de calcul depuis plusieurs années, litholapaxie. Deux ans après, paroi rugueuse, pas de calcul senti à l'exploration. La taille périnéale montre un calcul se prolongeant à la face postérieure et engagé dans une poche.

Taille sus-pubienne. Calcul gros comme une noix, contenu dans une poche communiquant avec la vessie par un orifice gros comme un crayon. On brise le calcul après élargissement de l'orifice. Fièvre, pus dans l'urine : le lendemain, l'orifice est revenu sur lui-même.

Mort au bout de six semaines.

AUTOPSIE. — Vessie épaisse, enflammée, à muqueuse congestionnée, ulcérée ; peu de colonnes sur la paroi, les deux uretères dilatés. Des incisions mettent à nu *deux poches symétriques*, accolées aux uretères placés un peu au-dessus et en dehors. L'une d'elles contenait un calcul, et un fragment de calcul y était aussi demeuré ; l'autre poche, plus étroite, avec un orifice plus petit, renfermait un calcul gros comme un haricot. Cette poche était plus intimement unie à l'uretère que la première.

Les deux poches symétriques ont une paroi épaisse, contenant une tunique musculaire.

Dans la paroi postérieure, plusieurs autres poches semblables à la dernière et sans calcul.

Uretère droit dilaté ; uretère gauche normal ; pyélonéphrite double.

La mort est due à la pyélonéphrite due à la compression des uretères par les calculs que contenaient les diverticules.

Cabot pense qu'il s'agit de diverticules congénitaux (symétrie, tunique musculaire).

Obs. 123. — *Calcul faussement enchatonné* (Bazy, *Bu... oc. chir.*, XVIII, 1892, p. 466).

Homme. Plusieurs lithotrities antérieures. Exploration. Un calcul phosphatique est logé dans une sorte de rainure entre l'hypertrophie prostatique uniforme, formant une saillie annulaire d'un centimètre, au centre de la vessie et la paroi antérieure de la vessie.

On avait cru à l'existence d'une cellule parce que, quand on injectait du liquide, il se formait une poche grosse comme un œuf de poule, au-dessus du pubis.

Le calcul avait 2 centim. de long, il débordait la rainure de 1 centimètre.

Taille. Mort.

C'est un cas de faux diverticule.

Obs. 124. — *Calcul enchatonné dans un faux diverticule* (Bazy, *Bull. Soc. chir.*, 1892, p. 466).

Homme, calculeux.

L'exploration révèle l'existence de petits calculs enchatonnés et d'un gros calcul placé à gauche ; à droite est une grosse saillie prise pour une tumeur.

Taille.

On trouve du côté droit une bride antéro-postérieure concave, résistante, épaisse d'un demi-centimètre, cloisonnant la vessie en deux loges inégales : la plus grande, qui n'était autre que la cavité vésicale elle-même, contenait deux petits calculs lisses, durs, gros comme des haricots, situés sur la paroi latérale gauche, et un calcul gros comme une noix, rugueux, blanc, phosphatique, situé sur le côté gauche du col et séparé de l'orifice vésical par un prolongement de la prostate, rougeâtre, mou, long de 2 centim. et demi. large de 2 centim., cylindrique, formant une sorte de luette prostatique : ce prolongement déterminait une sorte de recessus, où était placé le calcul.

La bride placée à droite du col, déterminait une loge contenant un calcul gros comme une noix : cette bride se contractait par moments et fermait entièrement la loge, empêchant qu'on ne sentit le calcul. Quand ces contractions existaient,

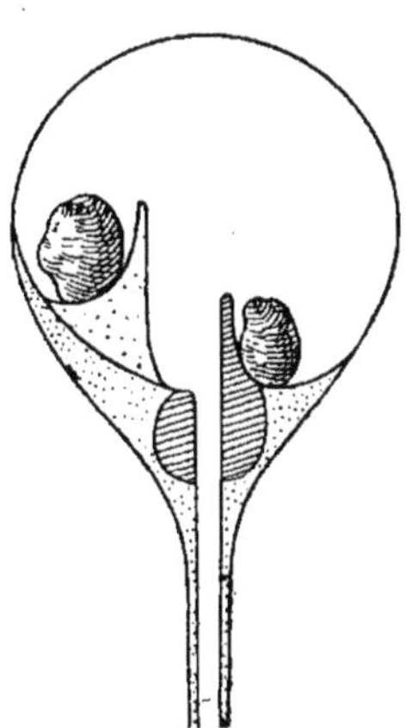

la sensation était celle d'une tumeur, car on n'avait pas, à l'exploration, le tintement métallique de l'instrument sur la pierre.

Il y avait donc dans cette vessie deux faux diverticules, l'un droit produit par une bride, l'autre gauche par un prolongement prostatique, en forme de luette.

OBS. 125. — *Calcul enchatonné* (BAZY, *Soc. de chir.*, 1892, XVIII, p. 466).

Homme, passé calculeux. Plusieurs lithotrities antérieures.

Taille. On trouve un calcul libre dans la vessie et un autre logé dans une cellule de la grosseur d'une cerise, située dans le bas-fond de la vessie, en arrière de la ligne interurétérale.

OBS. 126. — *Vessie à colonnes et à cellules* (NOEL, *Bull. Soc. anat.*, 1892, p. 639).

Homme, 70 ans. Hémorrhagie cérébrale. Mort.

AUTOPSIE. — Prostate généralement hypertrophiée et creusée de cavernes, avec fausses membranes. Vessie dilatée, hypertrophiée, en forme d'ovoïde aplati.

En arrière du trigone, bas-fond considérable. La face postérieure représente un réticulum formé par les piliers dont les plus volumineux ont de 12 à 15 millimètres de largeur.

Ils circonscrivent des dépressions plus ou moins profondes, dont quelques-unes peuvent contenir une noisette.

Rein droit hypertrophié, rein gauche sclérosé.

Obs. 127. — *Taille hypogastrique pour calculs enkystés migrateurs* (Horteloup, *Gaz. méd. de Paris*, 1892).

Homme. Symptômes de pierre. Calcul senti à l'exploration.

Taille prérectale infructueuse. Impossibilité de retrouver le calcul. Taille hypogastrique : on trouve une cellule, directement en arrière de la prostate. Cette cellule contient deux calculs de la grosseur d'un noyau de cerise ; ils furent extraits avec difficulté par une pince à anneaux.

La cellule fut vidée du calcul et on reconnut qu'elle s'insinuait au-dessous du lobe moyen de la prostate : l'orifice d'entrée se laissait à peine franchir par l'index, le diamètre du fond était beaucoup plus développé.

Obs. 128. — *Taille hypogastrique* (Rafin, de Lyon, *Congrès français de chir.*, 1894).

Homme, 71 ans, prostatique. Petit calcul broyé au lithotriteur, mobile ; on en sent un autre que l'on ne peut saisir : on songe à un enchatonnement.

Taille hypogastrique. Petit calcul de 3 centim., phosphatique, friable, logé dans le bas-fond de la vessie et fixé par des adhérences. A cause de l'hypertrophie de la prostate, le bas-fond, très développé, forme un angle aigu rentrant et les mors du lithotriteur ne peuvent saisir le calcul.

C'est un faux enchatonnement, nécessitant la taille.

Obs. 129. — *Rupture de vessie au niveau d'une cellule* (Wallis, *Univ. med. J.*, Philadelphia, fév. 1894).

Homme. Pénis amputé douze ans auparavant ; moignon présentant un rétrécissement très serré de l'urèthre.

Rupture vésicale au niveau d'une cellule avec phénomènes de distension abdominale. Laparatomie. Ils sort une grande quantité de liquide séro-purulent : la vessie est vide. Mort.

Autopsie. — Épanchement extrapéritonéal, rupture au niveau du sommet de la vessie, à gauche de l'ouraque.

OBS. 130. — *Calcul enkysté de la vessie extrait par la voie sacrée* (FERRIA, *Ann. gén.-ur.*, 1894, p. 652).

Homme, 55 ans, villageois. Depuis six mois, difficultés de miction. Très mauvais état général, cachexie. Globe vésical persistant après la miction. Toucher rectal : tumeur immobile, grosse comme un œuf.

Exploration de la vessie : vessie à colonnes, bas-fond doublé d'un plancher résistant, avec un petit orifice, au niveau duquel on entend le son d'une pierre. Urine purulente, un peu sanguinolente à la fin des mictions. On diagnostique une cystite chronique avec volumineux calcul enkysté du bas-fond. Des lavages quotidiens améliorent l'état général, mais les douleurs persistant à chaque miction, on décide d'intervenir.

La position du calcul, l'insuccès de la taille sus-pubienne, le mauvais résultat des voies employées par d'autres opérateurs (voie rectale) font tenter la voie sacrée.

Tout d'abord, incision sus-pubienne : exploration de la vessie. L'orifice de la loge a un demi-centimètre de largeur, il est situé au côté droit du bas-fond, bordé d'un bourrelet musculo-muqueux très tendu ; abondante interposition de paroi musculaire entre le calcul et la paroi vésicale ; cette paroi musculaire va en augmentant dès qu'on s'éloigne de l'orifice. On débride l'orifice, découvre une partie du calcul très serré dans sa loge, mais on ne peut ni le saisir, ni le briser.

Incision sacro-coccygienne, désarticulation du coccyx, enlèvement de la dernière vertèbre sacrée, section des insertions du grand fessier, du ligament sacro-coccygien, des muscles sacro-coccygien et releveur de l'anus et refoulement du péritoine et du cul-de-sac péritonéal.

Incision sur la saillie vésicale, énucléation du calcul. Suture de la poche. Mort par insuffisance rénale.

AUTOPSIE. — Hypertrophie du lobe moyen de la prostate. Paroi vésicale épaissie, surtout au côté droit du bas-fond; tunique musculaire sclérosée. Muqueuse tomenteuse, nombreuses colonnes délimitant des fentes irrégulières, peu larges, ni profondes. Dans la paroi latérale droite, cellule vide (pl. VII, fig. 1 grosse comme une noisette où l'orifice laisse pénétrer le doigt. Près de l'angle droit du trigone, orifice contus de la loge du calcul. Muqueuse de la cavité sans colonnes, mais boursouflée et un peu plissée.

La paroi antérieure de la poche comprend toute la tunique musculeuse sclérosée, ayant 3 centim. d'épaisseur ; la paroi postérieure, plus mince, est formée de tissu conjonctif et fibreux avec quelques faisceaux musculaires : elle ne dépasse pas 1 centim. d'épaisseur. Cette paroi, lorsqu'elle loge le calcul, fait une saillie hémisphérique en arrière de la vessie, au-dessus de la vésicule droite dont le canal déférent court le long du côté interne.

L'uretère droit s'abouche au bord de cette loge, près de l'orifice, après avoir parcouru de haut en bas et d'arrière en avant sa paroi interne : il était comprimé et oblitéré par le calcul. Il est dilaté en bas, gros comme le pouce, à parois amincies, à muqueuse lisse, atrophiée ; le rein, dégénéré, forme une poche. L'uretère gauche n'est pas atrophié, le rein correspondant présente des lésions de néphrite interstitielle. Le calcul pèse 30 gr., il est rond, a 4 centim. de diamètre et est formé de phosphates et de carbonates.

La figure montre la tranche gauche de cette vessie, coupée suivant un plan vertical antéro-postérieur : elle est vue par sa face interne.

Obs. 131. — *Diverticule congénital (Atlas de cystophotographie* de Nitze, trad. Desnos, 1894, série E, pl. I, fig. 5).

Diverticule congénital de la vessie grand comme une pièce de 1 franc. On voit la muqueuse s'infléchir, à bords très tranchants dans le diverticule. Toute formation en colonnes de la paroi vésicale fait ici défaut, contrairement à ce qui se voit dans les diverticules acquis où les colonnes sont, alors, nombreuses.

Ce cas est analogue à la figure 2 (pl. VIII).

Obs. 132. — *Colonnes musculaires avec formations diverticulaires au début (Atlas de cystophotographie* de Nitze, trad. Desnos, 1894, série B, pl. I, fig. 1, 2, 3, 4 ; pl. II, fig. 1, 2, 3, 4).

Chez de vieux prostatiques, ces figures montrent des colonnes musculaires très accentuées, avec des débuts de formations diverticulaires entre les colonnes.

Obs. 133. — *Vessie à deux loges* (Auvray, *Bull. Soc. anat.*, 1894, p. 902).

Vessie à deux loges, réunies sur un col, avec hernies des parois vésicales.

Hartmann pense que dans ce cas, il s'agit de cellules vésicales, car la vessie est à colonnes et les diverticules ont une paroi lisse et unie.

Obs. 134. — *Diverticule énorme de la vessie* (Warren Greene, *Amer. med. Times*, nº 4, p. 13) (trad. pers.).

Homme, 85 ans, atteint depuis six ans de dysurie, fit récemment une chute sur la tébérosité de l'ischion, à la suite de laquelle la palpation révélait dans le bas-ventre une tumeur molle ; la difficulté de miction s'accrut. Des douleurs abdominales et un énorme ballonnement du ventre s'installèrent : on eût dit l'abdomen distendu par une ascite.

La prostate, au toucher rectal, paraissait tendue, dure, augmentée de volume.

Mort, après trente six heures de rétention d'urine.

AUTOPSIE. — Grosse tumeur tendue, remontant jusqu'à l'estomac, les intestins étant resserrés dans la concavité du diaphragme.

La portion inférieure de cette tumeur n'était autre que la vessie distendue, irrégulièrement hypertrophiée, surtout à sa paroi inférieure.

Du côté gauche, 4 centim. au-dessus du col de la vessie, on trouve un orifice grand de 1 centim. et demi, régulièrement arrondi, qui conduisait dans la grande tumeur, emplissant toute la moitié gauche du ventre. Elle se composait de la muqueuse vésicale et du revêtement séreux de la vessie, sans interposition de fibres musculaires. Elle contenait plus d'un gallon d'urine jaune, claire.

Voici comment fut interprété ce cas : la dysurie due à l'hypertrophie prostatique et l'hypertrophie de la musculature vésicale, existèrent seules pendant six ans. Puis, sous l'influence de la chute, la vessie étant pleine, l'enveloppe musculeuse fut déchirée en un endroit à gauche (point préalablement affaibli sans doute) et la muqueuse accolée au péritoine, s'évasa dans d'énormes proportions : c'est le premier temps d'une rupture vésicale.

OBS. 135. — *Diverticule congénital chez un vieillard* (BIRCH-HIRSCHFELD, *Arch. der Heilkund.*, VI, p. 382) (trad. pers.).

Homme très âgé, mort de fièvre typhoïde.

AUTOPSIE. — Vessie élevée au-dessus du bassin, dépassant la symphyse, plus large en haut, s'amoindrissant en bas en forme de poire, pleine de liquide ; la vessie présente un sillon manifeste qui s'étend en avant du sommet jusqu'en bas, et partage l'organe en deux moitiés à peu près égales.

A l'incision, on trouve une cloison verticale, épaisse d'une ligne environ et répondant à cette segmentation.

Elle partage la vessie en deux excavations ne communiquant que par un trou orbiculaire de trois quarts de centimètre de diamètre, creusé dans le milieu du septum.

La moitié vésicale droite est perforée à sa paroi inférieure par les deux uretères presque normaux et présente, en avant, l'orifice uréthral fortement resserré par la prostate très hypertrophiée. La muqueuse n'est pas épaissie, sa coloration est normale ; la couche musculaire est hypertrophiée. pas uniformément, et présente, en un point, des trabécules d'un demi-millimètre d'épaisseur, formant des colonnes analogues à la surface intérieure du cœur.

La moitié gauche, située latéralement par rapport à la ligne médiane du corps et irrégulière, n'est qu'un annexe de la vraie vessie. Son unique orifice de sortie est le trou de communication du septum. Le volume de cette poche est presque égal à celui de la vessie, sa paroi présente aussi des trabécules musculaires hypertrophiés formant une saillie très nette, mais cependant moins accusée que du côté droit.

Reins et uretères normaux.

Obs. 136. — *Calcul de la portion prostatique de l'urèthre* (Legueu, *Ann. g.-ur.*, 1895, p. 769)

Homme, 51 ans. Depuis trois ans, hématuries, douleurs, urines troubles.

Exploration. Frottement calculeux ; impossibilité de franchir l'urèthre membraneux.

Au toucher rectal, sensation nette de calcul. Taille périnéale. Extraction de trois calculs ayant ensemble le volume du poing. Le premier et le plus gros a 3 centim. de long et 1 centim. et demi de large.

Le col a disparu. Le fond de la vessie se continue par un plan régulier avec la première partie de l'urèthre. Il en résulte un entonnoir dont le sommet est la portion membraneuse de l'urèthre. Guérison,

Il ne s'agit pas là d'un vrai diverticule : c'est le calcul qui s'est creusé une loge au niveau du col, dans l'épaisseur de la prostate.

Obs. 137. — *Diverticule vésical avec urèthre supplémentaire* (Péan, *Acad. méd.*, 28 mai 1895).

Jeune fille, 15 ans, non réglée.

Depuis la naissance, incontinence d'urine continuelle.

A la paroi antérieure du vagin, au delà du bulbe uréthral et de l'hymen intact, est une saillie médiane, grosse comme une noix.

La compression de cette saillie, avec le doigt, fait sourdre de l'urine non par l'orifice de l'urèthre, mais à 3 millim. au-dessous, par un autre orifice médian plus étroit.

On obture, par la pression du doigt, l'urèthre inférieur, pendant qu'avec l'autre doigt recourbé en crochet, on comprime doucement la paroi antérieure du vagin, au niveau de la tumeur. Celle-ci diminue de volume et se vide lentement du côté de la vessie par un orifice postérieur et profond. Au même instant, survient une forte envie d'uriner. On est donc en présence d'un diverticule vésical muni d'un urèthre surnuméraire qui, en raison de sa structure imparfaite, et surtout de l'absence de sphincter, entretenait l'incontinence d'urine.

On ouvrit l'urèthre supplémentaire et le diverticule et on les excisa. Guérison complète.

Il s'agit vraisemblablement d'un diverticule congénital avec urèthre supplémentaire, mais l'absence de renseignements sur la position de l'orifice urétéral ne permet pas de l'affirmer.

OBS. 138. — *Résection d'un diverticule de la vessie* (CZERNY, *Beitr. klin. Ch.*, XIX, 1, p. 247).

Homme, 30 ans, domestique, tombe à califourchon sur une poutre, d'où rétention d'urine avec cystite. Quatre mois après, il présente de l'œdème des jambes, de la douleur rénale gauche, une cystite ammoniacale intense.

La vessie dépasse la symphyse, de la largeur de la main et, dans la région hypogastrique, la matité et la résistance douloureuses persistent, après l'évacuation de l'urine par la sonde.

La tumeur est grosse comme une pomme, à gauche de la vessie, et sa pression fait sortir une urine très fétide, même après évacuation de la vessie.

Il s'agit donc d'un diverticule vésical, et la cystite est entretenue, peut-être, par un calcul diverticulaire.

Epicystotomie. Parois vésicales très épaissies.

Au niveau de l'abouchement de l'uretère gauche, un diverticule renfermant une urine fétide et une matière sébacée formée de cellules épithéliales desquamées. Lavage de la vessie et du diverticule et, dans chacun, un drain et un tampon d'iodoforme. On recueille séparément l'urine de la vessie et celle du diverticule : la première est acide; la deuxième, qui constitue le tiers de la totalité, est alcaline L'état général s'améliore, mais l'urine du diverticule reste pathologique, aussi décide-t-on l'extirpation. Curettage de l'ancienne plaie, puis incision transversale à travers le muscle droit de l'abdomen.

Du côté gauche, on décolle la vessie jusqu'au niveau de l'orifice du diverticule, et on l'isole sans difficulté pour la face antérieure, mais très difficilement pour le fond du cul-de-sac très adhérent aux parties profondes du bassin. L'uretère gauche, inséré dans la paroi postérieure du diverticule, est sectionné et fermé temporairement avec une pince hémostatique. On coupe alors le diverticule au niveau du point de jonction avec la vessie et on implante l'uretère gauche dans l'orifice résultant de l'ablation du diverticule.

L'espace prévésical est tamponné à la gaze ; sonde à demeure dans la vessie, drainage supérieur, plaie fermée au catgut.

Le diverticule forme une poche presque sphérique de 9 à 10 centim. de diamètre, dont la paroi varie entre 1 centim. et 1 centim. 5 d'épaisseur.

La paroi comprend une couche musculaire hypertrophiée et une muqueuse avec un épithélium pavimenteux stratifié.

Suites opératoires : infection diphtérique de la muqueuse vésicale avec hyperthermie pendant trois semaines ; amélioration. A plusieurs reprises, douleurs lombaires à gauche, ablation de ce rein atrophié, trois mois après la première opération ; fistule vésicale fermée cinq mois après. Guérison définitive.

Czerny pense qu'il s'agissait d'un diverticule congénital, dans lequel le traumatisme avait fait naître des accidents de cystite.

Obs. 139. — *Calcul de la vessie chez un enfant de 3 ans. Taille hypogastrique* (Frœlich, *Soc. méd. de Nancy*, 23 décembre 1896).

Garçon de 3 ans. Douleurs par crises, incontinence vraie, pas d'hématuries.

Le toucher rectal montre une tumeur dure, immobile, grosse comme une noix, derrière le pubis ; en appuyant au-dessus, on la fait saillir au périnée et on sent au-dessous une masse surajoutée. Le calcul se désenclave pendant l'examen.

Taille. Vessie grande comme un œuf de poule, à parois très hypertrophiées (2 centim.). Calcul en sablier de 4 centim. et demi de longueur, de 2 centim. et demi de large : un des globes du calcul est formé d'acide urique, l'autre d'acide phosphatique. Le calcul urique était enclavé dans une loge près de l'urèthre, le calcul phosphatique proéminait dans la vessie. Suture immédiate de la vessie, sonde à demeure. Guérison en onze jours.

Obs. 140. — *Calcul datant de l'enfance* (Loumeau, *Annales de la polyclinique de Bordeaux*, juillet 1896).

Homme, 20 ans. Troubles de miction datant de l'enfance. Jusqu'à 9 ans, conditions hygiéniques défectueuses, mictions fréquentes, douloureuses, nécessitant de violents efforts.

De 15 à 18 ans, crises avec sensation de calcul qui s'engage ; prolapsus rectal avant la miction.

Verge énorme, écoulement d'urine avec brûlures atroces ; tiraillements de la verge pour faciliter la miction.

A 16 ans, exploration négative.

A 18 ans, cessation des crises.

A 19 ans et demi, incontinence d'urine continuelle.

Il entre à la polyclinique. Constitution chétive, verge très volumineuse, testicules très petits.

Le toucher rectal montre la prostate petite, molle, souple superficiellement, dure profondément.

L'explorateur rencontre un calcul volumineux fixé au-dessus et en arrière du col vésical. Urines blanchâtres.

Cystoscopie. Calcul très gros, ovoïde, lisse, couleur chamois, qui paraît arc-bouté par ses deux extrémités sur les parois latérales de la vessie, au-dessus du col et surplombant l'orifice profond de l'urèthre situé plus bas et en avant.

La muqueuse, congestionnée, est accidentée de saillies musculaires. Les orifices uretéraux sont sains.

Lithotritie infructueuse, puis taille hypogastrique.

Le calcul pèse 45 gr., a la forme d'un galet de 5 centim. de longueur, 3 de large, 2 et demi d'épaisseur,

Guérison trois mois après.

Il s'agit là d'un calcul fixé, non d'un calcul enchatonné : la cystoscopie a permis de faire sûrement le diagnostic.

Obs. 141. — *Grand diverticule vésical* (thèse de Dienst, Erlangen, 1896) (trad. pers.).

Homme, 74 ans, artério-scléreux, avec lésions multiples du cerveau et du cœur. Mort de péritonite diffuse. Abcès stercoral périprostatique avec infiltration interstitielle du tissu cellulaire du petit bassin.

Autopsie (lésions urinaires seulement). — Lobe médian de la prostate en forme de tumeur bosselée, assez molle, grosse comme une noisette. Vessie dilatée, à parois très hypertrophiées, présentant des colonnes saillantes.

A la paroi inférieure, elle est creusée de plusieurs petits recessus muqueux ne faisant aucune saillie extérieure, et recouverts à la face interne, à la façon d'un couvercle par la muqueuse plissée.

Au côté droit, vers le milieu d'une ligne que l'on tracerait de l'urèthre à l'uretère, est une poche revêtue de muqueuse, grosse comme le poing, communiquant à la vessie par un orifice arrondi de 1 centim. de diamètre. Cet orifice occupe la portion la plus haute du diverticule, aussi la plus grande partie de la portion inférieure de la poche est-elle placée au-dessous du fond de la vessie.

La paroi du diverticule est assez épaisse; elle ne contient aucune musculeuse.

Le diverticule représente la partie la plus profonde du réservoir urinaire et l'on doit admettre qu'il restait, la vessie une fois vidée, un reliquat d'urine stagnante.

Dienst remarque que le malade n'avait eu dans sa vie aucun calcul, ni aucun accident vésical, chose curieuse avec les lésions que portait sa vessie.

Obs. 142. — *Diverticule vésical* (Collection de l'Institut d'anat. path. d'Erlangen, thèse de Dienst, 1896) (trad. pers.).

Homme, 73 ans, carcinome du rectum et du foie, pneumonie avec œdème du poumon, adhérences pleurétiques anciennes, hydrocèle droite.

Reins : lésions étendues de néphrite interstielle.

La prostate est augmentée du tiers de son volume.

Vessie dilatée, à colonnes, contient une grande quantité d'urine épaisse et trouble : la muqueuse est parsemée comme de petits grains de café. A la paroi postérieure existent cinq dépressions muqueuses qui ne forment aucune saillie à la face extérieure et dont l'orifice est marqué par des replis de la muqueuse.

Du côté gauche, au-dessus et un peu en avant de l'uretère gauche, on trouve un diverticule communiquant avec la vessie par une ouverture unie, ronde de 2 centim. de diamètre : sa capacité est d'environ celle du poing. Sa paroi a environ 1 millim. et demi d'épaisseur, elle ne contient pas de musculeuse.

L'orifice est situé sur le milieu du côté droit du diverticule, aussi la moitié inférieure de la poche doite-lle être recherchée au-dessous de cet orifice. Il en devait résulter une stagnation de l'urine dans la vessie à chaque évacuation de celle-ci.

Dienst remarque que le patient ne s'est jamais plaint de troubles vésicaux : il est vrai qu'ils ont pu passer inaperçus au milieu du cortège pathologique de ce malade.

OBS. 143. — *Diverticule de la vessie chez une femme* (CADGE, *Rapport annuel méd.*, 1884, II, p. 234 ; th. de DIENST, 1896) (trad. pers.).

Femme, 61 ans. Elle portait un calcul libre et un enchatonné. L'éloignement de ce dernier, après dilatation maximum de l'urèthre, constituait une grande difficulté. Mort avec des symptômes péritonéaux.

AUTOPSIE. — Deux diverticules, dont l'un était aussi gros que la vessie et communiquait avec elle par un orifice de la grosseur de l'index. La paroi, très mince, ne comportait pas de musculeuse.

OBS. 144. — *Diverticules multiples de la vessie* (SEYDEL, *Arch. méd.*, VI ; cité in th. de DIENST, 1896) (trad. pers.).

Homme, âgé. Vessie dilatée par une stase urinaire habituelle très considérable ; il devait être fréquemment sondé. Mort.

AUTOPSIE. — Trois diverticules, chacun contient une pierre. Deux se trouvent à la paroi inférieure, au voisinage de l'ouverture de l'uretère droit, le troisième est sur la paroi latérale, assez près du col de la vessie. Les orifices de communication étaient suffisamment grands pour qu'on pût y introduire une grosse sonde.

OBS. 145. — *Diverticule acquis de la vessie* (SEYDEL, *Arch. de méd.*, VI, p. 397 ; in th. de DIENST, 1896) (trad. pers.).

Homme, 80 ans, général. Énorme hypertrophie de la prostate. Dysurie considérable qui nécessite des sondages presque continuels.

A l'AUTOPSIE, on trouva 9 diverticules.

Obs. 146. — *Diverticules multiples chez un fœtus de sept mois* (Virchow, *Virchow's Archiv*, Bd XLVII ; in thèse de Dienst, 1896) (trad. pers.).

Fœtus de 7 mois, constriction congénitale de l'urèthre. Vessie en forme de poire, semblable à un gros ballon, pleine de liquide urineux et occupant presque toute la cavité abdominale.

La partie supérieure de la paroi est très mince et ne comprend qu'une enveloppe séreuse, mais en bas, elle atteint une épaisseur notable et devient si musculeuse que les faisceaux hypertrophiés forment un système de trabécules anastomosés, entre lesquels s'introduit la muqueuse épaissie. On trouve, en plus, deux gros diverticules vrais, à la constitution desquels prend part la paroi vésicale entière et qui s'ouvrent dans la vessie par des orifices en forme de fentes. L'entrée de l'un d'eux est longue de 5 millim. et placée à 2 centim. en aval de l'orifice de l'uretère droit. Du côté gauche, à côté de petites dépressions diverticulaires, se trouve un grand diverticule placé à 1 centim. au-dessus de l'ouverture inférieure de la vessie, à la même hauteur que celui du côté droit ; deux plus petits existent à hauteur de l'abouchement de l'uretère gauche.

Obs. 147. — *Diverticules chez un fœtus* (Merkel, *Pathol.*; in thèse Dienst, 1896) (trad. pers.).

Fœtus. On trouve des diverticules gros comme un pois, suspendus à la vessie et dont les orifices s'ouvrent séparément dans la cavité vésicale.

Obs. 148. — *Vessie double chez un vieillard* (Frank, *Interpr. clinic.*, p. 283 ; in thèse Dienst, 1896) (trad. pers.).

Homme, âgé. N'a jamais souffert de dysurie ; aucun trouble de miction, mais on sent à la palpation, de chaque côté de la ligne médiane, dans l'hypogastre, deux tumeurs séparées, dès que la vessie est remplie. Après la miction, les tumeurs disparaissent. Mort.

Autopsie. — On trouve une vessie divisée en deux portions, dans chacune desquelles s'ouvrait un uretère. Les deux moitiés présentent chacune un revêtement musculaire complet.

C'est bien une vessie double, non un diverticule.

Obs. 149. — *Calcul enchatonné* (Suarez de Mendoza, de Madrid. *Ann. gén.-ur.*, juillet 1897).

Homme, 75 ans, passé urinaire chargé. Urines troubles depuis longtemps ; douleurs violentes depuis un an.

A l'exploration, calcul ; essai de lithotritie vain, on ne peut faire de prise.

Nouvel examen. Calcul restant à la même place, dans toutes les positions prises par le malade, même en le secouant fortement.

Toucher rectal négatif, la prostate étant énorme. On songe à un enchatonnement.

Taille hypogastrique. On trouve, près de l'uretère gauche; un calcul de 2 centim. oblong que l'on ne peut saisir avec des tenettes. On passe le doigt derrière et le calcul se détache : on constate qu'il a un pédicule brisé et que, derrière un orifice très fin (3 millim.), existe une pierre oblongue, de 3 centim. 5., enchatonnée dans une loge. La dilatation de l'orifice muqueux est portée à 1 centim. 5 : extraction facile.

Obs. 150. — *Calcul enchatonné diagnostiqué, par le cystoscope* (Fricht, de Vienne, cité par Suarez de Mendoza, de Madrid, *Ann. g.-ur.*, 1897).

Homme, 40 ans, Arménien. Mictions fréquentes, douleurs, quelques hématuries.

L'exploration montre un corps dur mais ne donne pas de son métallique.

Le cystoscope révèle la présence d'un calcul nettement enchatonné, bombant sous la muqueuse; avec un orifice petit, qui laisse apercevoir une petite partie seulement du calcul.

Taille hypogastrique. Extraction du calcul enchatonné.

Obs. 151— (résumée). *Un cas de vessie à loges* (Reynolds), *Boston med. Journ.*

Homme, 60 ans, vieil urinaire. Uréthrotomie interne pour rétrécissement blennorrhagique. Urine purulente traitée par le nitrate d'argent.

Jusqu'en 1896, aucune souffrance vésicale, mais urine toujours purulente, malgré les lavages bi-quotidiens. Besoins d'uriner fréquents; la vessie paraît se vider complètement.

Assez brusquement, douleurs pendant les mictions, extrêmement fréquentes ; l'urine est purulente, fétide et de couleur louche.

Grand amaigrissement.

Les mictions deviennent de plus en plus fréquentes, accompagnées de douleurs vésicales, urine fétide, de couleur café au lait. Pas d'hématurie.

A la région hypogastrique, la palpation montre une tuméfaction dure qui, par son siège, et sa forme donne la sensation d'une vessie dilatée, à parois épaissies; par le toucher rectal, on sent la prostate augmentée de volume. La tumeur varie de volume suivant les jours. On diagnostique une tumeur liquide annexée à la vessie et infectée : on décide la taille; mais le malade meurt avant l'opération.

Autopsie. — Urèthre présentant des traces de rétrécissement, reins atteints de pyélonéphrite chronique, uretères normaux.

La vessie dilatée, a des parois très épaissies, altérations de cystite chronique. A gauche et un peu en avant de l'orifice de l'uretère gauche, est une ouverture ronde, à bords réguliers qui laisse facilement passer le pouce. Cet orifice donne accès dans une énorme poche qui est plus grande que la vraie vessie ; elle a le volume d'une tête d'enfant ; les parois de cet énorme diverticule sont moins épaisses que celles de la vessie et la muqueuse présente les mêmes altérations. La cavité de cette seconde vessie est presque entièrement remplie de ce pus infect que rendait le malade. Traces d'ulcérations muqueuses. D'autres loges plus petites (pois à noisette) se trouvaient sur la paroi postérieure vésicale.

OBS. 152. — *Vessie surnuméraire (plutôt diverticule) avec rétention d'urine* (LJUNGGREEN, *Nord. med. Arkiv*, 1897, VII, p. 9).

Enfant de 12 ans, ayant dans le bas-ventre, à gauche de la ligne médiane, des douleurs très intenses durant deux heures, puis cessant totalement. A la palpation, on sent une tuméfaction élastique, du volume d'une tête d'enfant, douloureuse à la palpation. On ne peut penser à la vessie distendue, car l'enfant a uriné une demi-heure avant.

Au deuxième examen, pas de traces de la tumeur.

Elle reparaît les jours suivants et n'est pas modifiée par le cathétérisme.

Laparotomie. Tumeur pleine de liquide.

Le cathétérisme ne donne rien ; une injection emplit la vraie vessie. Incision de la poche, évacuation d'une grande quantité d'urine. Tamponnement. Guérison avec fistule sus-pubienne. Un an après, une bonne communication entre les deux cavités était établie et la guérison complète.

La paroi de la poche était mince, mais contenait les trois plans.

Il s'agit là, pour Ljunggreen, d'un cas congénital.

OBS. 153. — *Diverticulum vésical* (RAFIN, *Lyon médical*, 2 mai 1897).

Homme, 74 ans. Rétrécissements uréthraux dilatés huit ans auparavant.

Mictions fréquentes, urines noirâtres, hématiques, rétention incomplète. Prostate très grosse : le rétrécissement ne s'est pas reproduit. L'hématurie disparaît par le traitement, les urines restent purulentes et fétides. Mort.

AUTOPSIE. — Vessie avec beaucoup de cellules, et, dans la partie antéro-latérale gauche, énorme poche, grande comme la vessie et communiquant avec elle par un orifice de la grandeur d'une pièce de 50 centimes. La face interne de la poche est très congestionnée, un peu irrégulière, ressemblant à une vaginale atteinte d'hématocèle. L'épaisseur de la paroi est de 4 à 6 millimètres.

OBS. 154 (1). — *Tumeur développée dans un énorme diverticule de la vessie* (NICOLICH, de Trieste, *C. R. de l'Associat. franç. d'urologie*, 1897, p. 395).

Homme, 70 ans, pharmacien. Traité en 1894 pour rétrécissement de l'urèthre périnéal, d'origine blennorrhagique. Lombardo, remplaçant Nicolich, fait l'uréthrotomie interne. Quinze jours après, le malade quitte l'hôpital : il se sonde facilement avec une sonde en gomme n° 18. Urine purulente.

On conseilla au malade de se laver la vessie avec une solution au 1/1000e de nitrate d'argent. Le toucher rectal avait fait croire à l'existence d'un certain degré d'hypertrophie de la prostate.

De 1894 à 1897, le malade ne se plaint d'aucune souffrance vésicale, a bonne mine et travaille même trop pour son âge. L'urine était toujours purulente, mais sans trace de sang. Le malade se sondait très facilement une ou deux fois par jour avec une sonde à béquille en gomme, et pratiquait régulièrement le lavage de la vessie avec le nitrate ou l'eau boriquée.

La vessie paraît se vider complètement, car le sondage, après la miction, n'évacuait que très peu d'urine. Le malade sentait le besoin d'uriner toutes les heures, jour et nuit.

Le 7 juillet 1897, il souffre de douleurs pendant les mictions qui étaient devenues très fréquentes.

En même temps l'urine avait changé de caractère : de purulente et sans odeur, elle devint fétide et de couleur sale.

La malade a beaucoup maigri et se plaint d'une grande faiblesse.

Quelques jours après son entrée à l'hôpital, le malade se plaint encore davantage de douleurs de la miction qui est très fréquente (tous les quarts d'heure, émission de quelques gouttes d'urine provoquant de la douleur de l'urèthre et de la vessie). L'urine, couleur café, est d'odeur fétide, de putréfaction, avec de petits caillots dans les sédiments.

Dans la région hypogastrique, par le palper, on sent une tuméfaction dure qui, par son siège et sa forme, donne l'impression d'une vessie dilatée, à parois épaissies. Le toucher rectal montre la prostate augmentée de volume et, au-dessus de la prostate, l'induration de la paroi vésicale. Nicolich n'a aucun doute sur l'existence d'une tumeur vésicale : les symptômes fonctionnels et physiques donnaient le droit de faire ce diagnostic.

On place une sonde à demeure, dans l'intention de pratiquer, quelques jours après, une taille palliative, parce que la sonde à demeure fonctionnait imparfaitement. On ne crut pas prudent de faire l'opération, à cause de l'état précaire du malade qui mourut quelques jours après.

AUTOPSIE. — Urèthre : traces du rétrécissement opéré. Reins : pyélonéphrite chronique. Uretères dilatés, vessie dilatée à parois épaissies. La muqueuse présente des altérations de cystite chronique. A droite, un peu en arrière de l'orifice urétéral droit, est une ouverture ronde, à bords réguliers, nets,

(1) Voir pl. III.

laissant à peine passer le bout de l'index. Elle conduit dans une espèce d'autre vessie plus grande que la vraie, dont le volume égale celui d'une grosse orange. Les parois de cet énorme diverticule sont aussi épaisses que celles de la vessie et la muqueuse présente les mêmes altérations. La cavité est à moitié occupée par une tumeur très molle, à large pédicule d'implantation à surface villeuse. L'examen microscopique montre qu'on a affaire à un néoplasme épithélial.

Aucune trace de cancer dans les autres organes.

Obs. 155. — *Grand diverticule vésical* (Wiesinger, *Vereins. Beit. der Deut. med. Woch.*, nº 19, 1897).

Homme, 40 ans. Symptômes de cystite purulente depuis dix ans. Calculs. Après lavage et expulsion du liquide et de l'urine, la grosseur sus-pubienne persiste. Taille sus-pubienne. Cavité ayant l'aspect et la forme d'une vessie et revêtue d'une muqueuse; elle est pleine d'urine purulente, malgré le lavage de la vessie antérieure. On n'y trouve ni calcul, ni le cathéter, placé d'avance dans la vessie, et qu'on sent sous la paroi postérieure épaisse. On incise et extrait un calcul contenu dans la cavité sous-jacente qui est la vraie vessie.

La communication entre les deux cavités, dont l'existence est évidente, n'a pu être retrouvée.

Obs. 156 (résumée). — (O. Pasteau et Debains, *Ann. g.-ur.*, mars 1897.)

Homme 48 ans. Blennorrhagie avec cystite persistant depuis vingt ans : à cette époque, il se faisait laver la vessie et l'on avait déjà constaté au toucher un épaississement notable de la paroi vésicale. Les mictions se faisaient toutes les heures, les urines étaient troubles, chargées de sable blanchâtre. Cet état persiste pendant vingt ans, puis les mictions deviennent très douloureuses, très fréquentes et le malade entre à l'hôpital. Urine trouble, ammoniacale, urèthre libre; la vessie a une capacité de 50 gr., l'explorateur révèle la présence de calculs multiples. Prostate peu volumineuse. Instillations vésicales de nitrate d'argent à 2 p. 100. En une semaine, grande amélioration, les urines sont moins troubles, la capacité vésicale est montée à 120 gr. Lithotritie par Albarran.

Quelques jours après, on constate un empâtement assez marqué, à gauche de la ligne médiane, au-dessus du pubis.

Les urines sont d'une coloration générale noirâtre, tirant sur le vert foncé, et laissent déposer un pus qui présente les mêmes caractères de coloration. Or, les derniers lavages au nitrate d'argent datent de cinq jours.

L'état général s'améliore, le ventre, un peu tympanique pendant quelques jours, se déballonne et la saillie latérale gauche, qui atteint le détroit supérieur du bassin, apparaît nettement.

Pendant douze jours on fait des lavages boriqués, puis nitratés : les urines restent brunâtres.

Il sort, pendant un lavage, une fausse membrane infiltrée de phosphates. Les urines sont très purulentes ; le dépôt forme un cinquième de la totalité de l'urine émise. La quantité de pus semble augmentée par la pression ou la malaxation de la tuméfaction périvésicale. Lavages boriqués et nitratés.

Après un mois, les urines sont toujours purulentes ; la palpation bimanuelle montre, après évacuation de la vessie, une tuméfaction volumineuse qui s'étend à trois travers de doigt au-dessous de l'ombilic, avec prédominance du côté droit ; ce côté est douloureux, tandis qu'à gauche, la pression ne détermine aucune douleur.

A gauche, on sent le bord externe de la vessie en dedans du détroit supérieur, et à droite, il existe un prolongement qui empiète dans la fosse iliaque droite.

L'épaississement qui répond à la face antérieure de la vessie paraît moins épais et se perd sous le pubis.

Diverses considérations décident M. Guyon à pratiquer un drainage périnéal.

Il s'écoula beaucoup de pus spontanément et par suite des malaxations de l'hypogastre, la tuméfaction périvésicale diminua rapidement de volume.

L'état général s'améliora rapidement, mais à plusieurs reprises, après l'ablation de la sonde, il y eut ascension de température : il sortait à ce moment moins de pus que les jours précédents ; on replaçait la sonde et malaxait la tuméfaction.

Les urines redevenaient noirâtres et les symptômes s'amendaient.

La tuméfaction disparut, la fistule périnéale se ferma et la guérison vint.

L'examen de l'urine noirâtre avait permis de déceler la présence d'un sel d'argent : donc, cinq jours après le dernier lavage, une certaine quantité du liquide introduit, a pu séjourner dans une partie de la cavité vésicale. Ce fait n'a rien d'étonnant « puisque, disent les auteurs, il existait des diverticules abcédés communiquant avec le réservoir urinaire. — Le liquide de lavage pouvait sans doute entrer dans ces diverticules dont l'ouverture vésicale était petite, peu nette, et ce n'est que quelques jours après qu'apparaissait la coloration noire de l'urine, quand le foyer se vidait ». Les accidents fébriles correspondaient d'ailleurs avec les périodes de rétention diverticulaire, et cessaient quand reparaissait l'urine noire, c'est-à-dire quand se vidait le foyer.

OBS. 157. — *Énorme diverticule de la vessie* (SICK, *Aertzl. Verein in Hamburg-Sitz*, 13 avril 1897 ; *Vereins Beit. der Deut. med. Woch.*, n° 19, 1897).

Homme, âgé. Rétention d'urine. Mort.

AUTOPSIE. — Vessie grosse comme une tête d'enfant. Paroi épaissie. Nombreux petits diverticules.

A la paroi latérale gauche, ouverture ronde, grande comme une pièce de

50 centimes, conduisant dans une deuxième cavité à parois minces et de volume plus considérable que la vessie même.

Les deux uretères sont normalement placés. Prostate hypertrophiée.

OBS. 158. — *Calcul de la vessie résultant d'une blessure de la vessie au cours d'une cure radicale de hernie* (LOCKWOOD, *Lancet*, 18 déc. 1897).

Homme opéré en juin 1895 d'une cure radicale de hernie inguinale droite.

En novembre 1895, cure incomplète de hernie inguinale gauche. Sitôt après, il se plaint de troubles vésicaux et on acquiert la certitude qu'à la première intervention, un diverticule de la vessie gros comme le doigt avait été ouvert, tandis qu'on disséquait une masse graisseuse, près de l'anneau du sac herniaire. L'ouverture avait été fermée à l'aide de sutures de soie.

Pus dans l'urine. Examen cystoscopique : deux calculs phosphatiques, formés vraisemblablement autour des ligatures.

Lithotritie : on ne peut retrouver les fils dans les débris calculeux. Guérison.

OBS. 159. — *Tumeur kystique de la vessie contenant des calculs* (FREYER, *Lancet*, 13 nov. 1897).

Homme, 36 ans. Depuis dix ans, troubles urinaires mal définis, à la suite d'une chute suivie de douleurs dans la région rénale droite avec hématurie intermittente, fièvre, cystite. Cystoscopie. Tumeur pédiculée, fixée au côté droit de la base de la vessie.

Cystostomie sus-pubienne. Tumeur grosse comme une noix, lisse, portant un papillome au sommet, fixée par un pédicule arrondi au niveau de l'abouchement de l'uretère droit dans la vessie.

Tumeur kystique avec deux calculs d'acide urique, un comme une muscade, l'autre comme un pois : le liquide semble être de l'urine.

Tumeur excisée, pédicule lié à la soie et amené à l'extérieur de la plaie. Guérison en un mois. La paroi du kyste présente du tissu fibreux recouvert sur ses deux faces par un épithélium semblable à celui de la vessie et de l'uretère.

Freyer pense qu'il s'agit d'un calcul du rein arrêté dans la partie inférieure de l'uretère et refoulant la paroi uretérale et la paroi vésicale pour venir faire saillie dans la cavité vésicale : l'orifice de communication uretéral n'a pas été trouvé. Ce serait un cas analogue à celui de Littre.

Obs. 160. — *Diverticule de la vessie* (Israel, *Arch. f. klin. Chir.* Bd XX, p. 43).

Homme, 76 ans. Hypertrophie prostatique. A gauche de la vessie est un gros diverticule qui ne varie pas par le cathétérisme. Mort.

Autopsie. — Vessie petite; plan musculaire fortement hypertrophié, parois épaissies. Diverticule gros comme les deux poings, communiquant avec la vessie par une très petite ouverture.

La paroi diverticulaire est très amincie.

Les deux uretères sont dans la vraie vessie.

Obs. 161 (résumée). — *Corne vésicale latérale diagnostiquée au cystoscope* (O. Pasteau, *Ann. g.-ur.*, août 1898).

Femme, 44 ans. Hystérectomie vaginale. Rétrécissement de l'urèthre dû à une petite bride latérale. Dilatation.

L'année suivante, rejet spontané d'un calcul urique gros comme une noisette.

Huit mois après surviennent des douleurs, des mictions plus fréquentes avec quelques gouttes de sang terminales; urines légèrement troubles. Au toucher, on sent la paroi vésico-vaginale dure : la cicatrice vaginale de l'hystérectomie est sensible du côté droit. Amélioration, cessation des douleurs par le repos et quelques lavages vésicaux.

La malade reprend ses occupations, les douleurs reparaissent et, de plus, elle constate plusieurs fois l'interruption brusque du jet de l'urine, au cours de la miction.

Cinq mois après, col douloureux, urines claires, vessie peu sensible au contact, à la pression, à la distension. Dilatation progressive de l'urèthre et examen cystoscopique. Pasteau ne retrouve pas de calcul : la vessie a une forme irrégulière; elle se prolonge, du côté droit surtout, en formant une corne profonde, étroite, au fond de laquelle il est difficile de bien voir. Cette corne vésicale, située immédiatement en dehors (1) et un peu en avant de la saillie très nette formée par la zone urétérale, paraît d'autant plus profonde que l'uretère s'ouvre au sommet d'un mamelon régulier et assez marqué. On se rend facilement compte de la profondeur de ce cul-de-sac, lorsqu'on place le cystoscope de façon à avoir dans le champ de l'instrument, en même temps que le mamelon uretéral, le bord du col vésical lui-même.

Au bout de quelques jours, après une promenade, la malade éprouve une douleur vive; l'exploration de l'urèthre montre la présence d'un calcul engagé dans le col qu'il obture complètement. Le calcul est repoussé dans la vessie.

(1) Nous parlons de la position vraie (fig. 4) et non de l'image cystoscopique (fig. 4, planche VIII).

Le lendemain, l'exploration méthodique et minutieuse de la vessie ne permet pas de retrouver le calcul.

Nouvel examen cystoscopique : on retrouve le calcul dans le cul-de-sac de la vessie indiqué précédemment ; ce calcul, de 2 centim. environ, était immobile et ne pouvait être chassé de sa position ; le lithotriteur ne pouvait l'atteindre.

Par intermittences, le calcul quittait sa loge et venait obturer le col ; Pasteau put une fois le saisir avec un lithotriteur à mors plats, mais le calcul glissa et ne put être ressaisi,

Une série d'examens cystoscopiques montra que ce calcul, à peine rentré dans la vessie, allait se placer dans sa logette et n'en sortait que pour venir obstruer le col.

Après avoir constaté la présence du calcul dans sa logette, Pasteau introduisit un cystoscope d'Albarran muni de la pièce pour le cathétérisme des uretères : avec un mandrin poussé derrière le calcul, il tenta de le déloger et de l'amener en une place où il pourrait être accessible au lithotriteur ; il ne put réussir à l'extraire de sa loge, où il était vraiment enchatonné et où le mandrin pliait, sans le déplacer.

Le calcul s'engage à nouveau dans le col. Le Dr Albarran, sous anesthésie, repousse doucement le calcul dans la vessie, mais ne peut arriver à le saisir avec le lithotriteur. Il fait renverser le malade en élévant fortement le siège, cherche à former un bas-fond en appuyant le lithotriteur contre la paroi postérieure, mais en vain. La cystoscopie montre que le calcul est rentré dans sa loge.

Après plusieurs tentatives infructueuses, le cystoscope, armé de la pièce a cathétérisme des uretères, est introduit et le Dr Albarran parvient, à l'aide d'un mandrin, à déloger le calcul, d'après le procédé indiqué plus haut ; finalement il introduit à la fois le cystoscope simple et le lithotriteur et arrive à saisir le calcul : le doigt d'un aide, dans le vagin, repousse la paroi vésicale et empêche le calcul de rentrer dans sa loge.

Lithotritie rapide, calcul urique de 3 centim. Guérison. Depuis, un nouvel examen cystoscopique a montré les parois vésicales saines ; mais la vessie est restée déformée, la corne vésicale n'a pas changé d'aspect.

La malade a été revue il y a quelques jours (juin 1901), au cystoscope : la disposition de la vessie est restée la même : la corne ne s'est pas accrue.

Pasteau considère cette loge vésicale en forme de corne, et où la vessie semble étirée à droite, comme une conséquence de l'hystérectomie vaginale subie antérieurement : la cicatrice adhérente à la vessie aura amené la formation d'un cul-de-sac répondant à la partie latérale droite de la vessie. C'est donc un faux diverticule vésical, du moins quant à sa pathogénie.

Obs. 162. — *Diverticule de la vessie chez une femme* (Hofmokl, *Arch. f. klin. Chir.*, 1898, v. LVI, p. 202).

Femme, 59 ans. Troubles de la miction, douleurs abdominales gauches, une abondante évacuation de pus, mêlé d'urine, affaisse le ventre, fort ballonné. Par le vagin, on sent une tumeur adhérente à la vessie : si on la presse, il sort par la sonde uréthrale une urine chargée de pus ; on fait le diagnostic de faux diverticule par abcès périvésical, ayant perforé secondairement la paroi vésicale. Mort.

Autopsie. — L'abcès n'était qu'un énorme diverticule de la vessie, gros comme la tête d'un enfant, communiquant avec la vessie par l'intermédiaire d'une sorte de canal, s'ouvrant au-dessus de l'orifice urétéral gauche. La muqueuse du diverticule, dont les parois musculaires étaient considérablement hypertrophiées, sont recouvertes de végétations polypeuses de membranes fibrino-purulentes.

Pas d'autres lésions de l'appareil urinaire, aucune cause détermitante de formation diverticulaire : ni rétrécissement, ni calcul, ni néoplasme, ni traction par adhérence pelvienne.

Hofmokl conclut à la nature congénitale du diverticule, dont le volume se serait considérablement accru par la rétention des exsudats dus à la cystite, et pense que l'ablation du diverticule eût été indiquée.

Obs. 163. — *Rupture spontanée intrapéritonéale de la vessie* (Del Grecco, de Florence, *Settimana med. del. Speriment.*, n° 23, 4 juin 1898).

Homme. Longue suppuration de la jambe. Douleur et tuméfaction de l'aine gauche, Diagnostic : abcès de la fosse iliaque par lympho-adénite.

Subitement, état plus mauvais, besoins d'uriner fréquents, l'urine vient goutte à goutte. Ventre météorisé.

On soupçonne une rupture vésicale et songe à faire une laparotomie, mais le pouls est petit, le ventre douloureux et le malade n'urine plus. Par aspiration, on évacue 200 gr. d'urine teintée de sang.

La température tombe, le ventre est dégonflé.

On donne de la morphine et, après quatorze jours, l'urine reprend son cours normal.

Del Grecco pense qu'il s'agit là d'un petit diverticule vésical qui a pu se rompre par palpation, permettant à l'urine de se répandre dans la cavité abdominale.

OBS. 164 (résumée). — *Calcul vésical avec prolongement dans une cellule vésicale* (HÉRESCO et COTTET, *Bull. Soc. anat.*, 1898, p. 654).

Homme, 68 ans. Mictions fréquentes, douleurs depuis trois ans, urines troubles, pas de rétention ; hématurie légère ; pas de coliques néphrétiques, ni de sable dans les urines.

Vessie distendue, à contractilité diminuée.

On sent un calcul. Polyurie trouble.

Quand la vessie est évacuée, on sent au-dessus du pubis un corps pyriforme comme le poing et qui est certainement la vessie.

Cette tumeur était plus ou moins saillante suivant les jours,

Congestion pulmonaire. Mort avant toute opération.

AUTOPSIE. — Vessie à colonnes. Lobe moyen de la prostate gros comme une petite mandarine et semblant un fibrome pédiculé ; lobes latéraux volumineux. Gros calcul dans la cavité vésicale et, au-dessus de lui, un autre calcul, gros comme une noix et logé dans une cellule.

Parois de la vessie très hypertrophiées ; péricystite ; uretère gauche dilaté, Rein gauche kystique.

C'est la superposition des deux calculs et de la prostate qui provoquait la saillie sus-pubienne. Celle-ci variait suivant le degré de réplétion du rectum placé exactement derrière.

OBS. 165 (résumée). — *Calcul enchatonné de la vessie* (NICOLICH, de Trieste, *Associat. franç. d'urolog.*, 1898).

Homme, 72 ans.

AUTOPSIE. — Vessie à parois épaisses occupées par une grosse pierre immobile, dont un tiers seulement fait saillie dans la cavité vésicale ; le reste est enchatonné dans un diverticule, derrière la prostate.

La surface libre du calcul est incrustée de lamelles en forme d'écailles, adhérant à la paroi vésicale. Les adhérences sont assez solides pour qu'il soit impossible de le faire sortir de sa loge.

Le diagnostic était impossible pendant la vie à cause d'un genu valgum double, empêchant d'abaisser suffisamment l'explorateur.

OBS. 166. — *Calcul dans une cellule vésicale* (REYNIER, *Soc. chir.*, in *Ann. g.-ur.*, 1899, p. 624).

Homme, atteint d'hématuries rebelles. Taille sus-pubienne.

On trouve une poche s'ouvrant dans la vessie par un orifice admettant juste la pulpe du doigt.

Il contenait un gros calcul.

On put dilater suffisamment l'orifice pour introduire un lithotriteur et briser la pierre dans la cellule.

Guérison incomplète.

OBS. 167 (résumée). — *Invagination congénitale de la vessie dans l'uretère droit* (CARREL, *Soc. des sciences médicales de Lyon*, mars 1899).

Homme, 34 ans. Phlegmon lombaire avec symptômes généraux graves. Incision. Mort.

AUTOPSIE. — Hydronéphrose double, poche périnéale purulente. Vessie à parois épaisses avec cystite chronique. Urèthre libre, non rétréci. Inflammation chronique de la prostate. Uretère gauche peu dilaté, abouchement normal. Uretère droit bosselé, dilaté, du volume de l'intestin grèle, à parois épaissies. A l'intérieur, près de l'orifice vésical, tumeur arrondie, molle, longue de 6 à 7 centim. ressemblant à une anse d'intestin. C'est une invagination de la paroi vésicale dans l'uretère. L'orifice urétéro-vésical, de dimensions normales, est situé sur la partie latérale du diverticule invaginé.

OBS. 168 (résumée). — *Grand diverticule de la vessie. Examen cystoscopique* (VERHOOGEN, de Bruxelles, *Annales de Soc. belge de chir.*, 24 juin 1899).

Homme, 60 ans. Hypertrophié de la prostate, vide sa vessie par quatre sondages quotidiens. Plusieurs lithotrities depuis quatre ans, pour calculs, à symptômes brusques, caractérisés par des mictions fréquentes et des urines purulentes. Au cystoscope, après chaque lithrotritie, on trouve une vessie à colonnes vide, et jamais on ne découvre d'orifice diverticulaire ou d'ouverture anormale.

En janvier 1899, nouveau calcul provoquant, pour la première fois, des hématuries. La lithotritie provoque une hémorrhagie et n'est pas suivie de l'amélioration habituelle. Les hématuries et la pyurie persistent.

L'examen cystoscopique montre une vessie vide avec, près de l'uretère droit, un petit orifice circulaire d'où sortait en bavant du pus. Une sonde poussée dans l'orifice s'enfonce de 6 centim. : il s'agit donc d'une poche purulente.

Taille hypogastrique. L'orifice est difficilement retrouvé ; incision au bistouri ; l'exploration digitale montre une cavité comme une orange, pleine de pus, avec deux calculs arrondis gros comme une cerise. Large ouverture de l'orifice. Drainage. Guérison rapide, avec urines redevenues claires.

Au cystoscope, on voit que l'arrière-cavité est restée ouverte et que la paroi a les caractères de la muqueuse vésicale. L'orifice de l'uretère corespondant est impossible à trouver.

Obs. 169 (résumée). — *Grand diverticule de la vessie. Examen cystoscopique* (Verhoogen, de Bruxelles, *Ann. de Soc. belge de ch.*, 24 juin 1899).

Homme, 60 ans, sans passé urinaire. Troubles vésicaux dequis quelques mois, sans cause nette. Urine limpide, prostate, urèthre normaux.

Brusquement, après une marche, urine sanguinolente. Le lendemain, après la miction, on retire de la vessie un litre d'urine jus de groseille, couleur due seulement à du sang. Diagnostic porté : rétention d'urine par parésie vésicale. Sonde à demeure; la vessie reprend sa contractilité, se vide complètement, mais l'urine reste sanguinolente.

Cystoscopie : trigone recouvert de fongosités, de bourgeons charnus saignants. On éloigne l'idée de cancer et songe à une vieille cystite : instillations de nitrate d'argent au 1/100e. L'urine devient noirâtre avec un dépôt abondant, gangreneux.

Lavages au permanganate de potasse. Ceux-ci ressortent clairs, donc la vessie est propre, mais après quelque minutes, il ressort le même liquide noir, gangreneux. Il vient donc d'une cavité communiquant avec la vessie et où le liquide du lavage ne pénètre pas librement. La cystocopie est impossible à cause de l'obscurcissement du champ par le liquide noir. La palpation et le toucher sont négatifs, mais le malade est obèse. État général altéré ; température.

Taille. Vessie normale, sauf à la partie la plus profonde, dans une zone de 2 ou 3 centim. de diamètre, où la muqueuse est rugueuse et bourgeonnante : on gratte les bourgeons et pénètre dans un orifice circulaire à bords nets, minces, tranchants, accessible facilement au doigt. Les parois de la poche sont lisses, comme celles d'une vessie normale : un flot de liquide noir et putride en sort. Introduction d'une sonde à uretère de 50 centim. de longueur, sans résistance. Lavage abondant ; le liquide ressort enfin clair. La sonde est laissée en place avec un drain ; on met une sonde dans l'urèthre. L'urine redevient normale. rien ne vient par la sonde de la poche.

Quinze jours après, la malade perd sonde et drain qu'on ne peut replacer. Par moments, l'urine se charge encore de pus fétide, mais de moins en moins, et deux mois après, l'urine est normale, quelques gouttes de pus viennent seulement lorsque le malade a des épreintes à la suite de lavements. et ce symptôme finit par disparaître.

Verhoogen pense que la guérison a été obtenue par oblitération et cicatrisation de la poche.

Obs. 170 (résumée). — *Cas de diverticules symétriques du col de la vessie* (Strauss, *Centralbl. f. Ch.*, 15 juillet 1899).

Homme, 29 ans, idiot. Ténesme vésical datant de plusieurs années ; mictions toutes les dix minutes.

Les urines contiennent des leucocytes et des globules rouges. Toucher recta négatif.

Diagnostic : cystite chronique. Instillations, sans succès.

Cystoscopie impossible par hypersensibilité de la vessie : pratiquée sous le chloroforme, on constate seulement la présence de membranes flottantes.

Cystostomie. Entre la vessie et le pubis existent deux cavités plus petites, séparées l'une de l'autre, communiquant toutes deux avec le col de la vessie.

Incisées, elles présentent des cloisonnements formés par des membranes disposées en éventail.

Ouverture large, drainage de ces cavités : la vessie n'a pas été ouverte. Bon résultat, cessation du ténesme ; le malade retient ses urines pendant une heure.

Strauss fait de ce cas une vessie triple, parce que les cavités accessoires communiquent avec le col et non avec la cavité de l'organe : nous avons vu que les diverticules pouvaient siéger partout.

Obs. 171 (résumée). — *Un cas de vessie à colonnes avec diverticule, chez une femme* (Bierhoff, de New-York, assistant à la polyclinique gynécologique du Dr Knorr, de Berlin ; *Dermatologisches Centralblatt*, 3e année, n° 8, 1900) (trad. pers.).

Femme, 56 ans. Troubles de la miction depuis six semaines ; elle ne peut uriner que goutte à goutte, et en pratiquant une forte pression sur l'abdomen. Il en est ainsi depuis un an, mais cela va en augmentant. Pas de douleurs, sauf un peu de ténesme après la miction. Quelquefois incontinence nocturne. Jamais d'hématurie.

On a pratiqué, depuis trois semaines, vingt-trois fois le cathétérisme.

La patiente, bien portante jusque-là, a eu, il y a six ans, une attaque d'apoplexie. Elle présente actuellement des symptômes nets de tabes.

L'urine est trouble, ammoniacale, et dans le sédiment on trouve des leucocytes, des cristaux phosphatiques, des bactéries variées (streptocoques, staphylocoques, diplocoques, bacilles et diplobacilles).

Cystoscopie. Muqueuse de la vessie enflammée. Vessie à colonnes, surtout dans la région du trigone ; au côté droit du bas-fond, un peu au-dessus du ligament interuretérin, est un diverticule de la grosseur d'une noisette, de la profondeur de 1 centim. et demi (mesuré avec la sonde urétérale) et aussi deux petits diverticules au début.

Cathétérisme des uretères. L'urine sort claire, des deux uretères.

Le traitement améliore la cystite, la malade urine mieux, mais l'urine reste trouble.

La cystoscopie a permis dans ce cas de faire le diagnostic d'un diverticule petit, mais entièrement formé, et de deux cellules au début. Ces diverticules eussent été absolument impossibles à déceler par tout autre moyen.

Obs. 172. — *Vessie biloculaire avec calculs* (Suarez de Mendoza, *C. rendus du XIIIe Congrès int.*, sect. urol.; in *Ann. g.-ur.*, Paris 1900, p. 831).

Homme. Symptômes calculeux.

Vessie biloculaire ou du moins paraissant telle, formée de deux loges, communiquant à la partie supérieure par un orifice de la dimension d'une pièce de 1 franc. Chaque loge contient une pierre : celle de la loge antérieure mesure 4 centim. et demi de long, 3 de large, 2 et demi de haut : l'autre a 4 centim., 2 et demi et 2 de dimensions.

Le septum qui séparait les deux loges avait l'aspect d'une paroi et non d'une bride. Le malade fut débarrassé de ses calculs, au moyen de la taille hypogastrique.

La position des uretères n'étant pas indiquée, on ne peut dire s'il s'agit d'un diverticule vésical ou d'une vessie double.

O. Pasteau, de Paris, fait remarquer à ce propos qu'il y a lieu de distinguer plusieurs genres de vessies :

Les unes sont bilobées, à proprement parler, et Pasteau cite un cas de gros calcul en sablier, dont chaque moitié dilatée était située dans une des deux loges vésicales.

Les autres sont des vessies d'apparence normale, qui présentent un ou deux diverticules. Ceux-ci sont presque toujours latéraux et s'ouvrent juste en dehors des orifices urétéraux : s'il y deux diverticules, ils sont le plus souvent symétriques. Ils peuvent aussi bien exister chez l'homme que chez la femme, et Pasteau en a vu plusieurs exemples.

Dans un cas, il existait, chez une fille de 18 ans, un gros calcul vésical unique réuni par un mince pédicule avec le calcul arrondi qui remplissait le diverticule latéral droit et dont le diamètre était de 3 centim. et demi.

Obs. 173. — *Calcul en sablier. Taille hypogastrique* (Suarez de Mendoza, de Madrid, *C. rendus XIIIe Congr. int.*, sect. urol.; in *Ann. g.-ur.*, 1900, p. 831).

Homme, prostatique infecté.

Calcul enkysté, présentant un prolongement intravésical en forme de champignon. La partie enkystée, fusiforme, mesure 3 centim. de long, 2 de large. Il fallut pratiquer une section de 4 centim. dans la paroi vésicale pour extirper de sa loge la partie enkystée.

Taille hypogastrique. Guérison.

OBS. 174. — *Calculs diverticulaires intermittents* (LEGUEU, *Traité de chir.* LE DENTU et DELBET, t. IX, p. 93, 1900).

Homme.

Vessie à deux loges : à droite, loge énorme presque aussi grande que la vessie; elle contenait cinq calculs qui, par intermittence, venaient dans la véritable cavité vésicale.

Il s'agit vraisemblablement ici d'une grande cellule vésicale, mais la position des orifices urétéraux n'étant pas notée, il n'est pas possible de l'affirmer.

OBS. 175. — *Calcul enchatonné* (LEGUEU et MALHERBE, de Nantes, in *Traité chir.* LE DENTU et DELBET, t. IX, p. 93, 1900).

Homme, calculeux.

Taille sus-pubienne.

On trouve dans une cellule, une pierre dont une très petite surface seulement se montrait à l'ouverture de la cellule.

Elle ne put être que très difficilement extraite.

OBS. 176. — *Du procédé de l'exclusion, appliqué à la cure des grandes cellules vésicales* (POUSSON, *Bull. Soc. chir.*, 12 octobre 1900, p. 1103).

Homme, 78 ans. Dysurie due à une hypertrophie de la prostate datant de deux ans. Hématurie intermittente, pyurie, douleurs. L'exploration révèle un calcul, une première fois. Une deuxième exploration (Pousson) est négative. Bas-fond tolérant et explorable. Urines troubles, purulentes à la fin.

Trois semaines après, exploration affirmative : on sent un caillou.

Taille hypogastrique. Dans le bas-fond étaient trois petits calculs phosphatiques sphériques, égaux, gros comme une cerise.

Pousson résèque la saillie prostatique, gratte à la curette, herse la muqueuse du bas-fond, fortement injectée et tomenteuse. Hémostase par l'eau boriquée chaude.

Il vient un jet de pus grisâtre par un orifice placé du côte droit, à 2 centim. en arrière et au-dessus de l'orifice de l'uretère droit. L'index y est facilement introduit. Poche grosse comme une noix, avec petite concrétion comme un pois. Extraction facile. Lavage de la cavité à la sonde ; grattage modéré de la surface interne à la curette tranchante, à cause de la minceur des parois.

Avec une pince à disséquer, Pousson prend les lèvres du collet, les avive largement, sans crainte, car, d'après ses études, elles sont épaisses, et les réunit par trois points de suture séparés, au catgut. Sonde de Pezzer uréthrale et suture complète immédiate de la vessie. Guérison.

Examen cystoscopique quinze jours après : orifice du collet oblitéré et, à ce niveau, muqueuse plissée, blanchâtre, cicatricielle.

Obs. 177. — *Diverticule hernié* (Hollander, *Berl. klin. Woch.*, n° 42, 1896; in Alessandri, de Rome, *Ann. g.-ur.*, février 1901, p. 154).

Femme. Kyste dermoïde de l'ovaire.

Laparotomie. On trouve une vessie déformée dont une partie formant diverticule arrivait à l'anneau herniaire (anneau inguinal) où elle était fixée.

Obs. 178. — *Vessie bilobée* (Civiale, in Alessandri, *Ann. g.-ur.*, février 1901, p. 164).

Homme, 80 ans. Troubles de miction, vessie montant à l'ombilic, presque cylindrique, se vidant incomplètement. Mort.

Autopsie. — On trouve une vessie formant une tumeur allongée, remontant vers, l'ombilic et dont la base présentait des gonflements latéraux lui donnant l'aspect bilobé.

C'est ici une vessie déformée et non une formation diverticulaire.

Obs. 179. — *Deux diverticules vésicaux communiquants* (Strauss, in Alessandri, *Ann. g.-ur.*, 1901, p. 148).

Homme, 29 ans. Mictions fréquentes, douloureuses, incontinence d'urine. Pas d'hypertrophie prostatique, pas de rétrécissement de l'urèthre. Il a été traité pour cystite chronique : les urines se clarifient, mais les troubles fonctionnels persistent.

La cystoscopie ne peut être pratiquée, la vessie étant de trop faible capacité (30 gr.). Laparatomie sus-pubienne.

On trouve une poche grosse comme un œuf de pigeon. On incise et l'on tombe dans une cavité aplatie, terminée en entonnoir, où l'on sent la sonde.

On incise à nouveau et trouve une deuxième cavité analogue. Une nouvelle incision mène dans la vraie vessie, où l'on trouve la sonde à demeure.

On draine les deux cavités accessoires.

Les deux uretères débouchent dans la vessie principale.

La sonde à demeure fonctionne bien et l'on supprime le drainage.

Guérison.

Il s'agit sans doute ici d'un cloisonnement d'une poche primitivement unique.

OBS. 180. — *Diverticule de la vessie hernié* (BECKER, rapport clin. de Bruns. ; in ALESSANDRI, *Ann. g.-ur.*, 1901, p. 171).

Homme, 57 ans. Depuis un an il a une hernie inguinale droite. Symptômes d'étranglement. Kélotomie.

L'intestin est réduit et l'on trouve, à l'intérieur du sac, un épaississement lipomato-conjonctif. On songe à une hernie vésicale possible. Il s'agissait d'un kyste de la grosseur d'une cerise, à parois minces comme du papier, à contenu clair. Une sonde intravésicale ne peut qu'arriver au contact de cette poche et ne pénètre pas. Une injection uréthrale tend le kyste, la sortie du liquide l'affaisse; c'est donc une portion de vessie nettement séparée de la vessie véritable.

La minceur des parois, l'étroitesse du collet font penser qu'il s'agit d'un diverticule hernié secondairement.

OBS. 181. — *Diverticule préformé, hernié dans le canal inguinal* (BECKER, rapport clin. de Bruns. ; in ALESSANDRI, *Ann. g.-ur.*, 1901, p. 171).

Homme, 45 ans. Hernie inguinale gauche datant de quinze ans. Étranglement. Kélotomie. L'intestin étant réduit, on trouve, à la partie interne du sac, un kyste en forme de saucisse, de la grosseur du doigt, à parois minces, non adhérentes au sac. Le cathétérisme de cette cavité est très difficile.

Minceur des parois, étroitesse du collet peuvent faire présumer un diverticule préformé, hernié secondairement.

OBS. 182. — *Diverticule hernié chez un enfant* (KÜMMER, *Rev. méd. de la Suisse romande*, 1892, p. 235; in ALESSANDRI, *Ann. g.-ur.*, 1901, p. 171).

Enfant, 5 ans. Opéré pour une cystocèle inguinale. La vessie porte, à la partie adhérente à la cystocèle, une proéminence grosse comme un pois, rose pâle comme le reste de la vessie, et dans lequel une sonde ne peut pénétrer, ce qui ne surprend pas à cause de la petitesse du diverticule.

OBS. 183 (inédite). — *Diverticule de la paroi postérieure* (service du professeur GUYON, avril 1901 ; due à l'obligeance du Dr O. PASTEAU, chef de clinique adjoint).

S..., 74 ans, prostatique infecté. Jamais le diverticule n'avait donné lieu à aucun symptôme. Mort de pneumonie, en avril 1901.

Autopsie. — Hypertrophie très considérable du lobe moyen de la prostate. Vessie très épaissie, quelques colonnes, quelques replis muqueux. Plusieurs petites cellules, variant de la grosseur d'une tête d'épingle à celle d'un petit pois et siégeant dans la paroi postérieure.

Grand diverticule (pl. VII, fig. 2) situé presque à la partie médiane de la paroi postérieure, au-dessus du plan du trigone.

L'orifice est régulièrement ovalaire, à grand axe dirigé de haut en bas et de dedans en dehors, atteignant 15 millim. : on peut y introduire facilement l'index et il se laisse dilater. Il constitue un léger bourrelet et il n'y a pas de colonnes d'entrée. L'orifice est situé à la partie inférieure du diverticule; aussi n'a-t-il pas permis la stagnation de l'urine dans le diverticule, ce qui explique l'absence de lésions inflammatoires.

La poche est de la dimension d'une très grosse noix. Elle est lisse en dedans, sauf une sorte de bride, de relief muqueux, placé près de l'entrée. La poche est affaissée, à l'état de vacuité. La direction de la poche est la même que celle du grand axe de l'orifice.

L'épaisseur est d'environ 3 à 4 millim. mais elle n'est pas égale dans toute l'étendue de la surface diverticulaire : elle est plus grande en haut et en bas qu'au fond. Cette paroi contient une musculeuse bien développée.

L'examen histologique n'a pas été fait.

Obs. 184 (inédite). — *Diverticule de la paroi postérieure* (Service du professeur Guyon, février 1901 ; due à l'obligeance du Dr O. Pasteau, chef de clinique adjoint).

D..., 49 ans, atteint de sclérose vésicale.

Le diverticule n'a donné lieu à aucun symptôme.

Morte en février 1901, de périhépatite suppurée, compliquant de graves lésions pleuro-pulmonaires.

Autopsie. — Vessie dilatée, épaissie, lisse, sans colonnes. Aux environs des uretères, quelques points brunâtres de la muqueuse formés par des grains de sable.

La vessie a une forme irrégulière, avec des portions déprimées.

Prostate normale.

Pas de rétrécissement uréthral.

Au-dessus et en dedans de l'uretère droit, à 15 millim. de son orifice, est une ouverture ronde, limitée par un bourrelet peu saillant, ayant 22 millim. de diamètre. La muqueuse forme, à ce niveau, un repli peu épais, de 6 à 8 millim. Il est facilement extensible et régulier. Il est placé de façon à ne pas permettre la stagnation de l'urine dans la poche, aussi la muqueuse n'est-elle pas lésée.

La poche a la taille d'une petite orange ; elle est lisse à l'intérieur, sauf en bas où une saillie musculaire antéro-postérieure, mais allant un peu obliquement vers la droite, divise la paroi correspondante en deux rudiments de loge : l'une se dirige à droite en descendant, elle est peu épaisse (5 millim.), l'autre, plus grande, plus médiane, va en montant.

L'uretère droit court le long de la paroi externe du diverticule, paroi peu épaisse dans son ensemble.

La vessie ne présente pas d'autres cellules.

Macroscopiquement, il ne paraît pas y avoir de muscle, mais seulement du tissu fibro-adipeux.

L'examen histologique n'a pas été fait.

Il s'agit là, vraisemblablement, d'un diverticule congénital, malgré l'absence probable de muscle.

Le rudiment de cloisonnement représente, sans doute, une disposition analogue à celle que montre la fig. (pl.).

OBS. 185 (inédite). — *Énorme diverticule vésical* (observation due à l'obligeance du Dr BAZY, chirurgien de l'hôpital Beaujon, et du Dr ESCAT, de Marseille).

Homme, âgé, atteint de troubles de la miction. Urines purulentes. Mauvais état général.

Sondage, évacuation de la vessie, lavage.

Le toucher rectal révèle une tumeur saillante, pas très dure, assez régulière : on pense à un cancer des vésicules séminales ou à un paquet ganglionnaire rétro-pubien.

Au cours d'un cathétérisme, Escat pénètre dans une poche énorme, où l'instrument est plus à l'aise que dans la poche antérieure. Aussi pense-t-il qu'il existe un diverticule antérieur, dans lequel entre d'abord le cathéter, et la poche vésicale, postérieurement ; le diagnostic fut donc posé à rebours. Mort.

AUTOPSIE. — Vessie rétractée, épaissie, à muqueuse plissée. Diverticule énorme, situé dans la paroi postérieure, près de l'orifice de l'uretère gauche ; ouverture grosse à peine comme le petit doigt. Cette poche postérieure à la vessie est très adhérente au rectum : elle est pleine de pus et d'urine. Sa paroi est fort épaisse.

L'examen histologique n'a pas été fait, on ne peut donc savoir s'il y avait des fibres musculaires.

OBS. 186 (inédite). — *Calcul vésical, avec loge incrustée de calcaire* (observation due à l'obligeance du Dr ROUTIER, chirurgien de l'hôpital Necker).

D..., 36 ans, entre le 5 novembre 1894, salle Civiale.

A l'âge de 21 ans, hématurie à la suite d'une marche. Pendant son service, quelques gouttes de sang à la suite des marches.

Parfois, grandes difficultés de mictions : quelques gouttes de sang sont expulsées avec peine, puis, cinq minutes après, il pouvait uriner, sans émettre de sang.

Pendant huit ans, tout cesse.

Depuis deux ans, douleurs dans la vessie et le canal ; urines sanglantes quand il a marché : tout mouvement finit par lui être fort pénible.

Exploration : canal libre, vessie douloureuse, calcul très net.

Le 10. Lithotritie. Prise au gros lithotriteur fenêtré, puis impossibilité de faire d'autres prises.

Taille hypogastrique. Gros calcul muriforme noir, avec encroûtement qui a éclaté : une loge du fond droit de la vessie est incrustée et doit être grattée.

Guérison.

Obs. 187 (inédite). — *Calcul phosphatique dans une loge vésicale* (observation due à l'obligeance du Dr Routier, chirurgien de l'hôpital Necker).

Denis G..., 65 ans, entre le 3 juin 1898, dans le service.

Mictions fréquentes et pénibles depuis sept ans. Le malade se sonde lui-même.

A son entrée, urines purulentes, grandes douleurs, hématuries.

A l'explorateur, on sent un calcul mou.

Le 14, lithotritie. Grande difficulté pour saisir le calcul qui est friable et qui paraît être dans une loge située à droite et en arrière. Lavage, aspiration. Il reste du calcul.

Taille hypogastrique. Après l'ouverture du ventre, il coule du liquide, comme si la vessie était dilatée. On ouvre la vessie : il y a encore une masse calculeuse à demi brisée dans une loge à droite et au fond.

Grosse prostate, peut-être néoplasique.

Tamponnement. Tubes de Périer.

Guérison.

Obs. 188 (inédite). — *Calcul enclavé dans un bas-fond énorme* (Observation due à l'obligeance du Dr Routier, chirurgien de l'hôpital Necker).

Mathurin L..., 71 ans, peintre sur porcelaine, entre le 8 juin 1899, dans le service, avec des symptômes de calcul. Le 4 mars, il avait subi déjà une lithotritie et se lavait lui-même la vessie. Depuis la fin de mai, les mictions sont devenues fréquentes et douloureuses.

L'exploration montre la présence d'un calcul à son faible.

10 juin. Tentative infructueuse de lithotritie ; on touche le calcul sans pouvoir le saisir.

Le 23. Deuxième essai de lithotritie, puis taille hypogastrique. On extrait un calcul irrégulier, de l'aspect de la pierre ponce, caché dans un bas-fond très accentué, derrière un lobe médian de la prostate fort saillant.

On énuclée ce lobe prostatique qui fait valvule, comme un fibrome, à travers une boutonnière de la muqueuse. Tubes de Périer.

Guérison. Il part, urinant seul et vidant sa vessie.

C'est encore là un faux diverticule, donnant les symptômes d'un enchatonnement.

OBS. 189 (inédite). — *Vessie bilobée avec calcul* (observation due à l'obligeance du Dr ROUTIER, chirurgien de l'hôpital Necker).

François D..., 59 ans, cordonnier, entré à la salle Civiale le 5 janvier 1900.

Se sonde depuis 16 ans avec une sonde métallique : il introduisait parfois avec la sonde une sorte de crochet qui lui a permis de retirer de sa vessie cinq à six petits calculs.

Depuis quelque temps, les difficultés de miction augmentent, il ne se sonde plus bien.

Canal libre ; l'explorateur, en pénétrant, donne la sensation d'un calcul dans le col, qu'on dépasse, sans déplacer le caillou.

Essai de lithotritie ; on gratte le caillou sans pouvoir le saisir.

Taille sus-pubienne. On trouve une vessie en gourde : le calcul est dans le col très dilaté, séparé de la vessie, placée derrière, par un rétrécissement.

Les suites sont bonnes les premiers jours, puis le douzième jour le malade fait de la fièvre, l'état général déchoit rapidement. Eschare au sacrum. Mort.

Il ne s'agit pas ici, bien évidemment, d'un diverticule, mais d'une déformation de la vessie : c'est un faux diverticule enchatonnant un calcul du col.

OBS. 190 (inédite). — *Diverticule de la paroi antérieure de la vessie, diagnostiqué au cystoscope* (communication orale de M. ALBARRAN).

Homme. Troubles vésicaux importants. Mauvais état général.

Saillie arrondie annexée à la vessie, siégeant à la paroi abdominale antérieure. Cette saillie augmentait, lorsque l'on injectait du liquide dans la cavité vésicale.

Un examen cystoscopique pratiqué par Albarran, montre un orifice de la grosseur du petit doigt, siégeant à la paroi antérieure et supérieure. Horteloup pratiqua une taille transpéritonéale. Mort.

AUTOPSIE. — Poche de la grosseur d'une noix, communiquant à la vessie par un orifice gros comme le petit doigt. La poche était revêtue de fibres musculaires.

Pas d'obstacle uréthral ou prostatique.

Il s'agit là, très probablement, d'un diverticule congénital.

OBS. 191 (inédite). — *Poches symétriques de la vessie, au niveau des uretères* (due à l'obligeance du Dr GENOUVILLE).

Mme X..., 54 ans, souffre de la vessie depuis l'âge de 10 ans, où elle a été soignée, dans le service du Dr Guersant, par le Dr Genouville père.

Depuis, elle a eu de longues périodes de santé, coupées de quelques rechutes plus ou moins graves.

En janvier 1901, à la suite d'une entérite muco-membraneuse, elle fut reprise de cystite : douleurs violentes, mictions tous les quarts d'heures, urines troubles, pas de sang. Les premiers traitements échouent, mais, après l'entrée de la malade à l'hôpital, les instillations de nitrate d'argent au 1/100e et de gaïacol iodoformé, amènent une grande amélioration.

Le rein droit était très volumineux ; on désirait le cathétériser, ce qui fut impossible.

Le Dr Le Bec pratiqua la néphrotomie, enleva un calcul. Les suites furent excellentes.

Quelques jours après l'entrée de la malade, la cystoscopie fut possible, mais le cathétérisme des uretères ne put être fait.

En effet, le cystoscope étant orienté dans la vessie soit à droite, soit à gauche, de façon à comprendre dans son champ l'orifice urétéral, on apercevait des deux côtés un orifice sombre, de la grandeur d'une pièce de 20 francs environ : cet orifice occupait exactement la position normale de l'uretère. La sonde n° 6 poussée soit au centre, soit sur les bords de l'orifice, se coudait sur la muqueuse, et l'on fut bientôt convaincu de l'impossibilité du cathétérisme des uretères. Au pourtour de l'excavation sombre, aucune trace d'orifice urétéral, rien, sauf quelques colonnes, plus marquées vers le trigone. Quant à l'excavation, on n'en voyait que l'orifice régulièrement circulaire, et, à ses bords, nettement éclairés, succédait une sorte d'enfoncement absolument noir, dans lequel il était impossible de rien voir. La sonde s'y enfonçait, librement, de 1 centim. environ, mais il eût fallu, pour pénétrer dans l'uretère, avoir la chance de tomber à l'aveugle sur son embouchure. Il semble que nous ayons eu affaire à une cellule dans la cavité de laquelle s'abouchait l'uretère, dont l'orifice demeurait invisible au fond de cette excavation obscure. Cette disposition était symétrique.

Cette symétrie de la lésion paraît s'appliquer à une disposition congénitale, et comme, dans ces cas, il ne saurait s'agir de vessie double, il y a lieu de se demander si l'on n'est pas en présence d'une embouchure uretérale, dilatée congénitalement en entonnoir.

OBS. 192 (inédite). — *Examen cystoscopique d'un diverticule de la vessie.* (Due à l'obligeance du Dr O. PASTEAU, chef de clinique adjoint.)

Mme V.., 50 ans, blanchisseuse, se présente à la consultation externe de la clinique de l'hôpital Necker, le 20 mai 1899, pour hématurie coïncidant avec une ptose rénale droite assez marquée. La cystoscopie montre qu'il s'agit d'une hémorrhagie venant par l'uretère droit. La malade a été revue ultérieurement et le diagnostic porté a été calcul du rein droit.

A l'examen cystoscopique (1), on trouvait, immédiatement en dehors de l'orifice urétéral droit, l'orifice arrondi d'un petit diverticule de la vessie. Le petit tour de l'orifice est très net et bien limité, par une lèvre peu épaisse; autour, la muqueuse était normale; le fond du diverticule était régulier, recouvert par une muqueuse normale. La profondeur, mesurée avec une sonde urétérale graduée, était d'un centimètre et demi. En dehors de ce diverticule, on pouvait constater la présence de trois dépressions régulières séparées par de petites élevures de la paroi, sorte de bandes muqueuses bien lisses : à ce niveau, il y avait une vascularisation veineuse assez marquée.

Du côté gauche, il existait également en dehors et un peu en arrière de l'uretère, une sorte de diverticule complètement formé et limité en arrière par un bord très net, constitué par une lèvre muqueuse. En avant, ce diverticule n'avait pas de limites bien nettes, et son fond se continuait avec la paroi vésicale. L'orifice était allongé dans le sens transversal, d'une dimension trois fois moins grande que le diverticule du côté droit : la profondeur était d'un demi-centimètre.

Au sommet, se trouve un faux diverticule, formé par l'exagération de l'état normal.

OBS. 193 (inédite). — *Cellules en voie de formation, vues au cystoscope.* (Due à l'obligeance du Dr O. PASTEAU, chef de clinique adjoint.)

Pauline D..., 30 ans, vient à la consultation externe de la clinique de l'hôpital Necker le 6 septembre 1900, pour des douleurs vésicales restant d'une cystite qui datait de deux mois.

L'examen cystoscopique (2) démontra que la muqueuse se présentait d'une façon générale avec un fin piqueté rouge hémorrhagique,

Il n'existait rien d'anormal au niveau des orifices urétéraux : cependant, dans le coin gauche de la vessie remplie à 160 gr., il était facile de constater la présence de trois petites dépressions placées l'une derrière l'autre sur une même ligne oblique, en arrière et en dedans. La muqueuse ne présentait rien de particulier à ce niveau.

(1) Nous parlons de la position vraie, dans cette description, c'est donc sur le schéma annexé à chaque image cystoscopique qu'il faudra suivre cette description.

(2) Il s'agit ici de l'image réelle non de l'image cystoscopique. Il faut donc se reporter au schéma.

OBS. 194 (inédite). — *Calcul en sablier dans un diverticule* (Service du Pr GUYON).

N..., âgé de 68 ans, employé d'omnibus, entre en novembre 1898, dans le service : il présente des symptômes calculeux. Mictions fréquentes, impérieuses, douleurs ; jamais de rétention, quelquefois légère incontinence d'urine. Jet sans force, mais non interrompu. Urines troubles, avec un dépôt.

Petite hématurie, il y a trois ans, jamais de gravelle, pas de douleurs rénales. Mauvais état général.

Examen. Urèthre libre.

Vessie distendue ; résidu vésical abondant, contractilité vésicale diminuée. On sent un calcul de 3 centim. fixe en un point, peu sonore, avec les caractères d'un calcul phosphatique.

Prostate grosse, molle, sans bosselures.

Lavages, fièvre, congestion pulmonaire, affaiblissement général. Mort.

AUTOPSIE. — Urèthre normal. Uretères dilatés.

Prostate hypertrophiée généralement, avec une hypertrophie énorme du lobe moyen.

La vessie est grande, à parois épaisses, à muqueuse présentant quelques végétations. Il y a, à la paroi postérieure, quelques colonnes peu saillantes et, entre elles, trois ou quatre petites cellules.

Très gros calcul, dont l'extrémité supérieure arrondie est logée dans un diverticule qui communique avec la vessie par un large orifice.

Le diverticule (v. pl. II) est situé à la partie supérieure, à droite : il a la taille d'une grosse noix. Sa face interne est lisse avec quelques légers plis muqueux.

L'orifice est presque aussi grand que le fond, et forme seulement un léger bourrelet rond, peu saillant.

La paroi du diverticule, très épaisse, présente un revêtement musculaire bien constitué. Le diverticule est appliqué sur la portion intra-cellulaire de la pierre. Celle-ci, nettement en sablier, présente, au niveau de son étranglement circulaire, 2 centim. et demi de diamètre.

La portion intra-cellulaire, régulière, ronde, a 3 centim. de diamètre ; la portion saillante dans la cavité vésicale, plus volumineuse et moins régulière, atteint 4 centim. environ. Les deux portions sont phosphatiques à leur surface. Le caillou peut être facilement extrait de sa loge et lorsqu'on l'y replace il y reste fixé.

Obs. 195 (personnelle) (1). — *Diverticules congénitaux symétriques de la vessie* (Service du Dr Routier, chirurgien de l'hôpital Necker).

Homme, 60 ans, vieil urinaire, entre salle Civiale, le 3 août, pour une rétention d'urine, accompagnée d'un état fébrile grave. La prostate n'est pas grosse, il n'a pas de rétrécissement, la sonde passe facilement. On retire une quantité médiocre d'urine, qui fut suivie d'une assez notable quantité de pus pur et infect.

Le lavage de la vessie présente cette particularité que l'eau revient d'abord propre, puis qu'il s'écoule ensuite du pus aussi épais et infect qu'au début.

Une grosse tumeur remplit la fosse iliaque droite, mais la cavité de Retzius est indemne. Il y a de l'œdème de la paroi abdominale. Au bout de six jours, les lavages n'ont fait disparaître ni la fièvre, ni la tumeur. Routier décide donc d'intervenir.

Opération, le 9 août 1898. — Taille hypogastrique. La vessie est petite ; en l'explorant avec le doigt, on rencontre facilement deux orifices symétriques qui paraissent occuper la place normale de l'abouchement des uretères.

Dès que l'on introduit un doigt dans cet orifice, il vient des flots de pus, analogue à celui qui sortait à la fin du cathétérisme ou du lavage.

On fait pénétrer une grosse canule du laveur, dans l'orifice droit ; le pus sort et la tumeur iliaque droite s'affaisse. Routier pense être dans une énorme dilatation urétérale.

Le petit bassin est encore rempli par une tumeur ; celle-ci disparaît quand, mettant une canule dans l'orifice gauche, on eut fait sortir une notable quantité de pus semblable à celui obtenu à droite. Routier en conclut que c'est l'uretère gauche très dilaté et purulent.

Les deux cavités, droite et gauche, bien explorées, sont lavées et drainées : la vessie est laissée ouverte.

Les jours suivants, l'état général reste mauvais, bien que les drains fonctionnent bien : il y a toujours une abondante production de pus.

Le malade meurt le 15 août.

Autopsie. — Rein gros, blanc, lésions de néphrite, rein droit normal.

Uretères normaux.

Canal de l'urèthre libre. Prostate régulière, légérement augmentée de volume.

Vessie dilatée (pl. I), parois épaissies par places ; muqueuse normale ; pas de traces de lésions inflammatoires. Pas de colonnes musculaires saillantes.

De chaque côté, symétriquement, se voient deux orifices, situés au-dessus et en avant des orifices urétéraux, et séparés de ceux-ci par un intervalle de 1 cent. et demi.

(1) Les pièces ont été présentées à la *Société de chirurgie*, par le Dr Routier, le 26 oct. 1898.

Ces orifices sont ovalaires, réguliers, lisses; leur axe, qui mesure environ 1 centim. et demi, se dirige de haut en bas et légèrement de dedans en dehors. cet orifice ne fait aucun bourrelet saillant, il n'y a pas de colonnes d'entrée; la muqueuse de la vessie s'y réfléchit, en formant quelques plissements, se dirigeant nettement de la vessie vers le diverticule.

A l'orifice, fait suite une sorte de collet arrondi, épais de 1 centim. environ et long de 8 millim. à peu près.

Les deux orifices sont identiques. Les deux *poches* sont analogues, mais la droite est plus volumineuse que la gauche. Actuellement, après trois ans d'immersion dans l'alcool, elle a encore la grosseur d'une orange ; lorsqu'elle était pleine, au moment de l'autopsie, elle atteignait la grosseur d'une tête d'enfant ; l'autre ne dépassait pas le volume du poing. Les uretères sont contigus à la face externe des poches, mais ne cheminent pas dans leur épaisseur.

La forme des deux poches est arrondie dans son ensemble, lorsqu'elles sont pleines : vides, elles ont une apparence rénale. Elles sont unies à la face externe de la vessie par un large pédicule de 4 centim. et demi, musculo-fibreux. Leur face externe n'était pas adhérente aux organes voisins. La direction des poches est dans le même axe que celle des orifices, c'est-à-dire qu'elles se dirigent obliquement de bas en haut. La paroi inférieure ne forme, sur la pièce conservée, qu'un cul-de-sac de 1 centim. à peu près, au lieu que le cul-de-sac supérieur a 5 centim. au moins. L'orifice est donc placé à la partie inférieure de la paroi interne de la poche ; d'autre part, il est largement ouvert et très facilement dilatable. Ces circonstances auraient dû empêcher la cavité diverticulaire et son infection. Vraisemblablement, sur le vivant, le cul-de-sac inférieur était beaucoup plus considérable.

La face interne est lisse, avec seulement quelques plis muqueux ; elle présente des altérations de cystite, mais pas d'ulcérations. La paroi diverticulaire est épaisse d'environ 5 millim., sur toute la surface ; macroscopiquement elle paraît contenir des fibres musculaires.

L'*examen histologique* a été pratiqué par le Dr DURANTE. — Les coupes se colorent mal, par suite, peut-être, d'une conservation défectueuse dans le liquide qui a servi à la fixer.

Une des faces est revêtue par du tissu conjonctif, sans vernis endothélial : c'est probablement celle en rapport avec le péritoine dont les cellules sont teintées.

L'autre face est tapissée par une couche épaisse, formée de petites cellules arrondies ou ovoïdes, ne prenant presque pas les colorations et semblant être en dégénérescence. Elle doit représenter une muqueuse malade, enflammée, infiltrée de cellules inflammatoires.

La zone moyenne montre, au milieu de tissu conjonctif, des faisceaux musculaires lisses. Ces fibres musculaires, très larges individuellement, forment des faisceaux très nets, séparés les uns des autres, diversement dirigés, mais jamais étalés en membranes. On observe des vaisseaux énormes dont l'endothélium est teinté, vaisseaux constitués par une couche musculaire extrêmement épaisse, sans tunique élastique : ce sont des veines vides de sang, mais probablement longtemps congestionnées et ayant subi une hypertrophie de leur tunique contractile.

Nous trouvons là, tous les caractères des diverticules congénitaux symétriques.

CONCLUSIONS

I. — On appelle diverticules de la vessie des cavités annexées à cet organe, et dues à l'expansion d'une partie de sa paroi.

Ils sont caractérisés par la présence d'un orifice de communication, nettement délimité, par l'absence d'orifice urétéral dans leur cavité et par un revêtement muqueux, continu avec celui de la vessie et qui tapisse toute leur face interne.

II. — Les diverticules peuvent être acquis ou congénitaux.

α. — Les diverticules acquis sont dus à des obstacles permanents au cours de l'urine : hypertrophie prostatique, rétrécissement de l'urèthre ; ils sont dus aussi, souvent, à la présence de calculs dans la vessie.

β. — Les diverticules congénitaux sont, comme la plupart des difformités datant de la vie fœtale, sous la dépendance de faits impossibles à préciser. Certains auteurs ont voulu leur donner, comme origine, des obstacles à la miction, pendant la vie intra-utérine, mais ils n'ont étayé leur hypothèse d'aucun fait probant.

III. — Ces deux catégories de diverticules s'accroissent suivant un mode pathogénique identique. Les obstacles à la miction, permanents, et souvent de plus en plus accentués, déterminent une pression intra-vésicale, plus forte, de l'urine : la paroi musculaire doit se contracter plus violemment, mais elle n'est pas uniformément résistante : certains points de la musculature s'hypertrophient, formant des colonnes, d'autres portions intercolumnaires, où existent les rudiments de cellules, se laissent distendre. Cette distention, qui s'accentue sans cesse, produit des diverticules souvent volumineux. Le diverticule congénital, préformé, prendra, naturellement, une importance prédominante sur les petits diverticules tard venus et encore récents.

IV. — Les diverticules petits, acquis, sont fréquents, les grands diverticules, ordinairement congénitaux, sont rares.

V. — Les diverticules acquis sont l'apanage presque exclusif des hommes âgés : on les rencontre dans les vessies à parois épaissies, à musculature hypertrophiée, à muqueuse altérée : on retrouve, le plus souvent, l'obstacle (hypertrophie prostatique, rétrécissement de l'urèthre, calcul), qui a provoqué la dysurie, et, partant, la formation du diverticule. Les diverticules congénitaux se rencontrent dans les deux sexes et à tous les âges ; ils se trouvent dans des vessies qui souvent ne présentent aucune altération.

VI. — *a)* Les diverticules peuvent siéger partout à la surface interne de la vessie. Dans la majorité des cas, c'est aux environs des orifices urétéraux, qu'on les rencontre ; la disposition anatomique de la musculature externe normale de la vessie, peut expliquer cette prédilection (pl. VI, fig. 1).

b) La forme des diverticules est plus habituellement sphéroïde, régulière, quelquefois conoïde.

c) Le nombre des divercules est en raison inverse de leur volume : les petits diverticules sont généralement multiples, les grand diverti- sont le plus souvent uniques : ils ne dépassent pas le nombre de 3 ou 4. On rencontre parfois un ou deux grands diverticules congénitaux, avec de petits diverticules, acquis récemment, et multiples.

d) Les diverticules peuvent atteindre des dimensions énormes et dépasser plusieurs fois le volume de la vessie : plus habituellement ils varient, du volume d'un pois à celui d'un œuf de poule. Quand il existe plusieurs diverticules de taille moyenne, ils sont, en général, de dimensions différentes. Les grands diverticules font saillie à la face externe de la vessie ; les petits sont interstitiels.

e) Les rapports des diverticules varient avec leur situation et leur volume : ils affectent souvent des connexions étroites avec l'uretère correspondant.

f) L'orifice des diverticules est habituellement de dimensions correspondantes à leurs volumes : il est régulier, arrondi, tapissé par la muqueuse ; il forme un anneau peu extensible plus ou moins saillant ; il est creusé souvent entre deux colonnes musculaires qui empiètent sur sa lumière ; quand il est petit, il peut être masqué par un pli de la muqueuse. Il est situé plus ou moins haut, sur la paroi interne du diverticule.

g) La paroi des diverticules est, d'ordinaire, plus mince que celle de la vessie. Elle comporte une muqueuse, continue avec la muqueuse vésicale et souvent altérée : une couche externe sous péritonéale plus ou moins lâche, et une couche moyenne formée de tissu fibro-conjonctif serré, tantôt seul, tantôt accompagné de tissu musculaire plus ou moins bien développé.

h) Les diverticules au début paraissent tous avoir comporté une tunique musculaire qui peu à peu a disparu par atrophie de compression, par lésions secondaires.

Les diverticules peuvent être vides ou contenir de l'urine normale ; cette urine peut être altérée, purulente, infecte. On trouve encore souvent des calculs.

VII. — Les petits diverticules ne se révèlent par aucun symptôme fonctionnel ou physique, vraiment typique ; autrefois on ne pouvait que les soupçonner, non les diagnostiquer. L'examen cystoscopique permet aujourd'hui de les déceler, dès leur début : on aperçoit une petite excavation, ou un trou noirâtre, dont on peut déterminer exactement la situation et la dimension.

Les grands diverticules, au contraire, se révèlent par des symptômes, dont le groupement permet d'arriver au diagnostic : c'est, au point de vue fonctionnel, une miction en deux temps, la deuxième émission d'urine étant purulente et augmentée par la pression abdominale ; c'est, au point de vue physique, l'existence d'une tumeur sus-pubienne variable comme grosseur et comme consistance et s'affaissant pendant la deuxième évacuation d'urine, pour reparaître lorsque la vessie se remplit, soit naturellement, soit par une injection.

La cystoscopie permet, dans ces cas, de voir et d'étudier la situation, la forme, les caractères de l'orifice, d'explorer la poche et d'en connaître la capacité et le contenu.

VIII. — Il existe des particularités anatomiques ou pathologiques, nombreuses et variées, qui peuvent créer des recessus, des dépressions de la paroi vésicale, et en imposer pour des diverticules; nous les avons réunies sous le nom de faux diverticules ; souvent des pierres peuvent être logées dans un de ces faux diverticules.

IX. — La stagnation d'une urine infectée, dans la cavité du diverticule peut provoquer de graves lésions inflammatoires : le résidu urinaire devient purulent, la muqueuse s'ulcère et le dernier terme de ces lésions peut être l'une des terribles complications amenées par la perforation vésicale ; l'infiltration d'urine, la péritonite purulente.

X. — Les calculs inclus dans un diverticule peuvent être enchatonnés ou enkystés, suivant la dimension de l'orifice diverticulaire : ils peuvent être libres ou adhérents ; ils peuvent être en sablier, une portion du caillou faisant saillie dans la cavité vésicale ; ils peuvent être latents ou intermittents dans leurs manifestations. Ils constituent toujours une complication opératoire.

XI. — La présence d'un diverticule est une cause prédisposante de cystocèle ; mais toutes les cystocèles ne sont pas formées par un diverticule : on reconnaît que le diverticule inclus dans la cystocèle était préformé, lorsque son collet ne correspond pas à l'anneau inguinal, comme situation ou comme volume.

XII. — Le pronostic des diverticules peut devenir grave à cause des complications inflammatoires de leur cavité.

XIII. — Le traitement des diverticules a été longtemps purement palliatif ; il tendait à faciliter l'écoulement de l'urine, par le cathétérisme, à approprier la vessie, et, si possible, le diverticule, par des lavages.

Depuis quelques années, on a fait quelques tentatives intéressantes de traitement curatif de ces diverticules : l'ablation, l'exclusion, ont été pratiquées avec succès. Ces méthodes sont encore trop exceptionnelles pour pouvoir s'imposer ; mais elles laissent espérer que la cure radicale des diverticules pourra entrer dans le domaine de la chirurgie vésicale.

La cystoscopie, d'autre part, rend déjà et rendra de plus en plus de signalés services, dans la thérapeutique des diverticules. De visu, on pourra pénétrer dans le diverticule, le laver et même y atteindre et y broyer un calcul.

BIBLIOGRAPHIE

Pierre Franco. — *Traité des hernies*, ch. XXXI, 1561.
Houstet. — Observations sur les pierres enkystées et adhérentes à la vessie. *Mémoire à l'Acad. roy. de chir.*, 1743, t. I, p. 401.
Morgagni. — Epistola XLII, art. 10, 30, 32, 42, p. 571, 575.
Bonet. — *Sepulchretum anatomicum*, lib. 3, sect. 25, obs. 3, p. 644.
Pott. — Calcul dans une cystocèle inguinale. *Chirurg. Works*, Londres, 1790, v. III, p. 347.
Chopart. — De la hernie de la membrane interne de la vessie. *Mal. des voies urin.*, 1791, t. II, p. 50.
Deschamps. — *Traité historique et dogmatique de la taille*. Paris, 1796, t. I, p. 62 et suiv.
Desault. — *Œuvres chirurgicales*, par BICHAT, 3e édit., 1813, t. II, p. 472 et suiv.; t. III, p. 82.
Le Roy d'Etiolles. — *Divers procédés pour guérir la pierre*. Paris, 1825.
Desault. — *Bull. de Soc. anat.*, 1827, p. 257 ; mars 1828 ; 19 déc. 1833 ; 1835, p. 11 ; 1836, p. 236.
Marjolin. — « Art. Vessie », in *Dict. de méd.*, 1828, t. XXI, p. 304.
Garry. — Rupture spontanée de la vessie. *Lancet*, 1828-29, vol. I, p. 25.
Bassereau. — Etranglement de la vessie avec rétention. *Bull. Acad. méd.*, 15 janv. 1833.
Mercier. — Mémoire sur certaines perforations spontanées de la vessie. *Gaz. méd.*, 1836, p. 257 et 273.
Civiale. — Mémoire sur les vessies à cellules. *Acad. des sciences*, 21 mars 1836.
Plattner. — Vessie avec cellules multiples. *Arch. der Heilkunde*, VI.
Civiale. — *Traité de l'affection calculeuse*, 1838, p. 279 et suiv.
Tanchon. — Rupture spontanée de vessie. *Arch. gén. de méd.*, XXXII, 1re série.
Rayer. — *Maladies des reins*, pl. LIX, fig. 1 et 2.
Civiale. — *Traité pratique et historique de la lithotritie*, p. 173.
Boyer. — *Maladies chirurgicales*, 4e éd., t. IX, p. 50.
— *Bull. de Soc. anat.*, 1838, p. 284; 1840, p. 365; 1842, p. 14 et 53; 1845, p. 14.
Laugier. — Art. « Vessie » du *Dict. en 30 vol.*, 2e édit., 1846, t. XXX, p. 748.
Pigné. — Vessie double chez un fœtus de tigre. *Bull. Soc. anat.*, 1846.
Cruveilhier. — *Anat. pathol.*, t. I, p. 590; t. II, p. 84, t. III, p. 24 et 139.
— Cellule vésicale dans l'hypertrophie de la prostate. *Atlas d'anat. pathol.*, vol. II, 30e liv., pl. I, fig. 1, 1'.
Murray Humphry (de Cambridge). — Calcul en sablier. *Rapp. of sence cases of operat.*, 1856.
Houël. — *Des plaies et des ruptures de la vessie*. Thèse d'agrégation, 1857.
Cornéo. — Calcul adhérent, enchatonné. *Gaz. méd. ital. lombarde* et in *Canstat's Jahresbericht*, 1857, t. III, p. 280.

Civiale. — *Traité des mal des org. gén.-ur.*, 1860, t. III, p. 5 et suiv.

Rose. — Cas de système uro-génital double. *Monatschrift für Gebürtskunde*, 1869, p. 244 à 272.

Nélaton. — *Pathologie chirurgicale*, t. V.

— *Bull. Soc. anat.*, 1868, 2e série, p. 16, 148 et 494 et 1872, 2e série, p. 120, 131, 327 (catalogue du musée Dupuytren).

Pitha et **Billroth.** — *Manuel de chir.*, 1871, p. 100.

Schatz. — Division de tout le système uro-génital. *Arch. für Gynäk.*, 1892, t. III, p. 304.

Voillemier et **Le Dentu.** — Art. « Cellules et poches vésicales », in *Traité des mal. des voies urin.*, t. II, p. 319 et suiv.

Sappey. — *Traité d'anat. descriptive*, t. IV, p. 559.

Sappey. — *Bull. Soc. anat.*, 1872, p. 298.

Chandelux. — *Lés. vés. déterm. par les obstacles au cours de l'urine.* Th. Paris, 1876.

Lemaire. — *Étude sur les calculs enkystés de la vessie.* Thèse de Paris, 1877.

Richet. — *Traité pratique d'anatomie chirurgicale.* Paris, 1877, 5e édit.

Jean. — *Rétention incomplète d'urine.* Thèse de Paris, 1878.

Simonin (de Nancy). — Rapport de PÉRIER à la *Soc. chir. Bull. Soc. ch.*, 1880, p. 166.

Tillaux. — *Anatomie topographique.*

Thompson. — *Traité prat. des mal. des voies urin.*, trad. MARTIN, LABARRAQUE, CAMPENON, 2e éd., Paris, 1881, p. 623-626.

Thompson. — *Bull. Soc. anat.*, 1877, p. 210, et 1880, p. 106.

Geffrier. — Grande cellule vésicale. *Bull. Soc. anat.*, déc. 1881.

Broussin. — *Etude sur la taille hypog.* Th. de Paris, 1882.

Patterson. — Calcul mûriforme adhérent. *Glascow med. Journ.*, 1882, p. 241.

Ferraton. — *Des ruptures intrapéritonéales de la vessie.* Th. Paris, 1883.

Follin et **Duplay.** — Art. « Cellules et poches vésicales », in *Pathol. ext.*, 1883, t. VI, p. 646 et 741.

Hache (M.). Art. — « Vessie », in *Dict.* DECHAMBRE, t. III, sér. 5, p. 207-300-336.

Baillie. — Contract. vésic. spasm. *Path. anat.*, p. 344.

Guyon. — *Leçons cliniques*, 1885, p. 782, 870, 890 à 895 et 903.

Terrillon. — Calculs dans un diverticule vésical. *Bull. Soc. chir.*, 10 juin 1885. p. 404.

Monod. — Calculs enchatonnés. *Soc. chir.*, 15 juillet 1885, in *Bull.*, 16 déc. 1885.

Virchow. — Diverticule congénital de la vessie. *Virchow's Archiv*, Bd 47, 1243.

Birch-Hirschfeld. — Cas de diverticule congénital. *Arch. der heilkunde*, VI, p. 382.

Schmidt. — Énorme cellule vésicale. *Annuaire de médecine*, CXV, 201.

Warren Greene. — Grande cellule de la vessie. *American Times*, no IV, 13.

Cadge. — Diverticule chez une femme. *Rapp. annuel de méd.*, 1884, II, p. 234.

Hartmann. — Grande cellule vésicale. *Bull. Soc. anat.*, 14 oct. 1885.

Pousson. — Conduite à tenir dans le traitement des calculs enchatonnés, *Ann. gén.-ur.*, 1er déc. 1885.

Polaillon. — Calcul vésical enchatonné. *Bull. Soc. chir.*, 16 déc. 1885.

Fenwick. — Calculs vésicaux latents. *Brit. med. Journ.*, 23 mai 1885 et *Ann. gén.-ur.*, 1885, p. 569.

Varnier. — Des cystocèles vaginales avec calculs. *Ann. de gynécol.*, 1885.

Launois. — *Appareil urinaire des vieillards.* Mémoire pour le prix Civiale, 1885.

Jannin. — Art. « Vessie » du *Nouveau dict. en 40 vol.*, 1886, vol. 39, p. 323 et 379.

Vincent. — Calcul enchatonné à chaque orifice urétéral. *Journ. méd. de Bordeaux*, 14 fév. 1886, et *Ann. gén.-ur.*, 1886, p. 247.

Robelin. — *Etude sur les vessies à cellules.* Th. de Paris, 1886.

Ceci. — Diagnosi dei calcoli ull' estremo inferiore dell' uretero sinistro, operazione, ureterotomia per la via del retto. Estrazione dei calcoli. *Riforma medica*, septembre 1887.

Jacquet. — Vessie à cellules et à poches. Compression de l'uretère par une des poches. *Bull. Soc. anat.*, 1887, p. 522.

Reboul. — Hernie de la vessie au-dessus et en avant de la symphyse pubienne. *Bull. Soc. anat.*, 1887, p. 23.

Fleury. — Calcul enchatonné chez un jeune homme. *Bull. Soc. chir.*, 1887, p. 65.

Feilchenfeld. — Ein fall von Blasen fistel enstanden radical operation, einer hernia inguinalis. *Berl. klin. Woch.*, n° 2, janvier 1887.

Thompson. — Hypertrophie de la prostate avec calcul vésical. *Soc. clin. of London*, 11 novembre 1887 ; et *Ann. gén.-ur.*, 1888, p. 53.

Pousson. — Hypertrophie prostat. et vessie à cellules. *Journ. de méd. de Bordeaux*, 13 novembre 1887 ; et *Ann. gén.-ur.*, 1888, p. 46.

Van Gieson. — Diverticules multiples de la vessie. Calculs dans une poche. *New-York med. record*, 10 décembre 1887.

Berger. — Calculs enchatonnés multiples. *Bull. Soc. chir.*, séance du 17 oct. 1888.

Duchastelet. — Taille hypogastrique pour calcul datant de l'enfance, avec déviation et déformation de la vessie. *Rev. de chir.*, 1889, p. 939.

Rœrig. — La lithotripsie dans les calculs encapsulés de la vessie. *Thérap. monats.*, avril 1889.

M. Nitze. — Divertikel bildung-Kystoskopie. *Lehrbuch der Kystoskopie.* Wiesdaden, 1889, Tafel I, p. 3.

Browne. — Calcul enkysté. Taille sus-pubienne. *Clin. Soc. of London*, 9 novembre 1889, in *Ann. gén.-ur.*, 1890, p. 583.

Fenwick. — Calcul enkysté. Taille sus-pubienne. *Clin Soc. of London*, 9 nov. 1889 et *Ann. g.-ur.*, 1890, p. 583.

Frank. — Cas de diverticules vésicaux nombreux. *Interprét. clinic.*, p. 267. et tab. II.

Mac Ardle. — Taille haute pour calcul enkysté. *Roy. Acad. of med. in Ireland*, 17 janv. 1890 et *Ann. g.-ur.*, 1891, p. 128.

Burkston Browne. — Deux cas de calculs vésicaux enchatonnés. *Soc. clin. de Londres*, 24 janv. 1890 et *Ann. gén.-ur.*, 1890, p. 319.

Bryant. — Rupture de la vessie. Formation d'une sorte de vessie adventice par adhérences intestinales. *Med. Record*, 1er mars 1890 et *Ann. g.-ur.*, 1890, p. 378.

Rœrig. — Les gros calculs encapsulés peuvent-ils être lithotritiés ? *Thérap. Monats.*, avril 1890.

Pousson. — Calculs enchatonnés. *Soc. méd. et chir. de Bordeaux*, 1890, p. 720.

Routh. — Diverticules de l'urèthre chez la femme. *Soc. d'obstétriq. de Londres*, 5 février 1890 et *Ann. gén.-ur.*, 1890, p. 323.

De Gennaro. — *Sur un calcul de l'ouraque.* Tipog. de Angelis, Naples, 1890 et *Ann. g.-ur.*, 1890, p. 754.

Chapplain. — *Des perforations vésicales par calcul.* Th. de Montpellier, 1891.

Rœrig. — Uber das verhältniss einige Kapselter zu herein liegenden Blasensteinen. Rapport entre les calculs libres et enchatonnés. *Therap. monatshef.*, av. 1891.

Pilz. — Ein Klemmung eines Blasendivertikel bruches. Hernie d'un diverticule. *Wien. klin. Wochenschrift*, 1891 et *Ann. g.-ur.*, 1891, p. 733.

Harrisson. — Emploi du ballon de Petersen pour trouver les calculs dans la lithotritie quand la vessie est à loges. *Lancet*, 14 mars 1891.

Segond. — Kyste séreux de la face postérieure de la vessie extirpé au cours d'une hystérectomie vaginale. *Bull. méd.*, 22 avril 1891.

Habs. — Bericht uber 200 herniotomien. *Deut. Zeitschr. f. Chir.*, 1891, Bd 32, p. 344, obs. 128.

Clarke. — Calculs enkystés de la vessie, 6 cas. *Saint Barthol. Hosp. Rep.*, XXVII, 1892, p. 117.

Cabot. — *American Journ. of the med. sciences*, janv. 1892, p. 43.

Seydel (G.) — Étude sur les diveticules vésicaux. *Arch. der. Heilkunde*, VI, p. 385-398.

Noël. — Vessie à colonnes. *Bull. Soc. anat.*, 1892, p. 639.

Kümmer. — Cystocèle chez un enfant. *Revue méd. de la Suisse romande*, 1892, p. 235.

Dufour. — *Étude sur les calculs enchatonnés de la vessie chez l'homme.* Th. de Paris, 1892.

Cabot. — Un cas de vessie sacculée. *Boston med. Journ.*, 25 août 1892.

Clarke. — Affections obscures de la vessie et leur diagnostic par la cystoscopie. *Brit. med. Journ.*, 18 oct. 1891.

Bazy. — Des calculs enchatonnés de la vessie. *Bull. Soc. chir.*, XVIII, p. 466.

Browne. — Importance du sac rétro-prostatique dans la chirurgie des calculs vésicaux. *London med. Soc.*, 13 avril 1892.

Loumeau. — Calculs intermittents de la vessie. Obscurité du diagnostic Taille. Guérison. *Journ. méd. Bordeaux*, 30 oct. 1892.

Targett. — Pathologie des tumeurs kystiques en rapport avec la vessie. *Brit. med. Journ.*, 29 juillet 1893.

Rafin (de Lyon). — Tumeur de la vessie diagnostiquée au cystoscope. Calcul enchatonné chez un enfant. *Lyon médical*, 27 août 1893.

Ferria. — Calcul enkysté de la vessie extrait par la voie sacrée. *Ann. g.-ur.*, 1894, p. 652.

Legueu. — *Chirurg. des reins et de l'uretère.* Paris, 1894, p. 77.

Rafin (de Lyon). — Calcul vésical du bas-fond. Taille. *Congrès français de chir.*, 1894, et *Ann. g.-ur.*, 1894, p. 849.

Fieux. — Calculs multiples de la vessie, enkystement de 5 calculs. *Journ. méd de Bordeaux*, 8 avril 1894.

English. — Uber taschen und Zellen der Harnblase. Poches et cellules vésicales. *Wien. klin.*, IV Heft, avril 1894, et *Centralb. f. Chir.*, 1894, n° 28, p. 658.

English. — Etudes sur les diverticules de la vessie. *Méd. mod.*, 3 mars 1894.

Futh. — Uber einen fall von Harnblaserdöppelung. Cas de vessie double. *Centralb. f. Gynäk.*, 1894, n° 14, p. 332.

Wallis. — Sacculaded hypertrophied bladder (Hypertrophie vésicale avec cellule). *Pathological Society of London*, reporter in the *Universal med. Journ.*, Philadelphia, 1894, t. VIII, p. 44.

Nitze (M.). — *Atlas cystophotogr* , trad. DESNOS, 1894, série E, pl. I, fig. 5, et série B, pl. I, fig. 1, 2, 3, 4, et pl. II, fig. 1, 2, 3, 4.

Mauclaire. — Hypertrophie énorme des parois vésicales chez un prostatique. *Bull. Soc. anat.*, 1894, p. 965.

Genouville. — *Contractilité du muscle vésical à l'état normal et pathologique.* Th. de Paris, 1894, p. 97.

Auvray. — Vessie à deux loges. *Bull. Soc. anat.*, 1894, p. 902.

Israël. — Cellules vésicales. *Arch. f. klin. chir.*, Bd 20, p. 43.

Pousson. — Calculs enchatonnés de la vessie. *Journ. méd. Bordeaux*, 24 déc. 1894.

Royden. — Calcul enkysté de la vessie. Rupture de la poche. Mort. *Brit. med. Journ.*, 2 fév. 1895.

Micheleau. — Calcul vésical enchatonné. *Journ. méd. Bordeaux*, 15 déc. 1895.

Delbet (Paul). — *Chirurgie de la vessie.* Th. de Paris, 1895, p. 46 et 294.

Hottinger. — Calcul dans un diverticule de l'urèthre chez la femme. *Centralb f. Krank. d. Harn. und Sexual org.*, 1895, vol. VI, p. 128.

Delassus. — Calculs enchatonnés. *Soc. des sc. méd. de Lille*, 1895.

Legueu. — Calculs de la partie prostatique de l'urèthre. *Ann. g.-ur.*, 1895, p. 769.

Péan. — Vessie surnuméraire. *Acad. de méd.*, 28 mai 1895; et *Sem. méd.*, 28 mai 1895.

Czerny. — Résection d'un diverticule de la vessie. Uber Divertikel der Harnblase. *Beitr. z. klin. chir.*, XIX, p. 247.

Dienst (de Liegnitz). — *Diverticules de la vessie.* Th. d'Erlangen, 1896.

Reynolds. — Un cas de vessie à loges. *Boston med. Journ.*, 30 avril 1896.

Froelich. — Calcul de la vessie chez un enfant de 3 ans. *Soc. méd. de Nancy*, 23 déc. 1896.

Hollander. — Diverticule hernié. *Berl. klin. Woch.*, n° 42, 1896.

Pasteau-Debains. — Péricystite suppurée. *Ann. g. ur.*, mars 1897.

Ljunggreen. — Vessie surnuméraire avec rétention d'urine. *Nord. méd. Arkiv.*, XII, 9, 1897.

Mayet. — *Anat. et Chir. de la vessie chez l'enfant.* Th. de Paris, 1897.

Rafin. — Diverticulum vésical. *Lyon médical*, 2 mai 1897.

Suarez de Mendoza (de Madrid). — Calcul enchatonné. *Ann. g. ur.*, juillet 1897, p. 700.

Sick. — Grande cellule vésicale. *Aertzl. Verein in Hamburg.*, Litz, 13 avr. 1897. Vereins beit. der *Deut. med. Woch.*, n° 19, 1897.

Wiesinger. — Diverticule vésical. Vereins beit, der *Deut. med. Woch*, n° 19, 1897.

R. Versari. — Recherches sur la tunique musculeuse de la vessie et le sphincter interne. *Ann. g. ur.*, 1897, p. 1098.

Freyer. Cystic tumour of the bladder containing, calculi. Tumeur kystique de la vessie avec calcul. *Lancet*, 1897, 13 nov. p. 1246.

Lockwood. — Vésical calculus as a result of injury of the bladder, during the operat for radcure of hernia. Calcul de la vessie résultant d'une blessure de cet organe, au cours d'une cure radicale de hernie. *Lancet*, p. 1592, 18 déc. 1897.

Nicolich (de Trieste). — Tumeur développée dans un énorme diverticule de la vessie. *Comptes rendus de l'assoc. franç. d'urol.*, 1897, p. 395.

— Calcul enchatonné de la vessie. *Assoc. franç. d'urologie*, 1897, et *Ann. g. ur.*, 1898, p. 887.

Wiesinger. — Diverticule vésical. Vereins. beit. der *Deutch. med. Woch.*, n° 19, 1897.

Tuffier. — Art. « Vessie » du *Traité de chirurgie* DUPLAY et RECLUS, 2e édit., p. 653.

Hofmokl. — Ein fall eines alten grosses Divert. der Harnblase beim. Weibe. Divert. d'un ancien et volum. divert. chez la femme. *Arch. f. klin. Chir.*, 1898, vol. LVI, p. 202, I ; et *Ann. g.-ur.*, 1898, p. 1314.

Hermes. — Contribution à l'étude des hernies de la vessie. Beitrag. zür kentniss, der Blasen hernien. *Deutsch. Zeitschr. f. Chir.*, XLV, 3 et 4, p. 245.

Héresco-Cottet. — Calcul vésical avec prolongement dans une cellule vésicale. *Bull. Soc. anat.*, 1898, p. 654.

Carrel. — Invagination congénitale de la vessie dans l'uretère droit. *Soc. sc. méd. Lyon*, mars 1899

Loumeau. — Cas de calcul datant de l'enfance. *Annales de la polyclin. de Bordeaux*, juillet 1896, et thèse de d'ARBOIS DE JUBAINVILLE, *Sy. et diag. des calculs chez les enfants*, Paris, 1898.

Pousson. — Calculs enchatonnés. Communication au IIe *Congrès de l'Assoc. franç. d'urol.*, 1897.

Pasteau (O.) — Cystoscopie et lithotritie. *Ann. g.-ur.*, août 1898.

Pousson. — *Précis des mal. des voies urin.*, Paris, 1899, p. 559.

Grecco (del) (de Florence). — Rottura intraperitoneale del vesica Guarigione. *Accad. med. fisica Florentina.* — *Settimana medica dello Sperimentale*, n° 23, 4 juin 1898.

Verhoogen (de Bruxelles). — Deux cas de diverticules considérables de la vessie. *Ann. de la Soc. belge de chir.*, 24 juin 1899, et *Ann. g.-ur.*, 1900, p. 653.

Routier. — Vessie à trois loges. *Bull. Soc. chir.*, 1899, p. 623.

Strauss. — Cas de vessie triple. *Centralbl. f. Chir.*, 15 juillet 1899.

Legueu. — Calculs diverticulaires. *Traité de chirurgie* LE DENTU et DELBET, t. IX, p. 93, 1900.

Bauby. — Vessie à deux loges. *Écho méd. Toulouse*, 1900, XIV, 447-51.

Bierhoff (de New-York). — Bericht ueber einen fall von vessie à colonnes. Divertikel bildung. *Dermat Centralbl.*, dritter Jahrgang, n° 8, 1900.

Knorr. — Vessie irritable dont les accidents sont produits par des poches. *Monatssch. f. geburtsh u. gynækol.*, juin 1900, et *Sem. méd.*, 52, 19 déc. 1900, p. 438.

Lippmann Wulf. — Divert. acquis d'un uretère. *Soc. méd. int. Berlin*, et *Sem. méd.*, 1900, p. 388.

Roy. — *Des kystes dermoïdes du petit bassin ouverts dans la vessie.* Thèse de Lyon, 1900.

Suarez de Mendoza (de Madrid). — Deux cas intéressants de lithiase vésicale. *Comptes rendus du XIIIe Cong. internat.*, Sect. d'urol., et *Ann. gén.-ur.*, 1900, p. 631.

O. Pasteau. — Calcul divertic. de la vessie. *Comptes rendus du XIIIe Cong. internat.*, sect. d'urol., et *Ann. g.-ur.*, 1900, p. 631.

Pousson. — Procédé de l'exclusion appliqué à la cure radicale des grandes cellules vésicales. *Bull. Soc. chir.*, 12 décembre 1900, p. 1103.

Alessandri (de Rome). — Hernie de la vessie. *Ann. g. ur.*, janv. fév. mars 1901, p. 154 164, 1[illegible]1, 354.

Goldmann (de Fribourg). — Cystopexie contre l'hypertrophie de la prostate. *30e Congrès de Soc. All. de chir.*, 10 avril 1901 et *Sem. méd.*, 17 avril 1901, p. 121.

Ciechanowsky. — Prostatisme vésical. *Ann. gén.-ur.*, juin 1901, p. 536 et suivantes.

TABLE DES MATIÈRES

IMPRIMERIE A.-G. LEMALE. — HAVRE.

PLANCHES

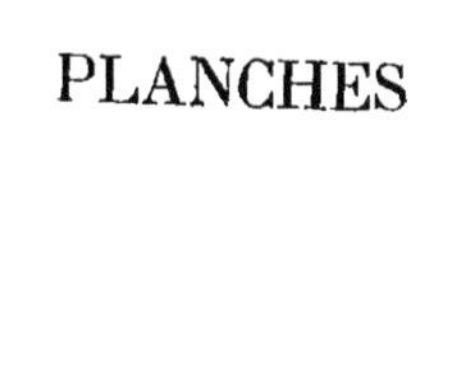

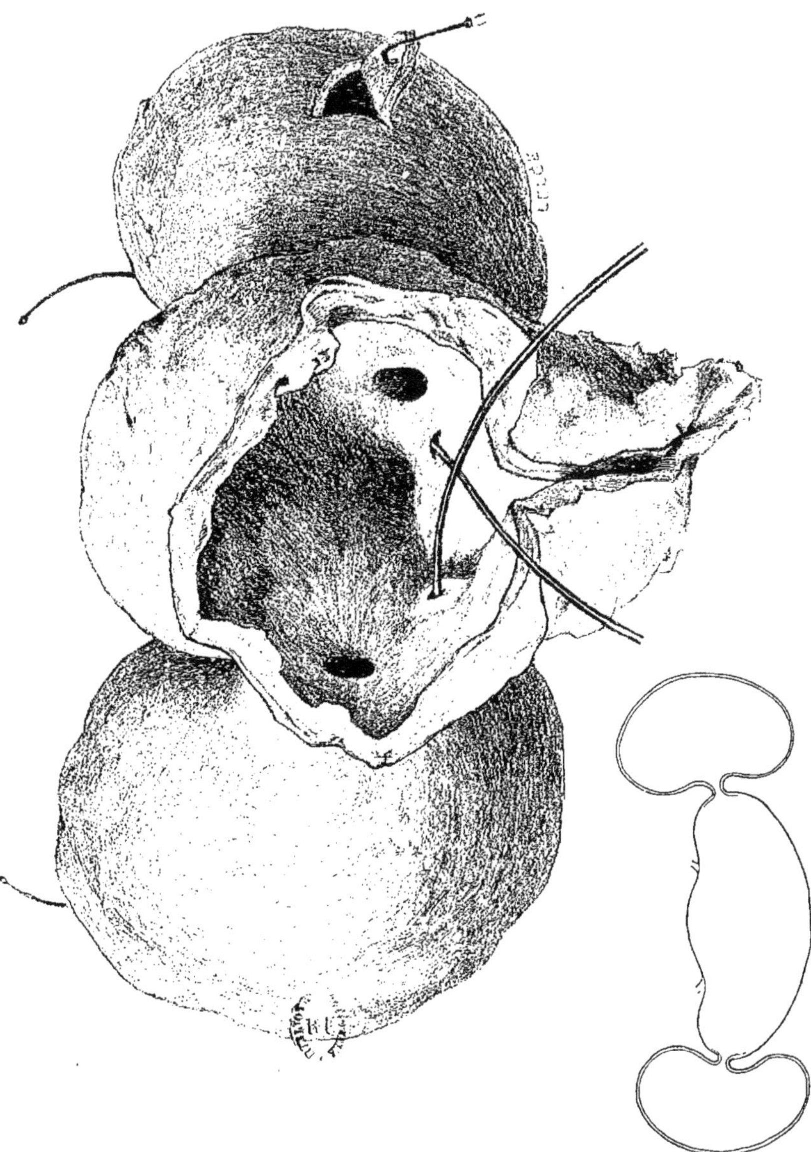

(Inédite) (1). — Diverticules symétriques, congénitaux, s'abouchant en dehors et au-dessus des orifices urétéraux. Une sonde est passée dans chaque uretère (obs. 195).

(1) Chaque figure est accompagnée d'un schéma montrant la disposition du diverticule. Les schémas sur lesquels on ne voit pas l'orifice urétéral passent au-dessus du niveau des orifices urétéraux. Le double trait indique la présence d'une couche musculaire.

G. Steinheil, Éditeur.

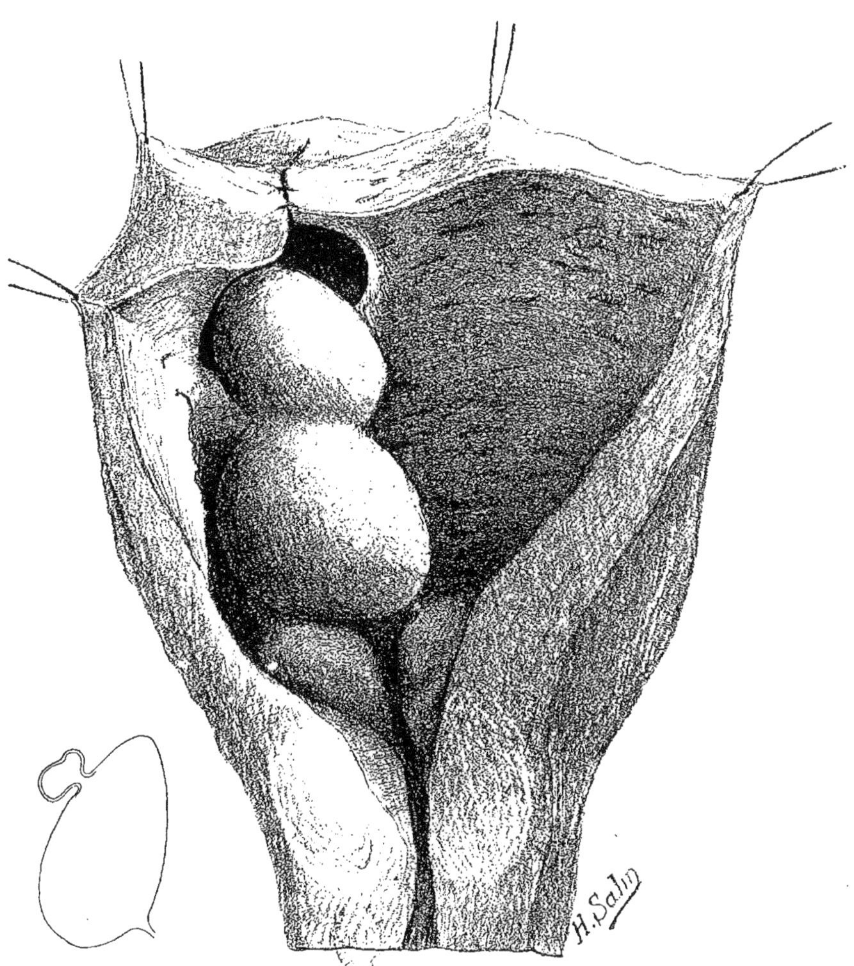

(*Inédite*). — Diverticule supérieur. Calcul en sablier, dont la moitié était intradiverticulaire (obs. 194).

G. Steinheil, Éditeur.

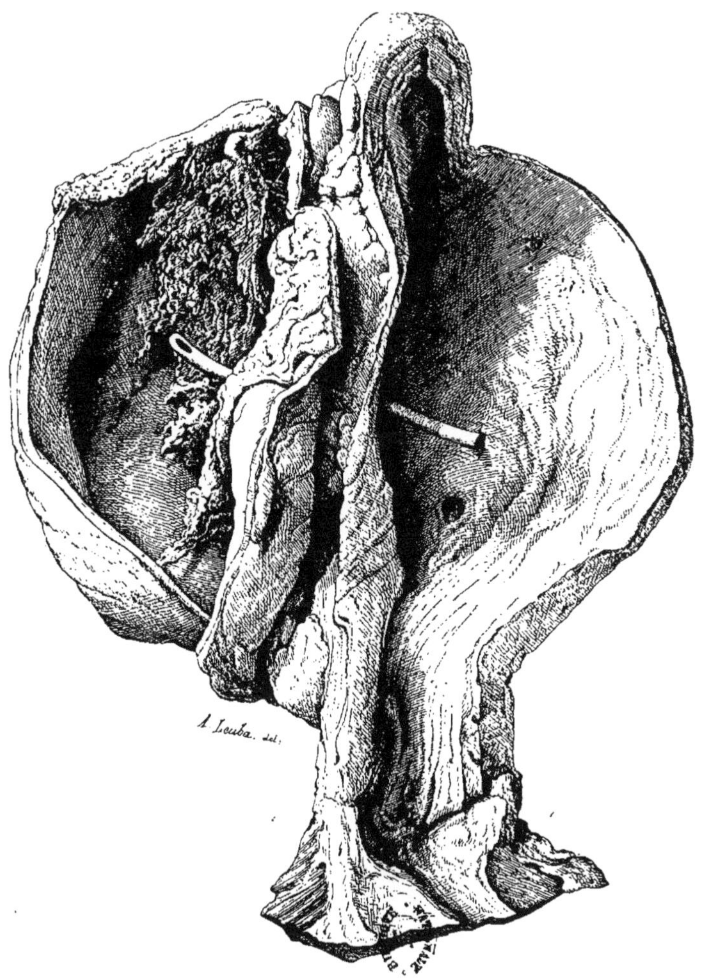

(D'après NICOLICH). — Diverticule latéral droit de la vessie, avec dégénérescence néoplasique de la muqueuse (obs. 154).

G. Steinheil, Editeur.

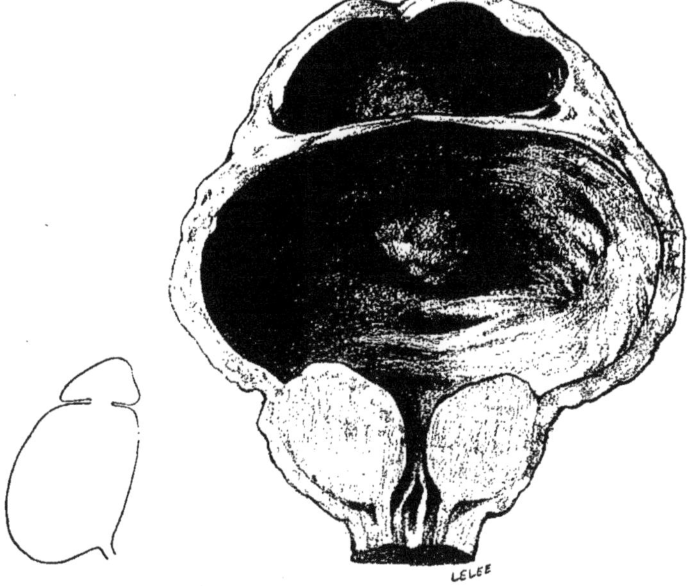

FIG. 1 (d'après RAYER). — Diverticule médian du sommet de la vessie, contenant un calcul qui fait saillie dans la cavité vésicale (obs. 37).

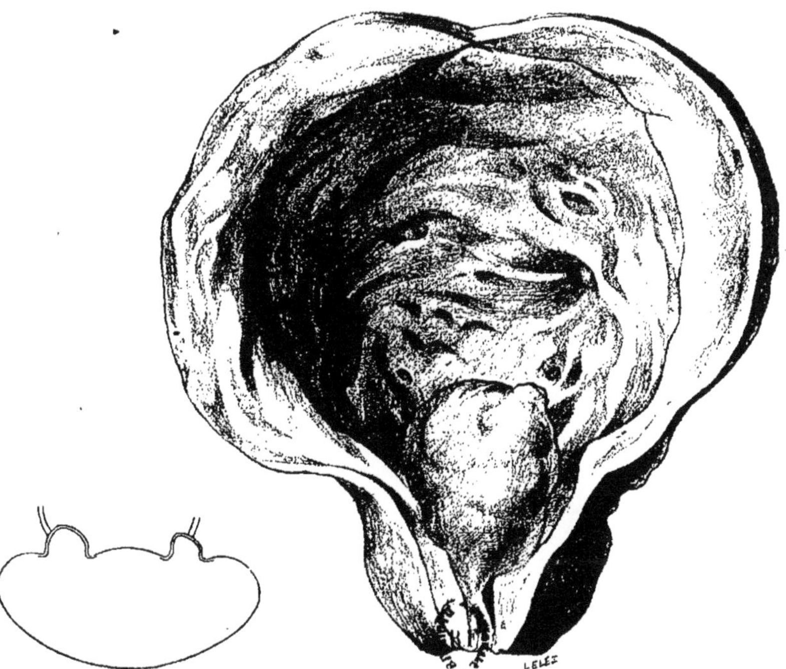

FIG. 2 (d'après CRUVEILHIER). — Diverticules symétriques en entonnoir, s'abouchant au-dessus et en dedans des orifices urétéraux (obs. 50).

G. Steinheil, Éditeur.

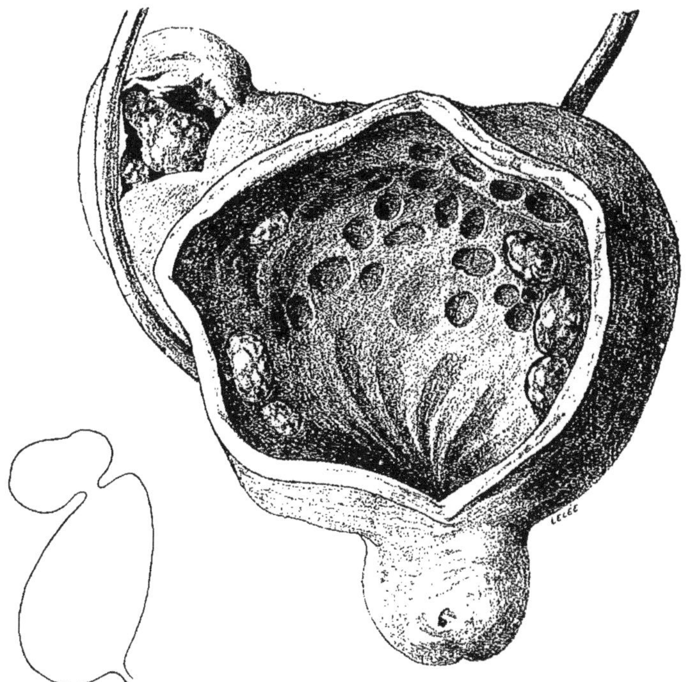

FIG. 1 (d'après RAYER). — Cellules vésicales multiples et calculs enchatonnés. Diverticule supérieur droit contenant des calculs multiples (obs. 38).

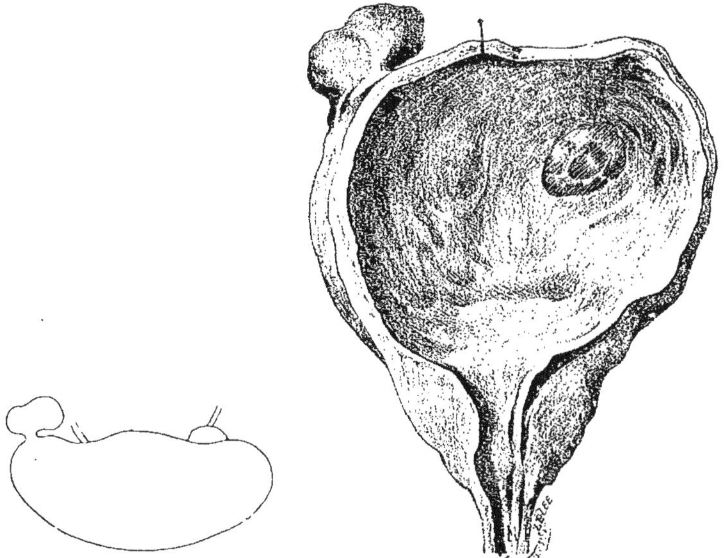

FIG. 2 (d'après VOILLEMIER et LE DENTU). — Diverticules supérieurs de la vessie contenant chacun un calcul mûriforme recouvert par une toile celluleuse (obs. 68).

G. Steinheil, Éditeur.

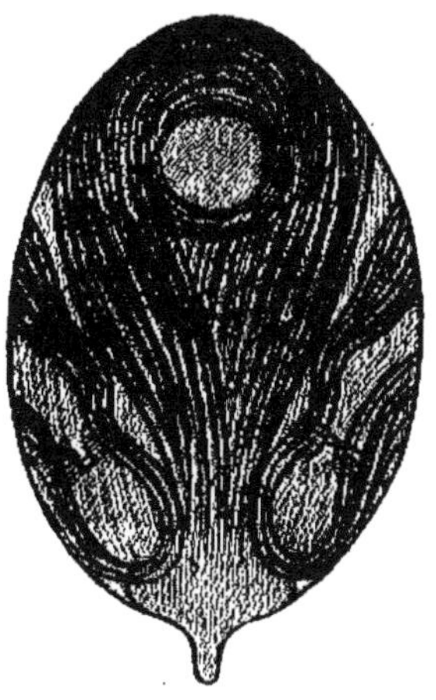

FIG. 1 (d'après VERSARI). — Musculature superficielle de la face postérieure de la vessie.

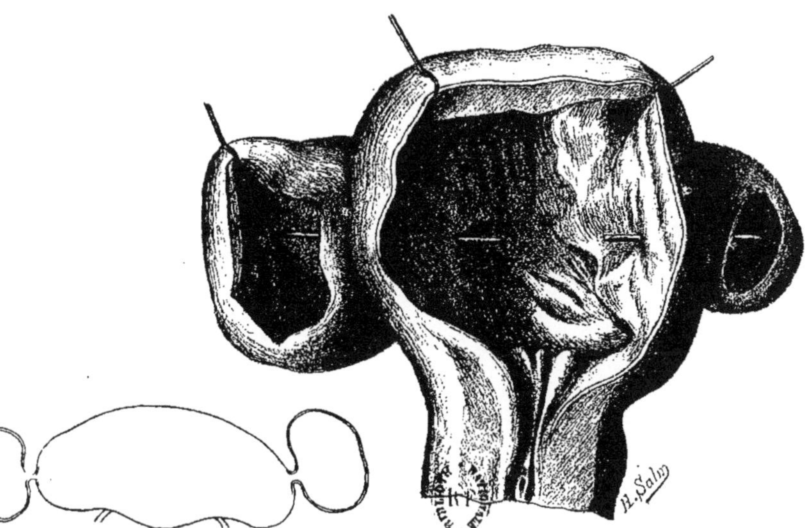

FIG. 2 (d'après CIVIALE). — Diverticules latéraux symétriques, congénitaux (obs. 64).

G. Steinheil, Éditeur.

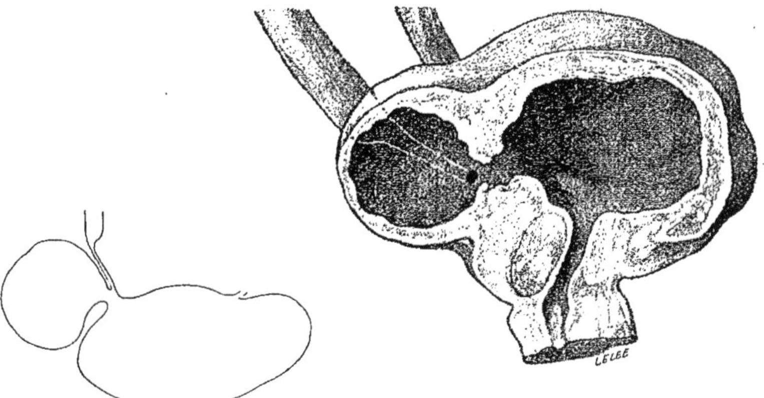

FIG. 1 (d'après FERRIA). — Diverticule situé immédiatement en dehors de l'uretère droit qui s'abouche sur le bord interne de l'orifice (obs. 130).

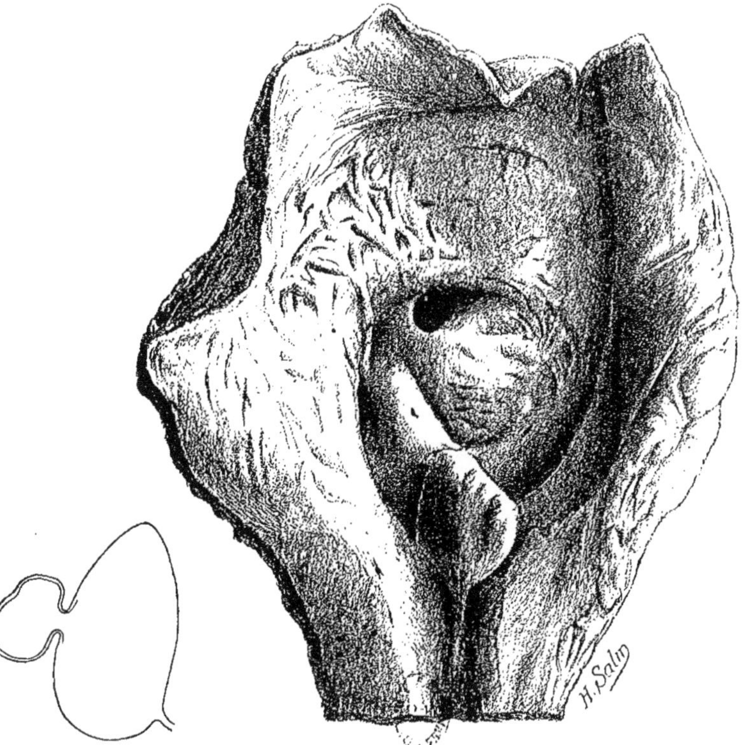

FIG. 2 (*inédite*). — Diverticule unique, situé au-dessus et en dedans de l'uretère droit (obs. 183).

G. Steinheil, Éditeur.

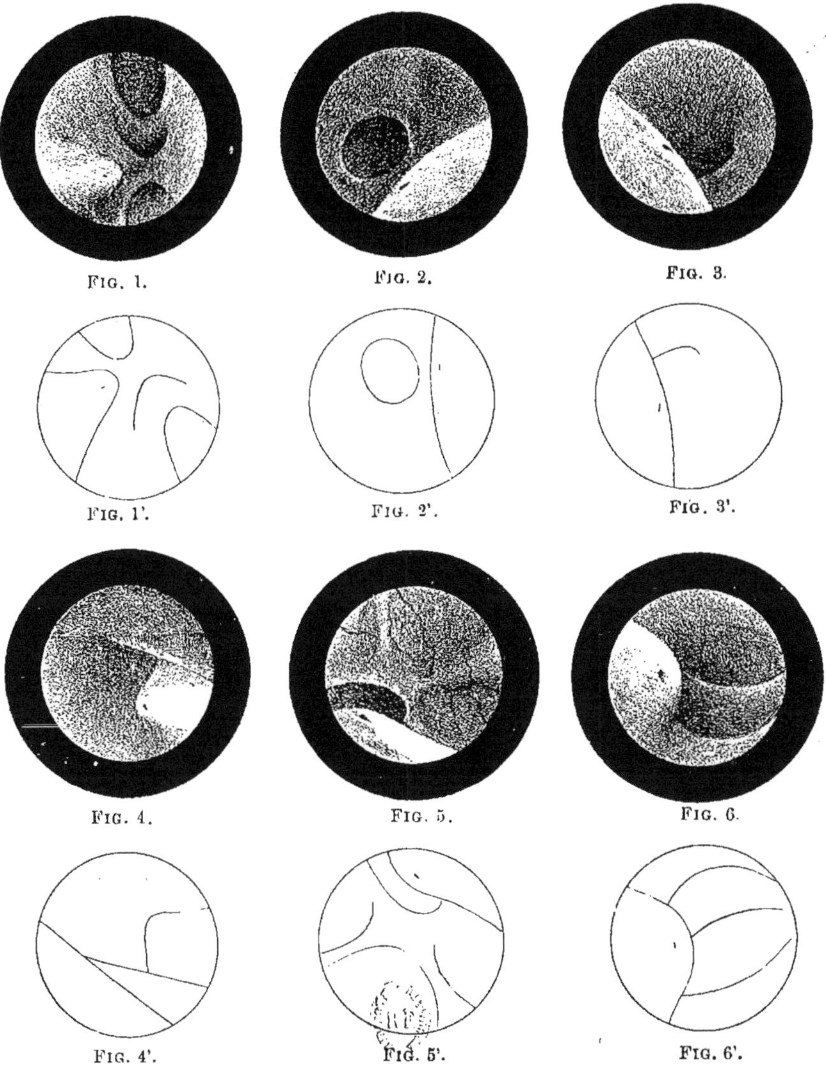

FIG. 1. FIG. 2. FIG. 3.

FIG. 1'. FIG. 2'. FIG. 3'.

FIG. 4. FIG. 5. FIG. 6.

FIG. 4'. FIG. 5'. FIG. 6'.

FIG. 1. Trois petites dépressions de la paroi vésicale situées en dehors et en arrière de l'uretère gauche. — FIG. 2. Diverticule juxta-urétéral, situé exactement en dehors de l'uretère droit. — FIG. 3. Dépression vésicale, limitée sur sa moitié postérieure par un bord très net. — FIG. 4. Corne vésicale latérale, en dehors de l'uretère droit. On voit, à la partie supérieure de l'image cystoscopique, une première bande foncée, formée par le col de la vessie, puis une deuxième, formée par un pli de la muqueuse, situé immédiatement en arrière du col. — FIG. 5. Diverticule situé exactement en dehors de l'uretère droit. Il existe, en dehors et en avant de l'orifice du diverticule, trois dépressions de la muqueuse, avec vascularisation veineuse assez marquée. — FIG. 6. Diverticule situé en dehors de l'uretère gauche et présentant un cloisonnement transversal.

Toutes les figures de cette planche sont inédites. Nous les devons à l'obligeance du Dr O. PASTEAU. — Les figures donnent l'image cystoscopique, les schémas la position vraie.

G. Steinheil, Éditeur.

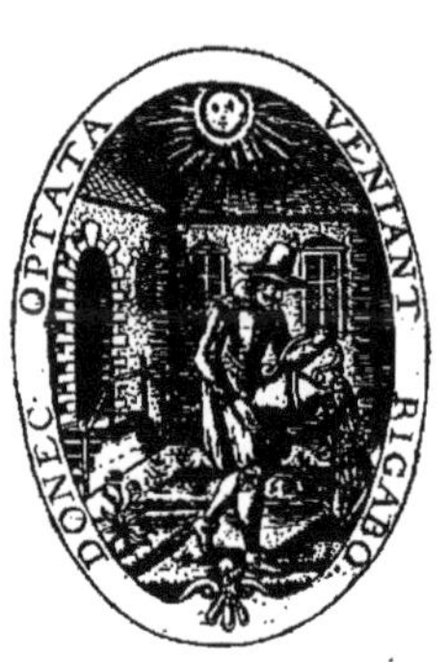

IMPRIMERIE A.-G. LEMALE, HAVRE

www.ingramcontent.com/pod-product-compliance
Ingram Content Group UK Ltd.
Pitfield, Milton Keynes, MK11 3LW, UK
UKHW020319230726
13925UKWH00002B/508